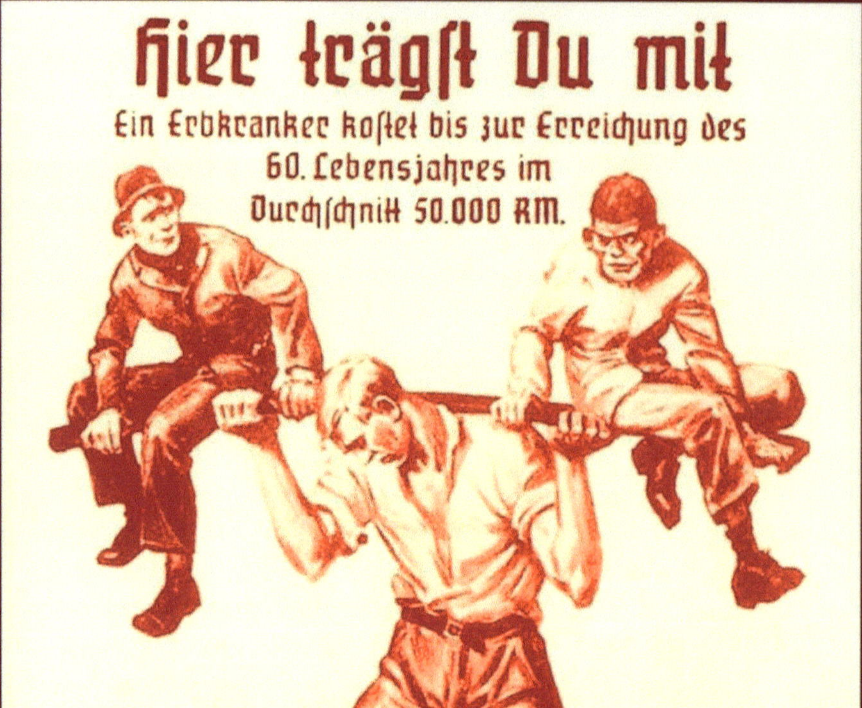

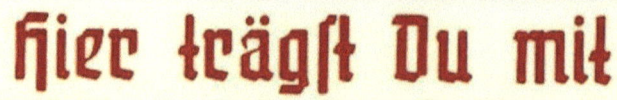

Hier trägst Du mit

Ein Erbkranker kostet bis zur Erreichung des
60. Lebensjahres im
Durchschnitt 50.000 RM.

NS Plakat 1939

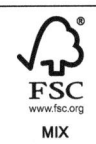

Jakob Landolt

Die Verrückten

Irrsinn in der Geschichte

Degeneration, Eugenik und Euthanasie
Nationalsozialismus

Band 9

Autor: © 2022 Jakob Landolt

Einband: Jakob Landolt

Foto: NS-Plakat-Aktion T4, 1939

Herstellung und Verlag :   BoD – Books on Demand,
                                Norderstedt

                                www.bod.ch

Printed: Germany

Bibliografische Information der Deutschen Nationalbibliothek
Die Deutsche Nationalbibliothek verzeichnet diese Publikation in der Deutschen
Nationalbibliografie; detaillierte bibliografische Daten sind im Internet über
http://dnb.d-nb.de abrufbar.

ISBN   978-3-7557-5662-0

                                Dieses Buch erscheint auch als E-Book

Inhaltsverzeichnis:

Band 9 : Degeneration, Eugenik, Euthanasie und Nationalsozialismus

Irrsinn in der Geschichte

Einführung Band 9:

Dieser Band beinhaltet Ausführungen zur Geschichte der Degeneration, Eugenik, Euthanasie und zum Nationalsozialismus mit Fokus auf die Vernichtung von psychisch kranken und geistig behinderten Menschen. Sie wurden aus Irrenanstalten und Heimen via ärztlichen „Meldebogen" aus diesen Einrichtungen ausgesondert und in spezielle, für die Liquidierung eingerichtete Verbrennungsanstalten deportiert. Zur Volksbelastung erklärt wurden sie dort mittels Giftinjektionen oder Gaskammern in Verbrennungsöfen als sog. ,lebensunwerte' Menschen brutal getötet und kremiert.

Stichworte: Aktion T4, Kindereuthanasie, Zwangssterilisation, Zwangsabtreibungen, Medizinversuche.

In diesem Band wird aufgezeigt, dass die „**Vernichtung unwerten Lebens**" keine reine Erfindung der Nazizeit war, sondern dass diese bereits lange davor Thema verschiedener einflussreicher Psychiater, Naturwissenschaftler, Juristen, Politiker und Ärzte war.

Völker stritten sich bereits seit Jahrtausenden aus Gründen der Rasse, Ethnie oder Religion. Das Thema ist keineswegs neu. Neu ist auch nicht, dass Kulturen „veralten" und „untergehen", denn schon die Griechen und die Römer sprachen von der Degeneration ihrer Kulturen.

Der Begriff „**Degeneration**" wird erläutert und als Grundlage des menschlichen und psychiatrischen Denkens entlarvt, der via **Darwins Evolutionstheorie** und der Entartungstheorie des 18. Und 19. Jahrhunderts zur **Eugenik, Euthanasie** und zur **Rassenlehre** der Nazis bis hin zur brutalen Ermordung von Hunderttausenden von Opfern geführt hat.

Während der Nazi-Zeit wurden ungefähr 150'000 ,lebensunwerte' Menschen, oft psychisch Kranke und geistig Behinderte brutal und herzlos ermordet. Zwischen 300'000 und 400'000 Menschen wurden bis zum Kriegsende 1945 zwangsweise sterilisiert.

Degeneration, Eugenik und Euthanasie

Über Entartung (Degeneration) und Euthanasie (=schöner Tod)

Um den Irrsinn zu verstehen, der im Nationalsozialismus dem Holocaust, also der Ermordung, der Vergasung und Aushungerung von 6 Millionen Juden und Dissidenten vorausging und auch um die Liquidierung von vermutlich um 350'000 bis 400'000 psychisch kranken Schizophrenen, Depressiven, Alkoholikern etc., den debilen, imbezilen und idiotischen Behinderten und körperlich, geistig verkrüppelten Kindern deutscher Herkunft in der Nazizeit zu begreifen, muss man sich zuerst Gedanken machen um Begriffe wie **Entartung, Eugenik** und **Euthanasie**. Nur so kann man verstehen, wie alles dazu kam.

Es gab immer Wissenschaftler, Naturforscher, Psychiater, Ärzte, Politiker und Juristen, die, Kinder ihrer gesellschaftlichen und sozialpolitischen Zeit, sich Gedanken machten über die Entwicklung von Gesellschaft und Menschheit schlechthin. Zu solchen Wissenschaftlern gehörten beispielsweise schon Philosophen wie ein Aristoteles.

Bei Aristoteles heisst es um Ausführungen zur tierischen Rohheit des Menschen:
*„Am häufigsten kommt sie (die tierische Rohheit beim Menschen) noch bei auswärtigen, nicht-hellenischen Völkern vor; doch nehmen die Menschen zuweilen auch infolge von Krankheiten und von **Entartung** solche Eigenschaften an."*
(Aristoteles: Nikomachische Ethik, S. 283. Digitale Bibliothek Band 2: Philosophie, S. 4977 (vgl. Arist.-Nikom., S. 140)

Oder um Ausführungen zum Staate: *„Die Tyrannis ist eine **Entartung** der Alleinherrschaft, und ein nichtswürdiger König wird zum Tyrannen."*
(Aristoteles: Nikomachische Ethik, S. 374. Digitale Bibliothek Band 2: Philosophie, S. 5068 (vgl. Arist.-Nikom., S. 183)

Auch Jean-Jacques Rousseau schrieb in seinem berühmten Buch „Emile oder über die Erziehung" im 1. Buch: *„Alles ist gut, wenn es aus den Händen des Schöpfers hervorgeht; alles **entartet** unter den Händen des Menschen."*
(Rousseau: Emil oder Ueber die Erziehung, S. 9. Digitale Bibliothek Band 2: Philosophie, S. 21390 (vgl. Rousseau-Emil Bd. 1, S. 13)

Man sah die Natur, so wie sie aufgebaut war, als perfekt an und betrachtete alles Göttliche oder von Gott kommende als Ursprung, als unfehlbar, absolut und vollkommen. Durch menschlichen Einfluss, durch Erziehung etc. jedoch würde dieses Absolute und Makellose immer mehr entarten, zunichte gehen, von der unfehlbaren Ursprünglichkeit abweichen, nicht im Sinne einer Verbesserung oder Weiterentwicklung, sondern als Verschlechterung und Rückbildung. Ganz im Sinne der Entartung.

Entartung (Degeneration, lateinisch de- „ent" und genus „Art, Geschlecht) als salonfähiger Begriff setzte sich ab ca. 1850 in die Köpfe vieler Wissenschaftler, Politiker und Psychiater der damaligen Kultur und Zivilisation und faszinierte wohl über hundert Jahre lang, ja bis heute weite Teile der Gesellschaft.

Der Degenerationsgedanke, bereits bei den Griechen als Idee aufgetaucht, ist im Grunde genommen ein Ausdruck der Angst vor dem Verfall und des Niedergangs einer Kultur, ja der ganzen Menschheit und nährt sich aus dem Schlunde einer sehr pessimistischen Weltanschauung und Zukunft. Er ist als Schwamm vollgesogen mit rassistischem, religiösem, kulturkonkurrierendem Gedankengut.

Eng verbunden mit dem Gedanken des Verfalls und des Rückschritts der Menschheit zu seinen Anfängen, bringen sich um die Jahrhundertwende des 19. Jahrhunderts sowohl Vererbungslehre, Eugenik und verschiedene Rassentheorien ins Spiel. Dies geschah also bereits vor der Nazizeit!

Die Jahrzehnte vor der Jahrhundertwende (1900) waren gekennzeichnet durch einen heftigen Schub an **wissenschaftlichem und technischem Fortschritt**. Es vollzog sich ein abrupter sozialer und ökonomischer Wandel, eine eigentliche industrielle Revolution, erlebt als gewaltiger Sprung vor allem in der **Technisierung, Automatisierung, Industrialisierung, Elektrifizierung** und **Erneuerung des Arbeitsalltages**. Dies führte zu spürbaren sozialen und kulturellen Umwälzungen. Manche Menschen erlebten diese Zeit als regelrechten Kulturschock.

Die industrialisierte Arbeitswelt gestaltete die wirtschaftlichen und sozialen Verhältnisse radikal um, beginnend in England, übergreifend nach ganz Westeuropa und Amerika. Es war der Übergang von der **Agrarwirtschaft** zur **Industriegesellschaft**. Plötzlich gab es kapitalistische Unternehmer und ihnen zudienende, meist rechtlose lohnabhängige Proletarier (Leibeigene).

Die Bevölkerung nahm gleichzeitig rapide zu, das führte zu heftigen sozialen Missständen. Es gab eine starke Bewegung weg vom Lande in die Städte. Dort fehlte es an genügend Wohnraum. Nahrungsmittel, vor allem für das Proletariat, waren knapp. Es gab Unruhe in der Arbeiterschaft, man forderte soziale Reformen.

Karl Marx veröffentlichte im Jahre 1867 sein Hauptwerk (das Kapital), eine Kritik der politischen Ökonomie und zugleich scharfe Analyse dieser neu entstandenen, damaligen, kapitalistisch orientierten Gesellschaft, welches eine heftige Auswirkung auf die Arbeiterbewegung zeigte.

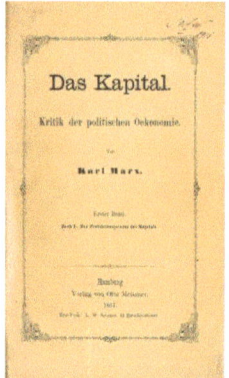

Neben der Not an Wohnraum und Mangelernährung (auch wegen Missernten) der proletarischen, an Kindern stark zunehmenden Bevölkerung, wegen mangelnder Gesundheit (Kälte, schlechte Luft, unsauberes Wasser, mangelhafte Hygiene), wegen fehlender medizinischer Versorgung (fehlender Krankheitsschutz), miserablen Arbeitsbedingungen (Licht, Luft, Lärm, Hitze, Einsturzgefahr in Bergwerken etc.), fehlendem Arbeitsschutz, Anstieg der Arbeitslosenzahlen, Verslumung der Großstädte, ja einfach wegen der damals herrschenden Massenarmut (Pauperismus), um nur einige Faktoren zu nennen, malträtierten weitere gesundheitsrelevante Geisseln vor allem, aber nicht nur die proletarische Bevölkerung:

Eine **Zunahme der Syphilisfälle** (Hirnerweichung, Progressive Paralyse, Demenz) und des **Alkoholismus** (Hirnschäden, alkoholische Verblödung, Geburtsschäden), **Mangelernährung** (Rachitis etc.), **Tuberkulose, Missgeburten durch Jodmangel** (Kretins, Kropfbildung, körperliche Missbildungen etc.). Aber auch die **Zunahme von Verbrechen, Suiziden, Homosexualität** verband man nun mit eugenischem und rassistischem Gedankengut. Im psychiatrisch-medizinischen Bereich zog man gedankliche Verbindungen zum **Aufkommen von Geisteskrankheiten**, weil sich die Irrenanstalten in dieser Zeit rasant füllten. Die Idee der Degenerationslehre wurde wesentlich nicht durch deutsche psychiatrische Schulen, sondern durch französische geprägt. Zu erwähnen ist hier: Benedict Augustine Morel. Doch von ihm später.

Unter diesen damaligen gesellschaftlichen Bedingungen, wobei dazu auch das praktisch jedes Land betreffende **Kriegsgeschehen** gehörte, schienen die Menschen immer stärker zu entarten. Psychiatrische Kliniken waren an Hilfe suchenden Menschen übervoll und um dem riesigen Ansturm an kranken Menschen endlich Herr zu werden, mussten schnell neue geplant und gebaut werden.

Jetzt begann man sich in weiten Kreisen (beinahe epidemieartig) Gedanken zu machen, woher dieser starke Anstieg der Einlieferungen und Beherbergungen von Menschen mit psychischen, geistigen und körperlichen Behinderungen in diese „Siechenhäuser und Klappsmühlen" kommen mochte. Schnell geisterte die *Idee der Entartung resp. Degeneration* von weiten Gesellschaftsteilen als Ursache durch die Köpfe der Gelehrten, Politiker, Naturwissenschaftlern, Geistlichen und auch Ärzten und Psychiatern.

Entartung, so meinten namhafte Persönlichkeiten, könne man an morphologischen Merkmalen, an sogenannten *„Stigmata degenerationis"* erkennen. Diese körperlichen Stigmata sollen geistige Erkrankungen, die Neigung zu Neurosen sowie verbrecherische Veranlagungen sichtbar machen. Solche morphologisch sichtbaren Stigmata degenerationis zeigten sich als/durch/in:

- Asymmetrien der Gesichtshälfte
- Anomalien der Schädelform
- Auffälligkeiten der Knochenformen (mangelndes Kinn)
- Fehlbildungen wie Hasenscharte, Spina Bifida (offener Rücken)
- Abstehende oder ungleiche Ohren
- Angewachsene Ohrläppchen
- Schielen (Strabismus)
- Stottern
- Missbildungen der Zähne (Zahnfehlbildungen)
- Fehlende oder überzählige Glieder
- Verkümmerung oder Missbildung der Geschlechtsorgane
- Abweichende Körperproportionen (Verhältnisse Körper – Beine)
- Tics
- Schwerhörigkeit
- Übermässige oder fehlende Körperbehaarung
- Nasenformen (besonders bei Juden und Fahrenden)

Wie bereits erwähnt, waren es nicht die Nazis, die den Begriff der Degeneration als erste formulierten. Es gab andere „Väter" der Entartungslehre, die nachfolgend vorgestellt werden.

Von den Darwinisten über die Degenerationisten zu den Vordenkern der Eugenik

Charles Darwin

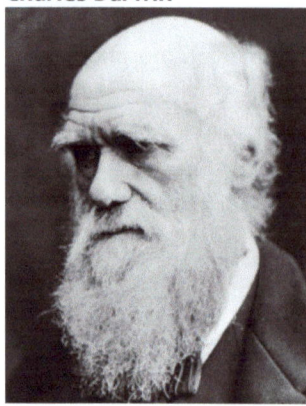

Charles Darwin (1809-1882)
Bild: https://theunboundedspirit.com/charles-darwin-quotes/

Naturforscher
Charles Robert Darwin war ein britischer Naturforscher. Er gilt wegen seiner wesentlichen Beiträge zur Evolutionstheorie noch heute als einer der bedeutendsten Naturwissenschaftler.

Geboren: 12. Februar 1809, The Mount, Shrewsbury, Vereinigtes Königreich
Gestorben: 19. April 1882, Down House, Downe, Vereinigtes Königreich

Aus: Wikipedia

Darwin war kein Psychiater, sondern ein genialer britischer Naturforscher. Seine Evolutionstheorie, deren eigentliche Begründer er war, legte den Grundstein für unser heutiges Wissen über die Entstehung der Tier- und Pflanzenarten. Er erklärte mehr die **Entstehung der Arten durch natürliche Zucht**, als die „Entartung". Seine Theorie gilt bis heute in der Naturwissenschaft als anerkannte, wissenschaftliche Erklärung für die Entstehung und Weiterentwicklung des Lebens.

Darwin, der zuerst wie sein Vater Arzt werden wollte, wechselte jedoch zum Theologie-Studium, vielleicht auch, weil seine Mutter der Religionsgemeinschaft der Unitarier angehörte.

Ende 1831 stach Darwin in See und umreiste die Welt. Während dieser Reise sammelte er zahlreiche Pflanzen, Tiere und Steine. Anhand von auf den Galapagosinseln gefangenen Vögeln erhielt er entscheidende Hinweise für sein berühmte Evolutionstheorie. Er bemerkte u.a. dass Finken im Laufe der Evolution verschiedene Schnäbelformen entwickelten, wobei er einige dieser Schnabelarten als geeignet ansah etwa zum Knacken von Nüssen, andere aber eher für das Fangen von Insekten.

Er bemerkte, dass das Nahrungsangebot auf diesen Inseln knapp war und folgerte daraus, dass ein heftiger Überlebenskampf hat herrschen müssen. An das bestehende Angebot an Nahrung mussten sich die Vögel (Finken) anpassen, sie mussten sich ihre eigenen Nahrungsnischen suchen. Es überlebten ihm gemäss nur jene Vogelarten, die sich am besten an ihre Umgebung angepasst hatten.

Dieses Prinzip nannte Darwin „natürliche Auslese". Darwin erkannte sie als Evolutionsfaktor. Somit würden sich aufgrund von verschiedenen (Umwelt)-Einflüssen verschiedene Arten entwickeln und sich im Laufe der Zeit verändern. Die Evolutionstheorie war geboren. Die vielen Notizen und Überlegungen, die sich Darwin während dieser Weltreise machte, waren sozusagen die Geburtsstunde seiner Evolutionstheorie.

Später wandte Darwin seine Theorie auch auf Affen an. Mit der Behauptung, dass sowohl der Mensch wie der Affe dieselben Vorfahren haben mussten, löste er vor allem in kirchlichen Kreisen verständlicherweise heftige Empörung aus. Für die Gläubigen der Kirchen waren seine Ideen nicht anderes als Gotteslästerei. Jedoch – die Wissenschaft bestätigte seine Theorie.

Im Jahre 1859 veröffentlichte er dann sein berühmtes Werk „Die Entstehung der Arten", ihm folgten noch mehrere bedeutende Folgewerke. Seine Theorien resp. Thesen war grundlegend für die Biologie und sorgen bis heute für äusserst lebhafte Diskussionen vorwiegend unter Theologen, Philosophen und Politikern.

Die Evolutionstheorie ist in der Naturwissenschaft ein Erklärungsmodell dafür, wie auf der Erde Leben entstand resp. sich auf ihr entwickelte. Dieses Konzept hat sich in den meisten westlichen Ländern gegen die religiöse Meinung, die Schöpfung sei durch Gott, resp. eine Gottheit gegeben, durchgesetzt. Die Begründung der Theorien der Evolution entnehmen wir heute etwa den Studien der Fossilien, jedoch auch aus Erkenntnissen der Genetik.

Lebewesen auf dieser Erde weisen viele auffällige Gemeinsamkeiten und Ähnlichkeiten auf. So ist die Biologie, speziell der Aufbau und die Funktion der Organe menschlichen Lebens, ähnlich bis gleich zur tierischen Biologie. Durch Mutation von Genen verändern sich Lebewesen und sorgen ebenfalls für Entwicklung. Lebewesen haben sich Umweltveränderungen anzupassen, sonst droht ihr Aussterben resp. Ausrottung.

Durch die Einflussnahme der Menschheit auf die Natur verändern sich die Bedingungen für viele Lebensformen (im Tierreich) und führen bereits heute zu deren Aussterben. Die Menschheit ist unmittelbar mit der Evolutionstheorie Charles Darwins verbunden. Der Kampf ums Überleben jeder Spezies dieser Welt hat längst begonnen resp. ist schon längst im Gange.

Somit hat Charles Darwin wie kein anderer unser modernes Weltbild beeinflusst. Wie man sich denken kann, haben seine Ideen auch nicht Halt gemacht vor anderen Naturforschern, wie etwa auch vor Psychiatern. Aus seinem Fundus an Theorien und an Thesen lassen sich, je nach gesellschaftspolitischer Tendenz, schnell einmal Begriffe wie **„Eugenik"** oder **„Degeneration"** ableiten. So auch beim folgenden Naturforscher und Eugeniker.

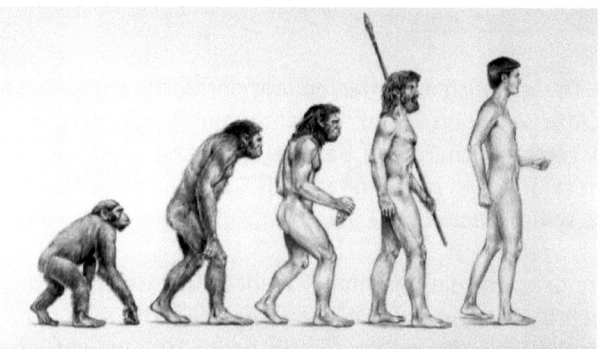

https://www.planet-wissen.de/sendungen/sendung-evolution-100.html

Die Evolutionstheorie besagt, dass sich die Natur allmählich entwickelt hat und nicht auf einen Schlag von Gott geschaffen wurde.

Francis Galton

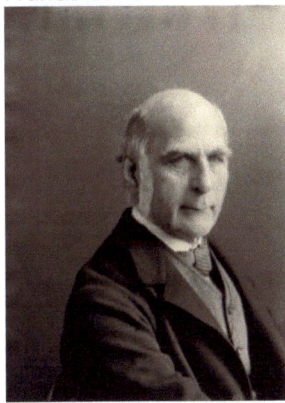

Sir Francis Galton (1822-1911)
National Portrait Gallery, St. Martin's Place, London

Englischer Naturforscher
Sir Francis Galton war ein britischer Naturforscher und
Schriftsteller. Galton gilt als einer der Väter der Eugenik.
Durch seine Vielseitigkeit machte er sich in verschiedenen
Disziplinen einen Namen.

Geboren: 16. Februar 1822, Birmingham, Vereinigtes
Königreich
Gestorben: 17. Januar 1911, Haslemere, Vereinigtes
Königreich

Aus: Wikipedia

Der englische Naturforscher Francis Galton (1822-1911) prägte erstmals den Begriff „Eugenik". Galton war Engländer. Beflügelt von den Lehren Charles Darwins verband er Vorstellungen vom Kampf des Daseins mit anderen Rassenlehren. Man ging damals allgemein auch von der Ungleichheit menschlicher Rassen aus. Dies zeigte sich besonders bei der Kolonialisierung des afrikanischen Kontinentes.

Der Engländer Galton studierte die Lehren von Charles Darwin. Darwin ersetzte die Idee der höheren „**Göttlichen Ordnung**" durch eine natürliche, also der Natur entstammenden Kraft. Diese These setzte sich in weiten Bevölkerungskreisen durch. Darwin unterstützte sie mit Aussagen, dass aus dem Kampf mit der Natur, aus Hunger und Not, neue Lebewesen entstehen, die von Mal zu Mal komplexer würden. Die These Darwins hatte insofern grossen Einfluss auf das Denken vieler Menschen, als dass sie ein neues Verständnis des Menschen bezüglich seiner Herkunft (aus dieser Welt, nicht durch Gott) sowie seiner Stellung (Mensch als Primat) in der Natur erzeugte.

Eines der erklärten Ziele der Eugenik war die Verhinderung der „**Degeneration**" eines Volkes, gleichzeitig mit der Idee, die Höherentwicklung der Menschheit, resp. eine gesunde „Rassenhygiene" zu fördern. Damals breitete sich im Volk eine tief wirkende Angst aus, die Menschheit würde durch unerwünschte Bevölkerungsgruppen in ihrer evolutionären Entwicklung gehemmt oder sich zurück entwickeln. Daher schlug man vor, behindernde Elemente in der Bevölkerung auszumerzen, etwa dadurch, dass bei Neugeborenen eine Selektion und Sterilisation vorgenommen würde, die deren Lebens- und Fortpflanzungsrecht in Frage stellten (negative Eugenik).

Galton warb für die Zeugung vieler Kinder bei tüchtigen Menschen (positive Eugenik) und trat dann später ein für eine Form der negativen Eugenik, indem er für die Ausgrenzung von Minderwertigen von der Zeugung warb. Er verstieg sich in der Aussage, dass die damalige Armenfürsorge, Hygienemassnahmen sowie die Medizin die natürliche Auslese verhinderten, so dass dies zu einer Verschlechterung der „weissen Rasse" (sic!) führen würde.

Im Gegenzug sollten erwünschte Bevölkerungsgruppen, also unbehinderte und gesunde Elemente in ihrer Entwicklung gefördert und unterstützt werden durch bevölkerungspolitische und sozialstaatliche Massnahmen (positive Eugenik).

Generell kann man sagen, dass die Eugenik als internationales Phänomen auftrat, sich also nicht auf einen einzelnen Staat (etwa Deutschland) bezog. Es ist daher auch ein Trugschluss anzunehmen, dass Eugenik sich auf die Zeit der Nationalsozialisten begrenzen würde. Die Eugenik als Fundament der Euthanasie der Nazi-Zeit wurde daher sozusagen als Idee der Rassenhygiene ins Land importiert, dort dann aber staatlich und ideologisch brutal in die Praxis umgesetzt.

Zur Eugenik, welche also ein internationales gesellschaftliches Phänomen war, gehörten Anhänger aus verschiedensten Kreisen: Konservative und radikal Rechte, genauso wie überzeugte Sozialdemokraten und radikale Vertreterinnen der damaligen Frauenbewegung.

Warnende Stimmen wurden bereits im 19. Jahrhundert laut, die monierten, dass sich „Minderwertige", „Entartete" und, in unserem Zusammenhang wichtig. Es ging auch die Angst um, dass sich „Irre" immer mehr fortpflanzen würden und die gesunde Bevölkerung verdrängen könnten. Allgemein galt eine Behinderung oder auch nur schon eine Beeinträchtigung als vererbbarer Makel. Diese Behauptungen verbanden sich mit einer angeblichen moralischen Entartung bis hin zur Behauptung, dass es sich um die Folgen einer selbst verschuldeten Krankheit handle.

Während also Galton als englischer Vertreter der Theorie der Eugenik galt, war es wiederum für Frankreich ein glühender Vertreter mit dem Namen

Benedict-Augustine Morel

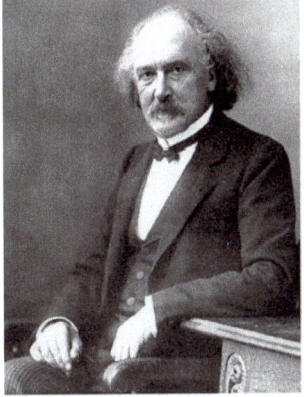

Benedict-Augustine Morel (1809-1873)
Fotoherkunft

Französicher Psychiater, Lehrer, Katholik
Begründer der Degenerationstheorie. Sie bezog auch
Religion und Anthropologie mit ein. Armut, Alkoholismus,
Kriminalität, Geisteskrankheit wurden als natürliche
Gesetzesmässigkeit erklärt. Als solche legitimierte sie das
Wegsperren der Betroffenen aus der ‚gesunden'
Gesellschaft.

Geboren: 22. November 1809, Wien, Österreich
Gestorben: 30. März 1873, Saint-Yon, Frankreich

Aus: Wikipedia

1839 beendete Morel sein Studium der Medizin und arbeitete später als Assistent im berühmten **Pariser Hôpital de la Salpètrière**. Dem im 19. Jahrhundert wohl berühmtesten Nervenkrankenhaus Frankreichs, welches bis zu 8000 Patienten (sic!) beherbergte.

Zusammen mit dem **Hôtel des Invalides** wurde das **Salpètrière** als Krankenhaus gebaut und erhielt seinen Namen von der früher auf diesem Gelände erbauten Fabrik, die Munitionspulver herstellte, welches als Bestandteil Salpeter enthielt. Die Salpètrière bildete das zentrale Gebäude des **Hôpital général** (einem Zusammenschluss staatlicher Hospitäler). Die Absicht war, alle Armen und Bettler, Siechen, Prostituierte, Geschlechtskranke, Epileptiker, Demente, gescheiterten Selbstmörder, Geisteskranke, chronisch Kranke und Alte aufzunehmen um sie auf diese Art und Weise von der Stadt und von der Gesellschaft fernzuhalten.

Bekannte Ärzte machten sich im Hôpital de la Salpètrière einen Namen:

- Babinski (Neurologe, Babinski-Reflex)
- Charcot (Pathologe, Begründer der modernen Neurologe)
- Esquirol (Psychiater, beendete Missbräuche in den Irrenanstalten)
- Freud (Neurologe, Begründer der Psychoanalyse)
- Jung (Psychiater, Begründer der analytischen Psychologie)
- Janet (Psychiater, Begründer der modernen dynamischen Psychiatrie)
- Pinel (Psychiater, überdachte die Zwangsbehandlung, no-restraint)
- Gill de la Tourette (Tourette-Syndrom)

Morel führte in die Psychiatrie den Begriff der „**démence précoce**" ein, Deutsch: **vorzeitige Demenz**. Er beschrieb damit einige ungewöhnliche Phänomene des Jugendalters. Emil Kraepelin, an anderem Ort näher erläutert, übernahm den Begriff etwa ein halbes Jahrhundert später und nannte ihn „**Dementia praecox**", genannt auch als vorzeitige Verblödung. Im Jahre 1911 sollte Eugen Bleuler, ebenfalls an anderem Ort näher erläutert, ihn wiederum umbenennen als Krankheit: „Schizophrenie", eine der noch heute am meistgebrauchten, psychiatrischen Diagnosen.

Und Morel war es wiederum, der den Begriff resp. das **Konzept der Degeneration** auf die schicksalshafte Reise in die Irrenanstalten, Boulevard-Blätter und Gerichtssäle schickte. Sein Konzept erwies sich als äusserst virulent, überzeugte viele Irrenärzte und fand schnell Einzug in diverseste Irrenhäuser Europas. Nicht nur das, dieses fatale Konzept bereitete den zukünftigen Boden biologischen und genetischen Boden der modernen Neurowissenschaften.

In seiner Tätigkeit als Arzt entdeckte er entsetzt eine massive Zunahme von progressiver Paralyse (Endstadium der Syphilis), Epilepsie, Selbstmord und Kriminalität in Europa. Er war der Meinung, dass alle Insassen von Irrenanstalten irgendwie gleich aussahen: Kretins (schwere Form von geistiger Behinderung) etwa wiesen oft einen Kropf auf. Dieser war zwar auf Jodmangel zurückzuführen, doch wusste man dies zu jener Zeit noch nicht.

Doch er vermeinte gleiches Aussehen bei allen Irrenhausinsassen zu entdecken: sie schienen ihm alle „ein physiognomisches Merkmal" zu tragen. (**Edward Schorter, Geschichte der Psychiatrie, Rowohlts Enzyklopädie, S. 149**). *„Was war mit ihnen los? Morels Ansicht nach litten sie einfach nur unter erblichem Irrsinn – alle Irrenärzte seiner Zeit glaubten, dass Geisteskrankheit erblich sei -, nein, 'es wiederholen sich in ihren Körpern die pathologischen Charakteristika der Organe einer Reihe von früheren Generationen', das heisst, sie trugen das ganze Gewicht generationen-alten Irrseins mit sich herum. Also borgte sich Morel einen Terminus aus der vergleichenden Zoologie seiner Tage und beschloss, dieses pathologische Phänomen innerhalb eines Familienstammbaums Degeneration zu nennen".* (**E. Schorter, ebd.**)

Dies hatte natürlich Auswirkungen, nicht nur auf die Familie dieser Geisteskranken, sondern auf die gesamt Gesellschaft. *„Der degenerierte Mensch fällt, sofern er sich selbst überlassen wird, einer progressiven Entartung anheim. Es ist ihm nicht nur... unmöglich, Teil eines fortschrittlichen Gliedes in der Erbkette der menschlichen Gesellschaft zu sein, er ist durch seinen Kontakt mit dem gesunden Teil der Bevölkerung sogar das grösste Hindernis für diesen Fortschritt."* Doch glücklicherweise, so Schorter, *„ist seine Lebensspanne, wie die aller Monstrositäten begrenzt".* (**Morel, Traité dégénérescences, S. iii-ix, 5f., 62, 72, 136 aus E. Schorter, Geschichte der Psychiatrie**)

Morel hatte eine einfache Vorstellung, wie sich das Karussel bei diesen Menschen in den Irrenanstalten immer weiter drehe. Im Ursprung, vermutete er, war da eine Krankheit, etwa Alkoholismus oder eine in den Armenslums sich zugezogene Tuberkulose. Diese Urkrankheit dringe dann, gemäss Morel, in die menschliche Erbbahn, resp. Keimbahn ein und werde weiter vererbt, wobei sie sich zukünftig von Generation zu Generation immer weiter verschlimmere, um dann sich schon nach drei oder vier Generationen später in Schwachsinnigkeit und/oder Sterilität zu manifestieren.

Nun, wie ist diesem Schicksal Herr zu werden? So die Frage der Irrenärzte. Und die Antworten lagen auf der Hand: Aussonderung, Sterilisierung, Ausrottung! Das Problem schien erkannt zu sein, die Lösung lag schnell auf der Hand.

Im Jahre 1857 erschien sein wichtiges Werk „Traité des dégénérescences", zu Deutsch „Abhandlungen über die Entartungen", welches ein starke Beachtung und Verbreitung fand. In ihm wollte Morel anhand des Kriterium von „fixierten und unveränderlichen" Merkmalen in Physis, Psyche und Moral den Begriff der Degeneration bei zwölf Patienten typologisch belegt wissen.

Schon drei Jahre später, 1860, schrieb er ein weiteres Werk mit dem Namen (Traité des maladies mentales) zu Deutsch „Abhandlungen über die Geisteskrankheiten"). In ihm behauptete er, dass Wahnsinn mit fortschreitender Degeneration in modernen Gesellschaften zunehme. Seine „Degeneration" begann mit der biblischen Erbsünde und war nichts anderes als eine krankhafte Abweichung vom gottgeschaffenen Idealtypus des Menschen, dem „type primitif" oder auch genannt, dem „type normal". Nun kam Moral und Gott ins Spiel.

Er vertrat die Meinung, dass zwar der überwiegende Teil der Menschheit sich anpassen könne und auch gesund bleibe, aber ein entarteter Irrer zunehmend unfähiger werde, seine gesellschaftlichen Aufgaben zu erfüllen. Er behauptete, dass sich diese Unfähigkeit (Störung) auf seine Nachkommen übertrage. Aber er hegte nicht nur Angst um einzelne Nachkommen solcher Degenerierter, er hegte bald Angst um ein gesamtes Volk, welches dadurch degenerieren könne.

Er verstand Degeneration also als Prozess, der sich in die Zukunft bewege. Er äussere sich dadurch, dass Degeneration sich in körperlichen Merkmalen, sog. Stigmata zeige. Sie wurden weiter oben unter „**Stigmata degenerationis**" bereits aufgeführt. Solche Auswüchse könnten jedoch, so Morel, durch eugenische Massnahmen aufgehalten werden. (Sterilisierung, Aussonderung, Ausrottung)

Folgend Abbildung 81, aus dem grundlegenden Werk der Degenerationslehre von Morel „Traité dégénérescences". Solche Bilder wurden seinerzeit bei der Diagnostizierung der Krankheit des Bayrischen Königs Ludwig ll herangezogen, bei der auch Morel persönlich als Sachverständiger zugezogen worden sein soll.

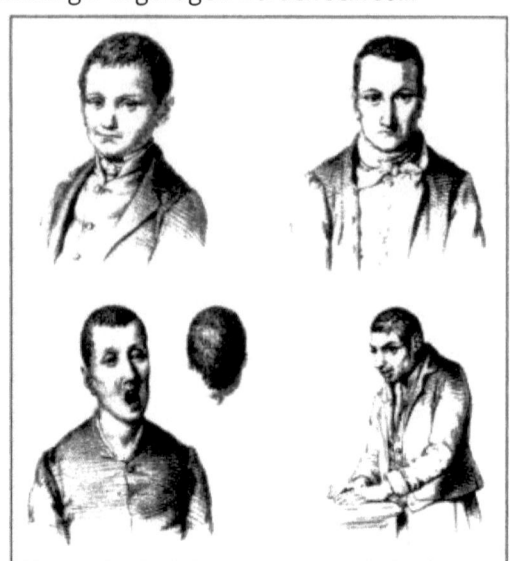

81 Psychiatrische Patienten:
abnorme Schädelformen
als Degenerationszeichen[17]

Bild aus: histoiredelafolie.fr

Morel, auch rechtsmedizinisch tätig, befand sich während des „Prozesses" von Bayern-König (Neuschwanstein) Ludwig ll. in München und war offenbar von Ludwigs glänzender Erscheinung geblendet. Während der Grossvater, Ludwig l, in den Augen seines Enkels einen Abglanz des Göttlichen sah, nahm Morel darin jedoch den Wahnsinn war. Auch an diesem Beispiel zeigt sich die Wirkungsgeschichte von Morels Degenerationslehre. Er beeinflusste die psychiatrische Theoriebildung massiv.

Die Degenerationslehre erklärte nicht nur Stigmatas in über 100 Formen, sondern diente auch dem psychiatrischen Verständnis von nervösen Störungen, Delinquenz, Persönlichkeitsstörungen und Psychosen. Wilhelm Griesinger, ein deutscher Psychiater, verbreitete sie im Deutschen Sprachraum, Valentin Magnan, siehe weiter unten, in Frankreich und Cesare Lombroso in Italien. Richard von Krafft-Ebing vertrat sie in Österreich, August Forel und Eugen Bleuler in bestimmten zeitlichen Phasen auch in der Schweiz. Einige Psychiater allerdings zeigten nur am Anfang ihrer beruflichen Karriere Sympathien für die Degenerationslehre und ihnen zur Ehre muss hier klar gesagt werden, dass einige von ihnen sich später in aller Deutlichkeit wieder davon lossagten und sie entschieden ablehnten, aus welchen Gründen auch immer!

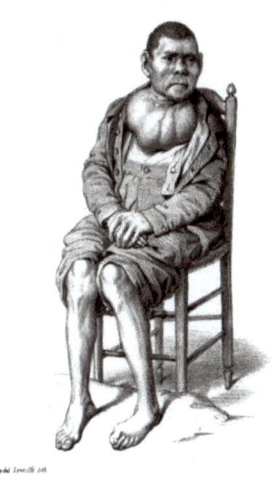
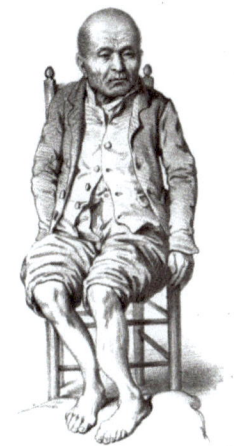

Aus Morel: „Traité dégénérescences"

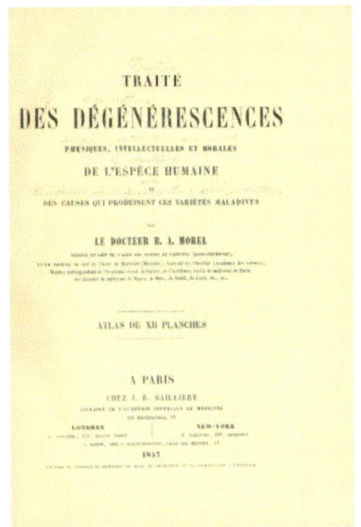

(Morel: Abhandlung über Degeneration, 1857)

Um endlich Morels Degenerationstheorie auf den Punkt zu bringen, hier einiges über die Ursache der Abweichungen der menschlichen Natur, die wo liegt?...
... im Sündenfall!

Am Anfang stand der „type primitif", auch als type normal bezeichnet. Es war nach ihm der Ursprungsmensch, der, nicht geringer, als mit Adam (und Eva) identisch ist. Denn nach dem biblischen Sündenfall, als Eva dem Adam den besagten Apfel zum Kosten reichte, konnte sich der Mensch den vielfältigen äusseren Einflüssen der Welt, dem Klima, der Nahrung und der Erblichkeit nicht mehr entziehen, sondern war ihnen unweigerlich ausgeliefert.

Die Enkel von Adam wichen im Laufe der Zeit, so Morel, immer mehr vom einstigen Ursprungsmenschen ab, wobei ein Teil der Menschheit, die Gesunden, sich durch Anpassung an die Gegebenheiten gesund erhielten, in dem sie das **göttliche Gebot** erfüllten und dadurch die Einheit der Gattung Mensch bewahrten, während der andere Teil, die Entarteten, sich in die **progressive Degeneration** steuerten. Progressiv meint hier, dass Krankheit zukünftig immer mehr fortschreite, sich von Generation zu Generation steigern würde und zwar bis zum Aussterben (Sterilität, Imbezilität) des von der fortschreitenden Degeneration befallenen Geschlechts.

Gründe für dieses Geschehen waren alle möglichen Belastungen, angefangen durch die Eltern, die via Gene und Erziehung ihren Beitrag dazu gaben, über den falschen Lebenswandel (Alkohol, Hurerei, Homosexualität u.a) und einem pathologischen sozialen Milieu (Armut, Verslumungsprobleme, Krankheiten etc.).

Morel erklärte die Erblichkeit zu den wichtigsten Ursachen der Geisteskrankheiten, sozusagen unter ätiologischen (ursächlichen) Gesichtspunkten. Und zwar so, dass Entartete und Geisteskranke identisch werden. Die schwerste Kategorie bildeten nach ihm **Abweichungen des Geschlechtssinnes**, vor allem die **sexuellen Perversionen**. Die allerschwerste erkannte er in de **Nekrophilie** (der Liebe zum Toten), aber auch in der **Satyriasis** (der krankhaften Steigerung des männlichen Geschlechtstriebes), dann auch in der **Nymphomanie** (dem übersteigerten Geschlechtstrieb der Frau) und in der **Erotomanie** (dem krankhaft übersteigerten sexuellen Verlangen).

Die Entwicklung der progressive Degeneration stellte er sich als vier Stadien vor:
1. charakterliche Anomalien wie etwa nervöse Reizbarkeit
2. körperliche Krankheiten wie etwa Schlaganfall
3. schwere Geistige Störungen wie Psychosen und Geistesschwäche
4. angeborene Blödsinnszustände (Debilität) und Missbildungen

So Abstrus heute seine Theorie klingen mag, damals verbreitete sie sich virulent nicht nur in den Irrenanstalten, sondern ganz allgemein in der Wissenschaft. Zudem war sie stets konkret und in allen Bereichen der Öffentlichkeit zugegen: man sah sie leibhaft vor sich im Alkoholismus, in der Armut, der aufkeimenden Kriminalität und, last but not least, in den übervollen Nervenheilanstalten.

Wie virulent das Konzept der Degeneration war, zeigt sich in weiteren Namen:
- Valentin Magnan
- Max Nordau
- Lombroso Caesare
- Henry Maudsley
- Richard von Krafft-Ebing

Ein überdriften zu den „reinen" Eugenikern und Rassenhygienikern ist schnell vollzogen. So als Beispiele:
- August Forel
- Ernst Rüdin
- Eugen Bleuler
- Alfred Ploetz
- Emil Kräplin

Auch der berühmte französische Psychiater **Charcot** war der Ansicht, dass auch die Hysterie eine Form der Entartung war. Im Hôpital de la Salpêtrière konnte man nämlich die von Charcot öffentlich zur Schau gestellten, meist hysterischen Patientinnen in einem auf dem Gelände gebauten Amphitheater betrachten. Es handelte sich nicht unbedingt um klinische Vorführungen zum Zwecke der psychiatrischen Schulung neuer, junger Nachwuchsärzte zum Thema der Hysterie, erfüllten sie doch den Zweck von eigentlichen Lehrveranstaltungen recht wenig.

Es gab Meinungen, diese Vorführungen entsprächen eher einem Karneval. Charcot hielt zwar wöchentliche Vorträge, die zwei Stunden dauerten, sie erinnerten aber eher an Demonstrationen, die ein Publikum begeisterten, das sich an Séancen, Mesmerismus oder Telepathie bereits gewöhnt war.

Abschliessend sei vermerkt, dass es wirklich einige Krankheiten gibt, die heute als erblich gelten: Huntington Chorea, Hämophilie, Mukoviszidose, auch Trosomie-Chromosomen-Abweichungen wie etwa: das Down-, Edwards und Pätau-Syndrom. Dazu braucht es jedoch bestimmte Dispositionen, damit sie manifest werden.

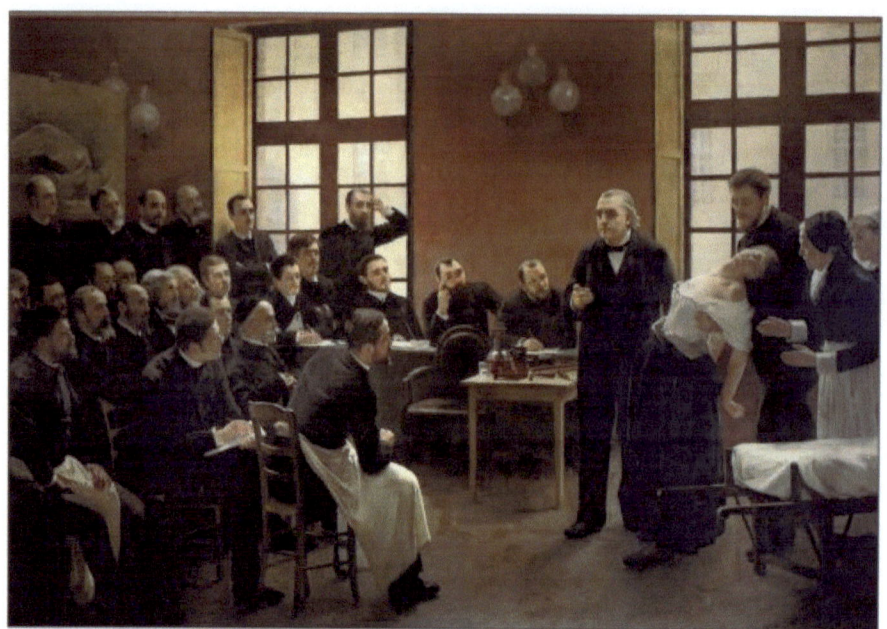

Künstler: André Brouillet (aus Wikipedia)
Zeigt den Psychiater und Neurologen Jean-Martin Charcot
In der Salpêtrière .

Valentin Magnan

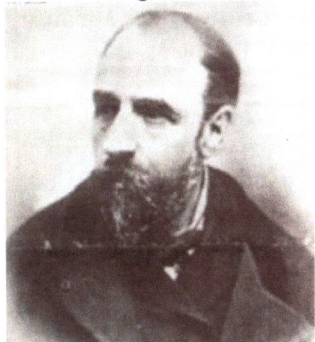

Dekadent:
Abgelebt, angekränkelt, degeneriert, im Verfall/Niedergang begriffen, verfallen; *(bildungsspr.):* morbid; *(oft abwertend):* entartet, heruntergekommen.
© Duden - Das Synonymwörterbuch, 4. Aufl. Mannheim 2007 [CD-ROM]

Der Dekadentismus lehnt sich hier also eng an den Begriff der Degeneration. **Magnan** war der Meinung, dass Degeneration zwar eine Rückwärtsbewegung zu einem minderen evolutionären Zustand darstellt, jedoch nicht als Rückkehr zu einem als normal und als ursprünglich angesehenen Zustand. Er meinte also nicht eine Rückentwicklung zu einem ehemaligen Ursprung (Adam und Eva), sondern eher zu einer pathologischen Neubildung (Dekadenz), die jedoch für ihn eindeutig auch eine evolutionäre Rückbildung war.

Die Zunahme an Verbrechen und Alkoholismus in dieser Zeit erklärte sich Magnan ätiologisch im Vorhandensein von sowohl endogenen wie sozialen Faktoren. Hier grenzt er sich von Lombrosos „**Atavismustheorie**" ab. (Siehe dort) Der Begriff der Degeneration wurde von ihm also schon damals mit dem neueren Datums entstehenden Begriff des „Endogenen" verbunden. Hinter dem Begriff der „endogenen Depression" versteckt sich demnach recht unverhüllt auch das Konzept der Degeneration, wobei endogen nur „von innen kommend, versteckt" als das Gegenteil von exogen meint.

Atavismus:
(*Biol.* Wiederauftreten von Merkmalen od. Verhaltensweisen aus einem früheren entwicklungsgeschichtlichen Stadium)
© Duden - Das Synonymwörterbuch, 25. Aufl. Mannheim 2009 [CD-ROM]

Magnan setzte sich also von Lombrosos Meinung ab, dass Kriminalität sich einzig atavistisch auf die Degeneration zurückführen liesse, sondern war der Meinung, dass auch soziale Faktoren für Verbrechertum entscheidend und ursächlich seien.

In dieser Zeit forschte man nicht nur in Europa, sondern auch in Russland auf dem Gebiete der Kriminalanthropologie und forensischen Psychiatrie und geriet sich ob der vielfältigen Theorien bald einmal in die Haare. Es gab nämlich einige Über-schneidungen zwischen der Degenerations- und der Atavismustheorie. Lombroso versuchte die Degenerationstheorie in seine Atavismustheorie zu integrieren und wollte auf diese Weise den geborenen Verbrecher als Folge einer Entwicklungs-hemmung medizinisch begründen. **(Riccardo Ricolosi, Degeneration erzählen, Wilhelm Fink Verlag, S. 257)**

Zwischen den Jahren um 1880 – 1890 entstand eine Polemik zwischen der franzö-sischen Psychiatrie (Degenerationskonzept) und der italienischen Kriminalanthro-pologie (Atavismuskonzept), die auf internationalen Kongressen für Kriminalan-thropologie in Paris, Brüssel und Genf ausgetragen wurde. Es ging darum um die Frage, ob Verbrechertum von Geisteskrankheit zu trennen sei oder ob sie zu einander in einer Verbindung stünden.

Während Lombroso den Verbrecher vom Wahnsinn strikt trennte, unterstützte eine Mehrheit der teilnehmenden Psychiater, inkl. Magnan, die These, dass be-stimmte Formen von Kriminalität nichts anderes als Erscheinungen degenerativer Vererbungsprozesse darstellen würden. **(Riccardo Ricolosi, ebd, S. 257)**

Magnan arbeitete ab 1865 zuerst im berühmten Salpêtrière, um dann zwei Jahre darauf im Pariser Hôspital de L'enfant Jésus den Kronprinzen Napoléon Eugène Louis Bonaparte erfolgreich zu behandeln. Trotz grosser Reputation schaffte er es jedoch nicht auf den Lehrstuhl für Psychiatrie an der Pariser medizinischen Fakul-tät.

Nebst der in dieser Zeit virulenten Theorie über Degeneration, die er auf Grund Morels Vorarbeiten weiter entwickelte und sie vor allem von Religiösem reinigte, arbeitete Magnan auch mit progressiven Paralytikern (Syphilis-Kranken), am The-ma der Paralyse und des Wahnsinn, an der Wirkung der Vergiftungen durch Ab-sinth und Alkoholkonsum auf die Psyche. Er versuchte sich an einer umstrittenen Klassifikation der Geisteskrankheiten, wobei er eine Unterteilung vornahm in a:) periodisch auftretende, aber grundsätzlich heilbare (dégénérescence mentale) und b:) progredient verlaufende, unheilbare Krankheiten (délire chronique).

Durch Magnans Einfluss auf die französiche Psychiatrie, vor allem durch seine etwas engstirnige Degenerationstheorie entwickelte sich diese in starker Unterscheidung zur Deutschen Psychiatrie, die durch den grossartigen deutschen Psychiater Emil Kraepelin bald in eine andere Richtung ging.

Allerdings wurden die Degenerationsthesen Magnans in Deutschland durch Paul Julius Möbius verbreitet. **(Valentin Magnan und Paul J. Möbius: Psychiatrische Vorlesungen, Thieme, Leipzig, 1891 oder Valentin Magnan und Paul J. Möbius: Über die Geistesstörungen der Entarteten, Thieme, Leipzig 1893.)**

Ein besonderer Leckerbissen stellt Möbius Buch: „Über den physiologischen Schwachsinn des Weibes" dar, welches im pdf-Format aus dem Internet herunter geladen werden kann.

Ein Auszug:

„Sie (die Frauen) fassen, wenn sie wollen, recht gut auf und merken sich das Gelernte ebenso gut wie die Männer. Da nun dazu kommt, dass sie fügsam und geduldig sind, so haben sie wirklich Anlage zum Musterschüler.
Überall da, wo die Weiber es sich in den Kopf gesetzt haben, am höheren Unterrichte teilzunehmen, ist nur eine Stimme darüber, dass sie ausgezeichnete Schülerinnen sind, und je gedankenloser der Lehrer ist, um so befriedigter pflegt er von dem eifrigen Lernen der Schülerinnen, das meist ein Auswendiglernen ist, zu sein [...]

Dagegen ist das eigentliche „Machen", das Erfinden, Schaffen neuer Methoden dem Weibe versagt. Sie kann sozusagen nicht Meister werden, denn Meister ist, wer was erdacht [...]
Am einfachsten ist es, auf die Gebiete hinzuweisen, die den Weibern jederzeit offen gestanden und auf denen sie sich nach Belieben bewegt haben. Die Musik z. B. ist doch nie männliche Domäne gewesen, im Gegenteile werden mehr Mädchen als Knaben in der Musik unterrichtet. Was ist nun dabei herausgekommen? Die Weiber singen und spielen zum Theile ganz gut, aber damit ist die Sache zu Ende. Wo ist der weibliche Komponist, der einen Fortschritt bedeutete? [...]
Der Mangel am Vermögen, zu kombinieren, d. h. in der Kunst der Mangel an Phantasie, macht die weibliche Kunstübung im Grossen und Ganzen wertlos"

Das Werk von Möbius entstand, um etwas Verständnis dafür zu werben, in einer Zeit, wo sich das traditionelle Patriarchat im Umbruch befand und viele Frauen, auch in anderen Ländern, eine gewissen Emanzipation bereits vorlebten. Das traditionelle männliche Rollenbild geriet in eine Krise.

In vielen europäischen Ländern herrschte Reformwillen, der sich begründet in der Zunahme an Bedeutung des Nationalstaates und des Nationalismus, aber auch in der starken Zunahme der Industrialisierung. Die ganze Bevölkerung, also Männer und Frauen, wurden als Wirtschaftsfaktor entdeckt. Dies hievte die Frauen in mindestens zwei wichtige Rollen: 1) waren sie die gebärenden,denn Nachwuchs wurde wichtig und 2) wurden sie im Kriegsfalle als Wirtschaftsfaktor wichtig.

Max Nordau

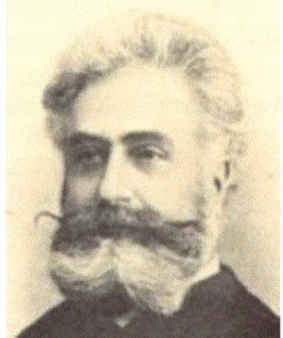

Max Nordau (1849-1923)
Fotoherkunft Wikipedia org.
Eigentlich Maximilian Simon Südfeld, Sohn eines Rabbiners.

Max Nordau war Arzt, Schriftsteller, Politiker und Mitbegründer der Zionistischen Weltorganisation. War strenger Naturalist und Evolutionist.

Geboren: 29. Juli 1849, Pest, Budapest, Ungarn
Gestorben: 23. Januar 1923, Paris

Aus: Wikipedia

Max Nordau, Sohn eines jüdischen Rabbiners, der eigentlich Maximilian Simon Südfeld hiess, begeisterte sich für Morels Degenerationskonzept ebenfalls. Ihm war jedoch das Judentum wichtig. Als streng gläubiger Naturalist und Evolutionist von Darwins Gnaden wurde er durch die Begegnung Theodor Herzls von der Idee des **Zionismus** begeistert und engagierte sich sehr für ihn. Schnell wurde er zu einem hoch geachteten Mitstreiter der jüdischen Nationalbewegung. Sein „Basler Programm" wurde am ersten Zionistischen Kongress vorgelesen und angenommen.

Nordau prägte den Begriff „**Muskeljude**", der sich schnell zur jüdischen Sportbewegung verbreitete. Er war der Meinung, dass sich das Judentum zu sehr und vielleicht etwas zu einseitig auf geistige Inhalte konzentrierte, sah in dieser Vergeistigung eine Verweichlichung der Juden und stellte dieser die Forderung eines körperlichen Trainings entgegen, „um dem schlaffen jüdischen Leib die verlorene Spannkraft wiederzugeben".

Diese Idee offeriert sich geradezu aus dem Gedanken, dass weite jüdische Teile der Gesellschaft einer gewissen „Degeneration" unterliegen könnten, die sich allzu sehr und einseitig auf geistige Belange berief und sich degenerativ zu einer verlorenen Körperkraft entwickelt habe oder sich hierzu entwickeln könne. Hier kommt im Konkreten das Konzept der Degeneration zum tragen.

Die körperliche Fitness der Juden sei durch Turnübungen zu fördern. Die Ertüchtigung jüdischer Körper sah Nordau als Teil des zionistischen Plans an.

Nordau war ein Sozialdarwinist. Und, obschon Jude, ein glühender Verfechter des europäischen Kolonialismus und europäischer Rassentheorien. Diese beschäftigen sich, noch heute, mit Fragen zu der Wertigkeit verschiedener Menschenrassen, mit der Ungleichheit der Rassen, mit Fragen der Vermischung zwischen den Rassen, mit dem Kampf der Rassen untereinander resp. gegeneinander, mit der Geschichte von Völkern und Nationen, mit Rasseneigenschaften und -Anlagen. Der Begriff der „Arier" dürfte hier allgemein bekannt sein.

Mit letzterem Begriff verbindet sich schnell die Idee der Eugenik, um die Entwicklung einer Rasse künstlich zu steuern. Ein einflussreicher Eugeniker haben wir bereits kennen gelernt: Francis Galton.

Nordau schrieb einige einflussreiche Werke. So etwa sein: „Entartung" 1892 oder „Entartung und Genie", 1894. Nordau übernahm die Ideen von Cesare Lombroso. Die beiden Werke wurden in mehrere Sprachen übersetzt, auch ins Deutsche. In vielen Ländern lösten sie starke Kontroversen aus. Sein Werk „die conventionellen Lügen der Kulturmenschen", 1883 erschienen, wurde auch schon in fünfzehn Sprachen übersetzt, darunter Chinesisch und Japanisch. In einigen Ländern wurden seine Werke verboten, so in Österreich und in Russland.

In seinem 1885 erschienen Buch „Paradoxe der conventionellen Lügen" erläuterte er Themen wie: Leidenschaft und Vorurteile, sozialer Druck, die Macht der Liebe und Rasentheorien. Darin heisst es: (Zitat Wikipedia, https://de.wikipedia.org/wiki/Max Nordau)
„Ich glaube allerdings nicht an die Einheit des Menschengeschlechts; ich glaube, dass die verschiedenen Hauptrassen Unterarten unserer Gattung darstellen und dass ihre Verschiedenheiten der anatomischen Bildung und Hautfarbe nicht blosse Anpassungserscheinungen und Folgen der Umbildung eines ursprünglich einheitlichen Typus durch örtliche Einwirkungen sind, sondern sich durch Verschiedenheit des Ursprungs erklären; es scheint mir, dass zwischen einem Weissen und einem Neger, einem Papua und einem Indianer die Verwandtschaft nicht grösser ist als zwischen einem afrikanischen und indischen Elefanten, einem Hausrinde und Buckelochsen."

Nordau beschäftigte sich auch mit Kunst, wie es später auch die Nationalsozialisten taten. Kunst wurde bei ihnen schnell einmal zur „entarteten Kunst", die gemäss der nationalsozialistischen Auffassung in der Lage waren, ihr ganzes Volk zu schwächen. Vor allem deren Wehrwillen und und die Bereitschaft, in den Krieg zu ziehen um dort bedingungslos für das Vaterland zu sterben.

Nordau entfachte eine noch heftigere Kontroverse mit seiner Schrift „Entartung", indem er den von Cesare Lombroso (siehe dort) geprägten Begriff der Degeneration übernahm. Schnell war das Konzept der Degeneration auf damals bekannte

Künstler übertragen: Friedrich Nietzsche, Richard Wagner, Emile Zola, Henrick Ibsen, Oskar Wilde, Georg Bernhard Shaw und auch Tolstoi.

Er sah in vielen Werken eine Verachtung von Sitte und Moral, eine Art von Dekadenz, Degeneration und Hysterie oder Neurasthenie. Er witterte überall Dekadenz und Degeneration und diese wurde, ihm gemäss, wiedergegeben von Kunst, von der Rückkehr des Irrationalen, welche sich in Spiritualismus und Magie zeige, die in de Zeit um die Jahrhundertwende (1900) gesellschaftlich einer grossen Verbreitung erfreue. Wirklich sind in dieser Zeitspanne Séancen, also spiritistische Sitzungen und magische Vorführungen beliebt und in höheren Gesellschaftsschichten ev vogue.

Séance – Bildet die Idee, unter Zuhilfenahme und Anleitung eines Mediums in einer spiritistischen Sitzung in einer Gruppe mehrerer Menschen Kontakt mit der Welt der Toten oder der Welt des Übernatürlichen (Geister und Dämonen) aufzunehmen. Ziel war es, Nachrichten aus dem Jenseits zu empfangen oder mit Verstorbenen kommunizieren zu können. Um die Zeit des Fin de Siécle, der Zeit der Verfallserscheinungen der Gesellschaft (1900), ein sehr beliebter Zeitvertrieb höherer Gesellschaftskreise.

Cesare Lombroso

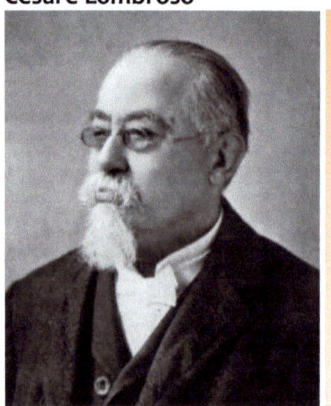

Cesare Lombroso (1835-1909)
Fotoherkunft: italyonthisday.com

Italienischer Arzt jüdischer Herkunft, Professor für gerichtliche Medizin und Psychiatrie, Anthropologe. Begründer der kriminalanthropologisch ausgerichteten Positiven Schule der Kriminologie. Lombrosos Typisierung von Verbrechern anhand äusserer Körpermerkmalen diente den Nationalsozialisten als Vorlage für ihre rassenbiologischen Theorien.

Geboren: 6. November 1835 (36?) in Verona
Gestorben: 19. Oktober 1909 in Turin

Aus: Wikipedia

Lombroso studierte in Padua, Wien und Paris Medizin, wurde 1859 Armeearzt und war ab 1863 Verantwortlicher für die drei italienischen Irrenanstalten in Pavia, Pesaro und in der Reggio Emilia. Er interessierte sich sehr für Gerichtsmedizin und wurde schliesslich 1875 ausserordentlicher Professor in Pavia und ein Jahr später dann Professor für Gerichtsmedizin und Hygiene in Turin.

Auch er war ein Anhänger der Degenerationstheorie, sehr biologisch bezogen und somit der Überzeugung, das Geisteskrankheiten sich stark auf biologischen Ursachen bezögen. Er verstieg sich in die Meinung, dass Kriminelle eine höhere Prozentzahl von physischen, nervösen und mentalen Anomalien aufweisen würden, als die nicht-kriminelle Bevölkerung. Diese Tatsache erklärte er sich vor allem aus der körperlichen Degeneration dieser Verbrecher.

In seinem 1872(64?) erschienenen Buch „Genio e follia", zu Deutsch 'Genie und Irrsinn', welches eine grosse Beachtung fand, behauptete er die Nähe des Genies zum Irrsinn. Das Genie befände sich in einem steten psychischen Ausnahmezustand und zog für seine These Schriftsteller heran, die ihm gemäss allesamt Genies mit einer Geistesstörung waren: so Torquato Tasso, Jean Jaques Rousseau, Friedrich Hölderlin und Heinrich Kleist.

In einem späteren Werk „L'Uomo delinquente", 1876, postulierte er den geborenen Verbrecher, mit Sicherheit auch aus seiner Überzeugung abgeleitet, dass gewisse Menschen einer unausweichlichen Degeneration anheim fallen und diese sich von mal zu mal weiter vererben würden. Nach Lombroso stand der **geborene Verbrecher** in der Mitte zwischen einem Geisteskranken und einem Primitiven. Er begründete eine eigentliche Tätertypenlehre, die allerdings auch umstritten war.

Die These Lombrosos:

- Kriminalität ist anlagebedingt!
- Der Verbrecher ist an äusseren Merkmalen (Stigmata) zu erkennen
- Ein Mörder und Dieb erkennt man an stark entwickelten Augenbrauen-Bögen, an einem enormen Jochbein und Kiefer, an Stirnrunzeln.
- Verbrecher sind primitive Menschen
- Verbrechen sind atavistisch (Rückfall auf überholte Verhaltensweisen)
- Bei Verbrechern fehlt der freie Wille. Sie handeln determiniert.

Auch er führte seine Theorie zurück auf Darwins Evolutionstheorie. Verbrechen entstünden, so Lombroso, weil ein Mensch auf einer früheren Entwicklungsstufe stehen geblieben sei. Diese Meinung hatte zur Konsequenz, dass Fragen der Eugenik und der Sicherung solcher Menschen auftauchten, z.B. in Irrenhäusern oder Gefängnissen.

Es war schwierig den **geborenen Verbrecher vom gewöhnlichen Verbrecher** zu unterscheiden, der es aus bestimmten, meist für ihn negativen Umständen heraus zu einem solchen würde. Aber genau diese Unterscheidung war ihm wichtig. Den

geborenen Verbrecher wollte er beispielsweise an einer ganz bestimmten Schädelform erkennen oder auch an kräftigen, zusammengewachsenen Augenbrauen.
Den anderen Typus des Verbrechers erkenne man an diesen Stigmata nicht. Somit
postulierte er, dass ganz bestimmte, körperliche, äussere Merkmale auf die in
einem solchen geborenen Verbrecher tief verwurzelten Anlagen hindeuten würden.

Lombroso billigte und propagierte auch die „Atavismus-Theorie". Er versuchte die
Degenerationstheorie in seine Atavismus-Theorie zu integrieren und wollte auf
diese Weise den geborenen Verbrecher als Folge einer Entwicklungshemmung
medizinisch-degenerativ begründen. So entstand seine Theorie des geborenen
Verbrechers. Seine Idee war natürlich mehr als nur abstrus, sie selber war ver-
brecherisch.

Noch 1922, also rund ein Dutzend Jahre nach seinem Tod, veröffentlichte man sein
Lehrwerk „Genio e degenerazione" in deutscher Übersetzung mit dem Titel: „Genie und
Entartung" im Verlag Ph. Reclam jun. Der geborene Kriminelle, nicht so der Kriminelle als gewöhnlicher Verbrecher, litt nach ihm unter einem Rückschritt zu einem
primitiveren Gehirntyp und das wirke sich in seinem Verhalten aus.

Die Verbindung seiner Theorie zu Körpermerkmalen wie etwa einer bestimmten
Schädelform brachte ihm jedoch nicht überall nur Ruhm und Ansehen ein. Schnell
haftete ihm bei gewissen Wissenschaftlern auch der Prototyp eines etwas abartigen und merkwürdigen Pseudo-Wissenschaftlers an. Immerhin fiel die Deutsche
Übersetzung Anfang der 1920er Jahre bei den aufkommenden Nationalsozialisten
auf willkommenen und fruchtbaren Boden. So beriefen sie sich gerne auf die
kriminalbiologischen Thesen Lombrosos, was innerhalb ihrer eugenischen Rassenlehre zu umfangreichen Zwangssterilisationen von Kriminellen und Geisteskranken
führte. Und wie wir ja wissen, war dies erst ein Anfang.

Das mit den körperlichen Merkmalen hörte sich etwa so an. Ein Verbrecher, der
seine Neigung nicht durch seine gesellschaftliche Einbettung erworben hatte,
sondern als geborener Verbrecher zum Verbrecher wurde, hatte einen grossen
Kiefer, der nach vorne gerichtet sein musste, eine niedrige schräge Stirn, hohe
Wangenknochen, eine abgeflachte und nach oben gebogene Nase, griffförmige
Ohren, ein grosses Kinn, fleischige Lippen, harte und zwielichtige Augen, einen
spärlichen Bart, lange Arme und war besonders unempfindlich gegen Schmerzen.
Für den Degenerations-Typ des „geborenen" Verbrechers wurden schnell einmal
Forderungen nach der Todesstrafe laut. Doch Lombroso wollte nicht so weit
gehen und sprach sich für eine menschliche Behandlung dieser Kriminellen aus.

Schon früh interessierte sich Lombroso für die Kunst und für Schriften von Geisteskranken und Kriminellen und gründete dafür 1892 das „Museo di psichiatria e antropolgia criminale", worin er Kunsterzeugnisse, Schriften, Fotografien und auch Schädelformen von anormalen Persönlichkeiten zeigte, Schädel teils auch von enthaupteten Kriminellen. Dieses Museum steht heute stark in der Kritik.

Nichtsdestotrotz ist das Werk Lombrosos für die Geschichte der Psychiatrie interessant und verdient in ihr einen gebührenden Platz. Immerhin beriefen sich auf Ihn einige durchaus ernstzunehmende Forscherpersönlichkeiten, die seine Ideen gerne aufnahmen und die Geschichte der Psychiatrie massgebend prägten.

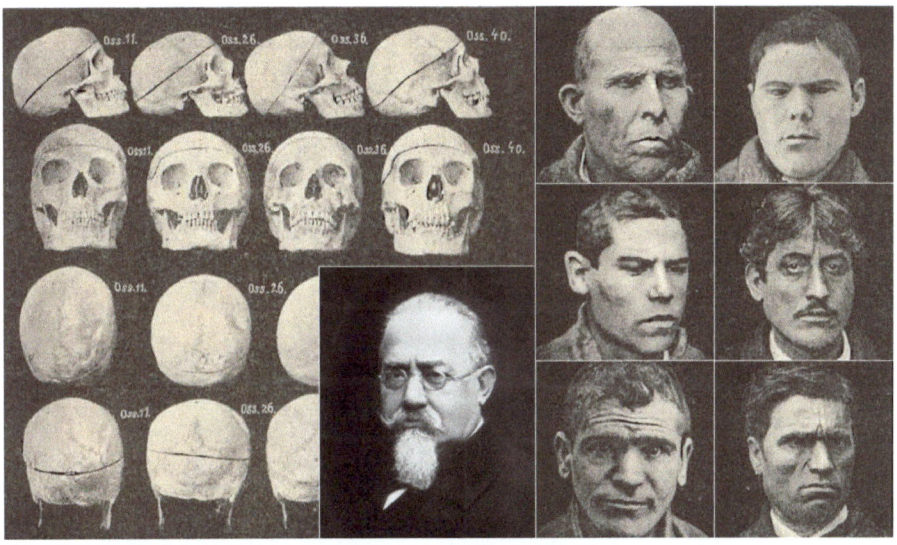

Cesare Lombroso's Museum of Criminal Anthropology, Torino
Bild : http://www.thenautilus.it/torino-cesare-lombrosos-museum-of-criminal-anthropology

Es sei hier vermerkt, dass Lombroso sich während der Zeit seines Lebens sich als Sozialist, Positivist, Philosemit, Rassist und als Eugeniker bezeichnete. Er war damit wohl doch eine etwas diffuse und schräge Persönlichkeit. Seine Lehren und seine Werke aber waren unzweifelhaft für ihre Zeit gesellschaftlich und wissenschaftlich einflussreich, vor allem auf Irrenärzte, Irrenhäuser und Anthropologen und gerichtliche Juristen.

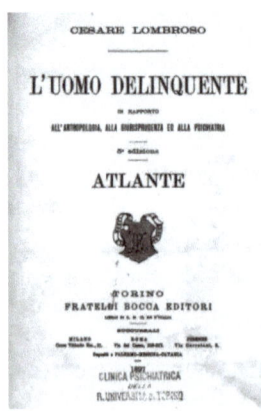

(**L'Uomo delinquente, 1876**) erschienen, auch in Deutsch

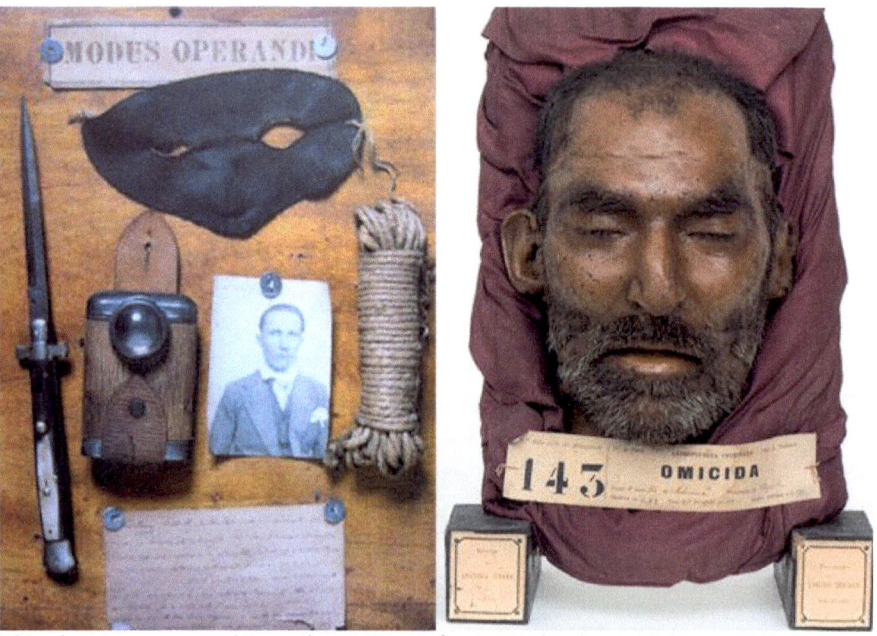

Bilder des Museums von echten enthaupteten Köpfen sog. Verbrecher, in Vitrinen zur Schau gestellt.

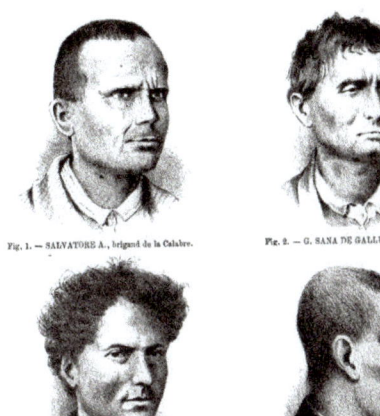
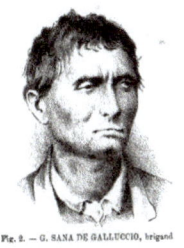
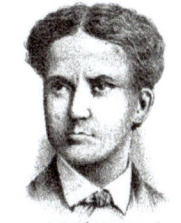
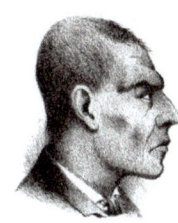
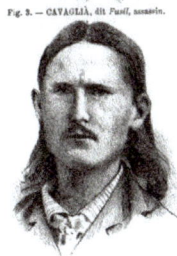

Fig. 1. — SALVATORE A., brigand de la Calabre. Fig. 2. — G. SANA DE GALLUCCIO, brigand Fig. 3. — CAVAGLIÀ, dit Fusil, assassin.

Fig. 4. — G. B. TENAFRO DE CASPOLI, brigand. Fig. 5. — O...., voleur napolitain. Fig. 6. — CARBONE, chef-brigand.

Der verbrecherische Mensch von Cesare Lombroso

Nebst diesen hier abgebildeten Sammlerstücken füllten das Museum Hunderte von Schädeln von gefallenen Soldaten, aber auch Zivilisten, Eingeborenen aus fremden Ländern und spezielle von Verbrechern und Verrückten. Dutzende Skelette, Gehirne in Formalin gehältert, Wachsmodelle von Naturverbrechern, Zeichnungen, Skizzen, Fotos, Beweisstücke von kriminellen Taten, anatomische Teile von Wahnsinnigen und Kriminellen.

Das Ganze war ein reinstes Gruselkabinett, gespickt mit angeblichen Beweisen seiner Theorien. Aber nicht nur heute, sondern schon zu Lebzeiten, waren die Ideen resp. Theorien von Cesare Lombroso sehr umstritten. Er fand wenig offizielle Anerkennung. Immerhin sei zum Schluss hier vermerkt, wurde er Commandeur der französichen Ehrenlegion (1905), Ehrenpräsident der Londoner Ethical Society (1906) und auch Ehrendoktor der Universität Aberdeen (1907).

Im Internet kann folgender Text nachgelesen werden:

„Cesare Lombroso: er ist der wahre Verbrecher.
Die Überzeugungen Lombrosos basierten speziell auf der These, dass ein als Verbrecher geborener oder atavistischer Mensch eine Person mit degenerierten Eigenschaften ihrer physischen Struktur ist, die sie von normalen und sozial angepassten Menschen unterscheidet. Auf der Suche nach Anerkennung und Untermauerung seiner zweifelhaften und unwissenschaftlichen Thesen schreckte der Arzt Lombroso nicht davor zurück Leichen zu enthäuten, Schädel zu öffnen und zu sezieren, die un-glaublichsten und grausamsten Eingriffe an Menschen vorzunehmen, die für Verbrecher

Siehe:
https://www.nolombroso.org/de

gehalten wurden, um Teile ihres Schädels und ihres Körpers zu vermessen und damit unglaub-
liche Theorien über die körperlichen Eigenschaften der sogenannten geborenen Verbrecher zu
entwerfen.

Seine Arbeit wurde stark von der Physiognomik beeinflusst, in dem er eine Pseudo-Wissen-
schaft entwickelte, die sich mit forensischer und psychosomatischer Phrenologie beschäftigte
und ihn fast mehr als Zauberlehrling denn als Wissenschaftler in einem Umfeld, das auf Euge-
netik und bestimmten Formen wissenschaftlichen Rassimus gründeten, zu Mutmassungen ver-
leitete, deren Konsequenzen in den folgenden Jahrzehnten deutlich werden sollten (tatsächlich
wurden von deutschen Ärzten solche Mutmassungen den Theorien zugrunde gelegt, aus denen
sie das Prinzip der Rassenreinheit ableiteten, in dem sie die irrige Theorie Lombrosos auf die
körperlichen Eigenschaften der Juden, der Roma usw. ausdehnten, um ihre darauf folgende
Ausrottung zu rechtfertigen."

Lombrosos Forscher- und Geltungsdrang ging, aus heutiger Sicht, sicherlich zu
weit und war der psychiatrischen Forschung wenig dienlich. Der Sache der geistig
Behinderten, den in Asylen eingeschlossenen Irren, wie auch den Verbrechern,
Dieben und Mördern, diente seine Arbeit in keiner wirklich positiven Weise. Im Gegenteil, gehörte er doch zu den europäischen Scharfmachern für eine kommende
Ideologie, die sich bequem auf seine wissenschaftliche Reputation stürzten und
sich in Fragen der Eugenik, der Sterilisierung von Anstaltsinsassen und schliesslich
zu deren Tötung, Vergasung, Verbrennung verleiten liessen.

Lombroso ist ein glühendes Beispiel für den Verrat an den Irren, dessen For-
schungsdeterminanten eine humane Gesinnung vermissen lassen. Seine Theorien
und Ideen waren derart abstrus und unwissenschaftlich, falsch und ideologisch
abwegig, dass es wundert, dass sich Staat und Gesellschaft nie vehement von ihm
abgewandt haben. Ihn hat bis heute kein Bannstrahl getroffen, es ist keine Ver-
femung bekannt, keine Exkommunikation aus den psychiatrischen Wissenschaften
erfolgt. Er gehört sicherlich in die Ecke der „gefährlichen, menschenverachtenden, der wissenschaftlich nicht dienlichen Forschung".

Welche Ideologie er persönlich wirklich einnahm, lässt sich jedoch heute nicht
mehr so genau eruieren. Sicherlich hat er ein Standbein in der Forschung und
Geschichte der Kriminologie. Und gewiss ist auch, dass er eine Neigung zum
Rassismus und zur Eugenik hatte.

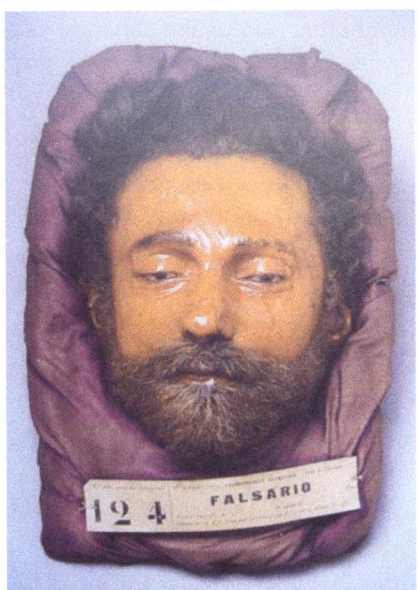

Museo Lombroso Turino

Henry Maudsley

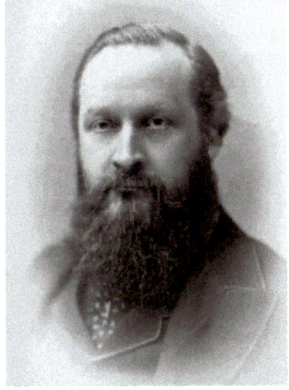

Henry Maudsley (1835-1918)
Bild: Wikipedia.org
Englischer Psychiater, Begründer der forensischen
Psychiatrie in England. Professor am University College
London.

Verfasste mehrere einflussreiche Werke, die auch ins
Deutsche übersetzt wurden.
Später zog er sich von der Psychiatrie zurück und
distanzierte sich von gewissen Aussagen.

Geboren: 5. Februar 1835 in England
Gestorben: 23. Januar 1918 in Bushey, Veinigtes Königreich

Aus: Wikipedia

Auch hier wird ein Anhänger der Degenerations-Theorie beschrieben. Er schrieb 1867 ein bedeutendes Werk „Physiology and pathology of the mind" welches in Deutsch unter dem Titel: „Die Physiologie und Pathologie der Seele" erschien.

Darin vertrat er die Meinung, dass der Geist von Körper und Gehirn abhängig sei. Speziell daran ist, dass die Ausgabe bereits eine Darstellung über kinder- und jugendpsychiatrische Erkrankungen enthielt, die er in engere Diagnosen einteilte. Er unterschied bereits damals schon:

- Monomania, or partial ideational insanity (partiellen Irresein)
- Choreic delirium, or choreic ideational insanity (Chorea artiges Irresein)
- Cataleptoid insanity (Kataleptisches Irresein)
- Epileptic insanity (Epileptisches Irresein)
- Mania
- Melancholie (Depression)
- Affective insanity, or moral insanity (affektives oder moralisches Irresein)

Aus:
Die Physiologie und Pathologie der Seele
Von Henry Maudsley, M.D. Lond.,
Arzt am West-London-Hospital, Professor der Psychiatrie an der Medizinischen Schule des St. Mary Hospitals, Mitglied des University-College zu London, Ehrenmitglied der Societe Medico-Pschologique zu Paris und der K. Gesellschaft der Ärzte zu Wien, Früherem Vorstand der K. Irrenanstalt zu Manchester.
Nach des Originals zweiter Auflage, vom Verfasser autorisierte Ausgabe.
Deutsch bearbeitet von Rudolf Boehm, Assistenten der Psychiatrischen Klinik zu Würzburg.
Würzburg, A Stubers Buchhandlung, 1870

Hier ein Auszug aus Seiten dieses Werkes aus dem Jahre 1870, S. 304/305:

„Es ist von der grössten Wichtigkeit, dass wir in allen Fällen von affektivem Irrsein, besonders aber bei derjenigen Varietät desselben, die wir als moralisches Irrsein beschrieben haben, unser besonderes Augenmerk der hereditären Anlage zuwenden. Wie sich die menschliche Natur im Laufe der Generationen langsam und allmälig durch fortschreitende Bildung zu dem entwickelt hat, was sie jetzt ist, so kann sie auch auf dem Wege einer retrograden Metamorphose wieder auf eine tiefere Stufe zurücksinken. Dasselbe was bei einem Individuum, das ohne erbliche Prädisposition irrsinnig geworden ist, als ein **Degenerationsprozess** zu betrachten ist, kann in den Nervenelementen seiner Nachkommen als angeborener Defekt oder Makel vorhanden sein, so dass die erworbene oder, wenn man so sagen darf, zufällige Abnormität der Eltern bei ihren Nachkommen eine natürliche Prädisposition zu ungeordnetem, verkehrtem und widerspruchs-vollem Handeln abgibt. Das Fortschreiten der organischen Entwicklung im Laufe der Zeiten beruht auf einer progressiven Spezialisirung des Inneren in den Beziehungen zur Aussenwelt; der menschliche Organismus, die höchste Blüthe organischer Entwicklung, steht in den speziellsten und complizirtesten Beziehungen zur Aussenwelt, und die höchste psychische Entwicklung, der höchste Gipfelpunkt, den die Entwicklung des menschlichen Organismus erreichen kann ist der Ausdruck vollkommener Harmonie zwischen Mensch und Natur.

Jener angeborene Defekt nun, den eine hereditäre Anlage mit sich bringt, wird offenbar diese Harmonie stören und an ihrer Stelle Zwiespalt erzeugen: denn er bedingt ja, wie wir gesehen *haben, eine Prädisposition zu widerspruchsvollem Handeln. Demnach werden wir bei Kindern, noch lange, bevor sie für ihre Handlungen irgendwie verantwortlich gemacht werden können, entweder eine angeborene Unfähigkeit zu constatiren haben, auf äussere Eindrücke entsprechend zu reagiren, — wodurch ein mehr weniger hochgradiger Idiotismus bedingt wird, — oder einen degenerirten Zustand der nervösen Elemente, wodurch eine naturgemässe Assimilation der Eindrücke und die gehörige Reaktion auf dieselben in erheblichem Grade behindert wird. Im letzteren Falle besteht ein positiver Defekt in der Zusammensetzung oder Constitution der Nervenelemente; Degeneration derselben bedeutet den Verlust ihrer Art und die Existenz einer niederen Art; der ihnen als lebendiger Materie von spezifischer Qualität eigene fundamentale Trieb der Selbsterhaltung ist verloren gegangen.*

Die eigenthümlichen Veränderungen der Triebe und instinktiven Begehrungen des Kindes lassen dies aufs deutlichste erkennen; denn anstatt eine Abneigung gegen das zu zeigen, was ihm schädlich ist, und es zurückzuweisen, verlangt das junge Geschöpf gerade nach dem, was ihm am verderblichsten ist. In allen Stadien und Aeusserungsformen des gesunden Lebens beobachten wir eine Anziehung alles dessen, was dem Wachsthum und der Entwicklung förderlich ist, und eine Abstossung dessen, was unzuträglich ist bei den niedersten Lebensformen nennen wir dies einfach Anziehung und Abstossung oder Assimilation und Rejektion; steigen wir höher hinauf auf der Skala des Lebens, so wird die Anziehung zum Trieb und die Abstossung zur Abneigung ; auf einer noch höheren Stufe wird die Attraktion zum Verlangen oder der Liebe, die Abstossung zum Missfallen oder Hass, während, wenn eine gewisse Unsicherheit über den Ausgang obwaltet, man gewöhnlich mit Hoffnung und Furcht ein einander entgegengesetzten Begehrungen bezeichnet; auf der letzten und höchsten Stufe der Entwicklung endlich treten diese fundamentalen Triebe als Wollen und Nichtwollen auf.

Dem Kinde, das mit einer starken Pradisposition zum Irresein geboren ist, mangelt diese angeborene Harmonie zwischen der individuellen Constitution und der Aussenwelt- das kranke Geschöpf verschlingt mit ungestümer Begierde ekelhaften Unrath, es wühlt mit seinen Fingern im Feuer, es verlangt leidenschaftlich und schlägt sich mit Wuth um Dinge, die ihm schädlich sind, während es das, was ihm angemessen wäre, und was ihm, wenn es von gesunder Constitution wäre, angenehm sein müsste, zurückstösst und zerstört; es liebt nichts als zerstörende und lasterhafte Handlungen, die der Ausdruck seiner vorgeschrittenen Entartung sind, und hasst das, was seiner Entwicklung förderlich und zu seiner Existenz als sociales Wesen nothwendig wäre."

Wie man feststellen kann, sind die Gedanken und Meinungen dieses berühmten englischen Psychiaters auch in seinen Schriften von der „Degenerationslehre" durchdrungen und finden darin ihren unzweideutigen Niederschlag. Obwohl es sich bei diesem Auszug um Abhandlungen zur Psychiatrie bei Kindern handelt, genauer um Auszüge aus dem Kapitel 2, „**Das Irresein des kindlichen Alters**", römisch VII, Abteil b) moralisches Irresein, wird deutlich, wie sehr der Degenerationsgedanke in vielen wissenschaftlichen Abhandlungen wie normal daher kommt und sich in Sätzen zeigt, wie: „*Wie sich die menschliche Natur im Laufe der Generationen langsam und allmälig* *durch fortschreitende Bildung zu dem entwickelt hat, was sie jetzt ist, so kann sie auch auf dem Wege einer retrograden Metamorphose wieder auf eine tiefere Stufe zurücksinken."*

Es wird von retrograden Metamorphose gesprochen, auf deren Weg die in die Irrenanstalten eingewiesenen Kinder, durch Vererbung, auf eine tiefere Stufe (des Menschseins, Anm. Verfasser) zurückgesunken seien.

Wenn hier eindeutig Degenerationsgedanken eingeflossen sind, so kann man sich die Frage stellen, wie weit nicht auch Gedanken zur Eugenik mit einbezogen sind. Der Schritt dazu ist nicht weit. Auf jeden Fall machte Maudsley recht früh Bekanntschaft mit Charles Darwin, der ihn in Bann zog. Auch seine nachfolgenden Werke: „**Körper und Geist, 1870**" und „**Geistige Verantwortung für Gesundheit und Krankheit (1874)**" erfreuten sich einer grossen wissenschaftlichen Leserschaft.

Maudsley war eindeutig ,Degenerations-Theorie'-Anhänger. Er glaubte, dass Vererbungen durch die nachfolgende Generation gesteigert würden. So war er der Überzeugung, dass Alkoholismus der häufigste Auslöser von vererbten Entartung sei, die in einer zweiten Generation zu einem starken Trinkbedürfnis, in einer dritten Generation zu Hypochondrie und in einer vierten Generation zu Idiotie führen würde.

Richard von Krafft-Ebing

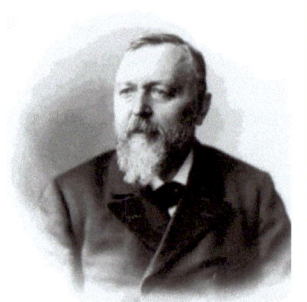

Richard von Krafft-Ebing (1840-1902)
Bild: Wikipedia.org
Deutsch-österreichischer Psychiater und Neurologe sowie Rechtsmediziner.
Professor für Psychiatrie in Strassburg und Graz (1873)
Leitung der eigenen Psychiatrischen Klinik in Strassburg.
Später Direktor der steiermärkischen Landesirrenanstalt Feldhof bei Graz und Berufung zum Ordinarius.
Hauptwerk: Psychopathia sexualis

Geboren: 14. August 1840 in Mannheim, Deutschland
Gestorben: 22. Dezember 1902, Graz, Österreich

Aus: Wikipedia

Richard von Krafft-Ebing, studierte in Heidelberg Medizin und machte 1863 das Staatsexamen mit einer Arbeit über „die Sinnesdelirien", welches er ,summa cum laude', also mit bestem Abschluss bestand und zum Doktor der Medizin promovierte. (Quelle: wikipedia.org)

Während einer Genesungszeit in Zürich begegnete er Wilhelm Griesinger, einem sehr bekannten damaligen deutschen Psychiater. Später hospitierte er in Österreich, in der Tschechoslowakei und in Deutschland, wurde jedoch schon 1864 Assistenzarzt in der Nervenheilanstalt Illenau, wo er Erfahrungen sammelte auf dem Gebiet der medizinischen Behandlung und Pflege von Geisteskrankheiten und Nervenleiden.

Er erschuf die Begriffe „Zwangsvorstellungen" und „Dämmerzustände", die damit Eingang in die Wissenschaften fanden.

Ab 1868 bis zum Krieg zwischen Deutschland und Frankreich (1870/71) arbeitete er als selbstständiger Nervenarzt. Während des Krieges betreute er als Feldarzt badische Soldaten und nach seiner Versetzung als Lazarettarzt weitere Patienten. Nach dem Ende des Krieges wurde ihm die Leitung der elektrotherapeutischen Station in Baden-Baden übertragen, die zur Hauptaufgabe die neurologische Nachbehandlung verwunderter Soldaten innehatte.

Bereits in dieser Zeit befasste man sich rehabilitativ mit ehemaligen Soldaten, die im Krieg verletzt wurden. Eines dieser für die damalige Zeit modernen Mittel bestand in der Elektrotherapie, nicht zu verwechseln mit der Elektro-Schock-Therapie, die an anderem Ort beschrieben wird. Mittels Galvanischem Strom versuchte man durch Kriegsverletzungen bedingte funktionale Einbussen von Körperteilen mittels solchen Stromschlägen resp. Reizungen wieder her zu stellen. Man reizte Körperteile und versuchte so, die Nervenbahnen, Muskeln und Sehnen wieder in Gang und in Funktion zu bringen.

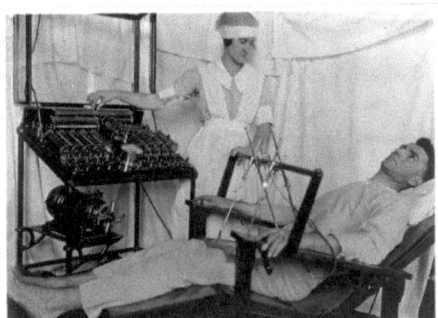

Elektrostimulation zur Wiedererlangung von Funktion und Mobilität

Damals unterteilten sich zwei Richtungen innerhalb der Psychiatrie. Zum einen war das der hirnanatomische Weg innerhalb der Universitätspsychiatrie, die vor allem Wilhelm Griesinger vertrat. Zum anderen war das die deutsche Anstaltspsychiatrie, die er vor allem in der Irrenanstalt Illenau kennen lernte.

Die Illenau, ein riesiges Gebäude, 1842 ursprünglich als Heil- und Pflegeanstalt erbaut, war bis 1940 als solche in Betrieb. Dann übernahmen die Nationalsozialisten die Anstalt im Rahmen der Aktion T4, von der wir an anderem Ort mehr hören und fortan als Reichsschule für Volksdeutsche verwendet. Nach dem Zweiten Weltkrieg wurde sie bis 1994 als Kaserne von den französischen Streitkräften umfunktioniert und heute nutzt sie die Stadt Achern, Baden, als Rathaus.

In Graz wurde er ordentlicher Professor und war Leiter der dortigen Landesirrenanstalt Feldhof. Er verfasste mehrere interessante Lehrbücher, die bald international bekannt wurden. Hier seine wichtigsten Werke im Überblick:

- 1872 Grundzüge der Criminalpsychologie
- 1875 Lehrbuch der gerichtlichen Störungen
- 1879 Lehrbuch der Psychiatrie
- 1886 Psychopathia Sexualis eine Klinisch-Forensische Studie

Das zweite, das „**Lehrbuch der gerichtlichen Störungen**" erschien 1875 und das „**Lehrbuch der Psychiatrie**" im Jahre 1879. Beide Bücher brachten ihm viel Ruhm und Ansehen ein. Das ruhmreichste jedoch wurde sein Werk „**Psychopathia Sexualis**" (1886).
Ein frühes Werk von Krafft-Ebing, bereits 1872 erstmals erschienen, machte von sich reden. Sein Buch: „Grundzüge der Criminalpsychologie", „auf Grundlage der Deutschen und Österreichischen Strafgesetzgebung" für Juristen. Es diente später auch als Grundlage des Strafgesetzbuches des Deutschen Reiches.

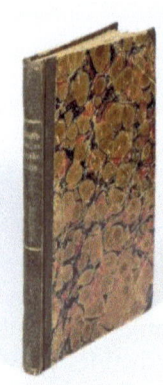
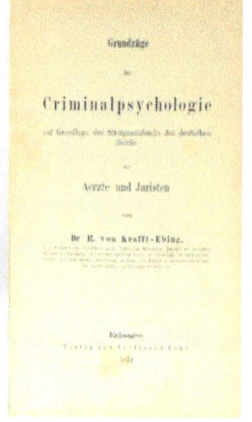

Krafft-Ebing gehörte zu den „biologischen" Psychiatern. Für jene ist das Irresein eine Hirnkrankheit und keine mentale, wie sie Sigmund Freud definieren wird. Diese Psychiater fühlten sich an die Biologie des Hirns, an das Rückenmark und an die Nerven gebunden. Selbstverständlich wusste man damals von Hirnanatomie, Hirnphysiologie und auch Hirnchemie noch wenig und trotzdem verstiegen sich einige Ärzte in Ursächlichkeiten und teils verwegene Diagnosen.

Allerdings übte dieses Buch ein eher fatales Licht auf das Thema der homo-erotischen Sexualität aus, die im 19. Jahrhundert in der Gesellschaft verankert war als unmoralische Geisteshaltung und Lebensweise. Homosexualität galt als Folge einer sexuellen Übersättigung und als Ausdruck von Degeneration.

Ursache seien degenerierte Erbanlagen! Die Perversionen seien erblich belastet! Wie wir auch hier sehen, drehte die Frage, woher Homosexualität eruiere, sich schnell einmal um das Degenerationsmodel. Es schien überhaupt, nicht nur bei ihm, lange Zeit eines der wichtigsten Modelle der psychiatrischen Wissenschaft gewesen zu sein. So stellte Krafft-Ebing, der ja auch als Gerichtsarzt fungierte, die Homosexuellen und deren erotischen Trieb als erblich belastete Perverse dar, wohl in der Vorstellung, dass der Erbgang über Eltern und Grosseltern, Onkel, Tanten und über weitere nahe Verwandte sich vollzogen haben müsse.

Immerhin hatte diese Begründung vor Gericht nach ihm zur Folge, dass erblich belastete Homosexuelle, die einer sexuellen Handlung als Straftat gemäss Para-grafen bezichtigt wurden, folglich als nicht strafrechtlich zu verfolgen seien. Sie seien für ihre Umkehrung ihres Sexualtriebes ins Perverse als nicht verantwortlich anzusehen. Krafft-Ebing jedoch setzte sich jedoch mit seiner Meinung nicht durch, so dass die daraus resultierenden Gesetzeswerke bis in die Anfänge der 1970 Jahr gültig blieben und Homosexualität in weiten Teilen Europas strafbar blieb.

Krafft-Ebing folgerte daraus, das Homosexualität, die ja im übrigen auch keines-wegs ansteckend sei, eine „angeborene neuropsychopathischen Störung (Psycho-pathie) sei. Also auf alle Fälle etwas Pathologisches, im Grunde genommen eine erbliche, also vererbbare Nervenkrankheit. Konsequenterweise sprach er sich für eine vollkommende Straffreiheit der Homosexualität vor Gericht aus.

Wenn auf der einen Seite als strafrechtsfrei vor Gericht dargestellt, dann auf der anderen Seite umso heftiger die Forderung nach Massnahmen gegen die Homo-sexualität als pathologische Perversion. Und Massnahmen waren für Krafft-Ebing **Zwangsmassnahmen**. Diese führten zu **Zwangssterilisationen** und zu **zwangswie-sen Hospitalisierungen** von Schwulen Männern und Lesben in psychiatrische Klini-ken. Zwangssterilisierungen wurden noch bis in die Mitte des 20. Jahrhunderts, sogar bis in die 1970er Jahre durchgeführt.

Schon in der Einleitung des Buches „Grundzüge der Criminalpsychologie" wies er darauf hin, dass die Aufgabe des Strafrichters vom objektiven Tatbestand her zwar eine einfache sei, vom subjektiven Tatbestand her jedoch eine Zurechnungsfähigkeit des Täters in Frage gestellt wurde.

Er schrieb: „*Das Gesetz ist nur an freie Menschen gerichtet. Die rechtlich psychologischen Bedingungen der Zurechnungsfähigkeit sind von der Integrität des Gehirns, als des Organs aller geistigen Leistungen, abhängig"*. Und erwähnt dann den Fall ‚Kruger', einer Dienstmagd, die wegen Mordversuchs durch Weglegung des 14 Monate alten Kindes ihres Dienstherren angeklagt worden war. Sie wurde verurteilt und wegen „unheilbaren Blödsinns" in eine Irrenanstalt eingewiesen. Bei der späteren Wiederaufnahme des Prozessen wurde ihre Unzurechnungsfähigkeit während ihrer Tat neu überprüft.

Er wies in seinen weiteren Ausführungen innerhalb dieses Buches auf die Gefahr hin, einen Unzurechnungsfähigen (zu unrecht) Strafe erleiden zu lassen und mahnte an die Verantwortlichkeit der Strafrichter bezüglich dieses Punktes. Nach ihm zeige obiger Fall, wie wichtig die Ermittlung der Vita anteacta (Leben vor der strafbaren Handlung) bei Angeschuldigten bezüglich der Frage ihrer Zurechnungsfähigkeit sei und wie wenig Laien (also hier auch Richter, Verteidiger und Anwälte, A.d.A.) in der Lage seien, Unzurechnungsfähigkeit auf Grund einer geistigen Schwäche erkennen zu können.

Dies ist selbstverständlich heute so geregelt, wofür er damals kämpfte. Schwierige Gerichtsfälle, etwa der Nachweis einer Untherapierbarkeit eines an einer psychopathischen Erkrankung leidenden Sexualstraftäters erfolgt in der heutigen Rechtsprechung praktisch nie ohne Beizug von zwei voneinander unabhängigen psychiatrischen Gutachten durch ausgebildete Psychiater.

Er tadelte insofern bereits in seiner Einführung die Rechtsprecher, dass sie zwar metaphysische Begriffe gebrauchen würden und einzelne Zustände geistiger Krankheiten wie Wahnsinn, Blödsinn und Raserei als einzig legale und die Zurechnungsfähigkeit aufhebende Formen des Irresein aufstellten. Die Richter würden jedoch nur bei einigen Krankheitsbildern die Unzurechnungsfähigkeit der vor Gericht gestellten Straftäter anerkennen, so etwa bei Tätern, die an auffälligen Wahnideen und Sinnentäuschungen litten.

Diese beträfen jedoch einseitig die intellektuellen Funktionen des Seelenlebens der Angeklagten, nicht aber die aus dem krankhaft gestörten Gefühlsleben dieser. Dies schien ihm insofern wichtig, dass Homosexuelle exakt diesem gestörten Gefühlsleben entsprachen, nicht aber unter Wahnsinn, Blödsinn oder Raserei litten.

„Eine wichtige Fehlerquelle liegt in der Unvollkommenheit der gerichtlich psychiatrischen Wissenschaft, noch mehr in der Schwierigkeit der ihr zufallenden diagnostischen Aufgabe.", so

Krafft-Ebing (Einleitung S.4, **Grundzüge der Criminalpsychologie**). Hier moniert er die fehlende Kenntnis der Richter über psychiatrisches Wissen. *„Die klinischen Zeichen sind vielfach rein psychologische oder diese wenigstens Ausschlag gebend. Sie sind grossentheils subjektive und als solche vortäuschbar und verhehlbar, vielfach schwer zu erfassen, nur zeitweise hervortretend, vieldeutig. Es gibt keine specifischen Symptome des Irresein. Nur die Combination, gegenseitige Beziehung der Symptome, ihre richtige Interpretation, die Ermittlung ihrer Entstehungsweise, ihrer ursächlichen Begründung, ihres Verlaufs, gibt sichere Anhaltspunkte für die Beurtheilung eines zweifelhaften Geisteszustandes als eines krankhaften".*

Um den Richtern und Gesetzeshütern im nächsten Satz dann die volle Breitseite zu geben, indem er schrieb: *„Trotz diesen in der Sache liegenden Schwierigkeiten ist die ärztliche Wissenschaft heutzutage in der Regel in der Lage, das genügende Material zur Beurtheilung dem Richter an die Hand zu geben".* Aber nur der Arzt resp. Psychiater. Und räumte gleich ein, dass dies früher noch anders war.

„Sie steht auf einem ganz anderen Standpunkt als vor Decennien, wo spekulative Anschauungen, haltlose psychologische Raisonnements und Hypothesen, einseitiges Herausgreifen der That und ihrer Umstände, lückenhafte Beobachtung der Krankheitszustände, irrthümliche Aufstellung von Krankheitsformen, wie einer Manie sans delire, eines Brandstiftertriebes und anderer Monomanien bei der Abgabe von gerichtsärztlichen Gutachten massgebend waren". Damit gab er frühere Fehler der psychiatrischen Wissenschaft in Bezug nicht nur auf Gerichtsgutachten zu.

„Die gerichtliche Störungen verdient heutzutage in foro (hier gemeint im Gerichtssaal, **Anm. des Verfassers)** *gehört und anerkannt zu werden und nur selten wird sie nicht in der Lage sein können, Licht über das Dunkel eines zweifelhaften Geisteszustandes zu verbreiten. Ein grosser Theil der Gründe der Unsicherheit der Rechtsprechung in Fällen zweifelhafter Zurechnungsfähigkeit liegt aber offenbar in äusseren und darum zu vermeidenden Hindernissen. Diese Hindernisse liegen wesentlich darin, dass die Berufs- und Volksrichter als Laien vielfach falsche Vorstellungen von der Erscheinungsweise geistig abnormer Zustände haben, deshalb gar nicht oder zu spät Verdacht bezüglich geistiger Störung schöpfen... "*

Auch heute kennen wir in Europa noch sogenannte Laienrichter. Es kommt jedoch praktisch kaum mehr vor, dass schwierige Gerichtsfälle nicht psychiatrisch geschultes Personal einbeziehen.

In heutigem Urteil über die fachliche Wirkung von Krafft-Ebing muss erwähnt werden, dass ein Teil seiner Forschungen die Beziehungen zwischen Psychiatrie und Strafrecht beleuchteten. Dies war auf jeden Fall notwendig und eine wichtige Voraussetzung für die heutige Auffassung von Rechtsprechung. Hier erhält er eindeutig Lob.

So schlägt er vor, um Mißständen wie Missverständnissen zwischen Richter und Sachverständigen abzuhelfen, dass Richter eine Erfahrung von geisteskranken Zuständen erhalten, Erfahrungen, die über die des gewöhnlichen Laien hinausgehen sollten. Ein Richter müsse einen Unterricht erfahren, der teils ein theoretischer sei, der in Form eines Unterrichtes in theoretischer Psychiatrie geschehe. Zudem aber müsse er auch einen praktischen Unterricht erfahren, der wie er sagt ein Anschauungsunterricht sei, insofern Kranke der psychiatrischen Klinik als Typen des Irreseins dem Studierenden vorgeführt werden und „mit besonderer Berücksichtigung ihrer **forensischen Beziehungen**, die Grundzüge ihrer geistigen Störung hervorheben würden".

Krafft-Ebing jedenfalls versuchte möglichst deskriptiv zu bleiben, also sich auf die reine Beschreibung des Beobachteten zu beschränken, doch die Folgerungen daraus waren trotzdem oft recht einseitig. Dies kann man nachlesen in seinem 1886 erschienenen, bekannten Werk: „**Psychopathia sexualis**", eine klinisch forensische Studie. Das Buch war sehr erfolgreich und wurde insgesamt 17 Mal aufgelegt, auch noch nach seinem Tod 1902. Dieses Werk erhob ihn zum Begründer der Sexualpathologie. Verschiedene Begriffe, wie Sadismus, Masochismus oder Fetischismus gehen auf ihn zurück.

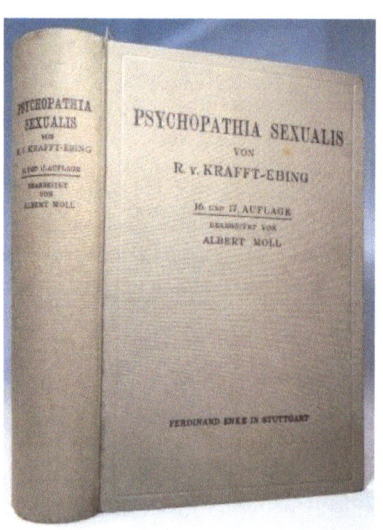

Weniger gut sieht es für ihn aus, wenn sein Hauptwerk „Psychopathia Sexualis" in den kritischen Fokus genommen wird. Es wurde zum Standardlehrbuch der Sexualpathologie resp. der Sexualwissenschaften des 19. Jahrhunderts, was nicht unbedingt bemerkenswert ist, da doch Werke über Sexualität sich innerhalb einer Gesellschaft immer einer höheren Aufmerksamkeit sicher sein können.

Psychopathia sexualis von Richard von Krafft-Ebing

Im Vordergrund der Kritik standen seine Ausführungen über Homosexualität, die im Buch eine besondere Bedeutung erhielten. Dies ist auch nicht verwunderlich, galt Homosexualität im 19. Jahrhundert nicht nur in kirchlichen Kreisen als unmoralische Geisteshaltung und Lebensweise, sondern auch in weiten Kreisen der damaligen Öffentlichkeit. Man sah sie als eine Folge von Verführung an, etwa eines jugendlichen oder jungen Mannes durch einen Erwachsenen oder als Folge von sexueller Übersättigung (oder Dekadenz) der Gesellschaft.

Und wirklich entstanden um die Jahrhundertwende, beginnend schon am ca. 1870 durch die Erstarkung eines mächtig gewordenen Bürgertums, neue und moderne Stadt- und Lebensformen. Diese entwickelten einen neuen Lebensstil. Die Sittlichkeit geriet in einen Umbruch, eine Sublimierung der Sexualität fand statt, teils öffentlich, z.b. in erotischen Etablissements, Bars und anderen Orten der Vergnügung, teils jedoch versteckt, verborgen und verlogen.

In Wien etwa verdoppelte sich die Einwohnerzahl zwischen den Jahren 1870 – 1910 auf über zwei Millionen, verursacht durch eine grosse Einwandererschar, aber auch durch Eingemeindung verschiedener Vorstadtbezirke. Dies und auch die Modernisierung des städtischen Lebens, die beginnende Elektrifizierung - Stichwort Strassenbahn oder Schaufensterbeleuchtungen - führte zu einer Erneuerung der Gesellschaft. Es entstanden neue gesellschaftliche Schichten wie etwa die Industriearbeiter.

In städtischen Gebieten wuchs eine heterogene Bevölkerung heran, es entstand ein Nebeneinander verschiedener sozialer und kulturellen Volksgruppen. In solchen, neu entstandenen Milieus etwa kam auch ein Sigmund Freud auf. Josefine Mutzenbachers erotischen Lebenserinnerungen erschien 1906. Um diese Zeit gab es auch eine Auseinandersetzung mit der katholischen Kirche und deren Repräsentanten, ganz Allgemein eine Polemik um den Katholizismus resp. dessen geistigen Gebaren bezüglich Moral, Sittlichkeit und Sexualität.

Es war die Zeit, als sich die Klassengrenzen aufhoben und wo sich im chambre séparée Männer aus dem gehobenen Bürgertum sich mit mit den Frauen aus den unteren Schichten vergnügten. Um die Zeit des fin de siecle entstand eine erotisierte Gesellschaft. Die Sexualisierung des Lebens und des Umgangs zwischen den Geschlechtern ist ein Merkmal jener Zeit, welche sich in weiten Teilen Europas vollzog.

Die heimliche Sexualität spielte damals eine beinahe übergrosse Rolle, vor allem, aber nicht nur bei den Männern. Man versteckte seine Neigungen, lebte seine Sexualität im Geheimen zwar aus, nahm aber in der Öffentlichkeit eine bidere, saubere und eher fromme Haltung ein. Es war die Zeit der doppelten Moral. Denn unter der Hand florierte der Handel mit Erotika. Zahlreiche pornografisch gefärbte, literarische Werke, nicht nur die der Mutzenbacher, erschienen.

Ganz allgemein sah man die fortschreitende Erotisierung der Gesellschaft als Folge einer Entartung, einer Degeneration des Menschen resp. der menschlichen Kultur an. Schliesslich sah man auch Homosexualität als Folge von degenerierten Erbanlagen an, als eine Form von Dekadenz.

In dieses Horn blies auch Krafft-Ebing. In seinem Buch beschrieb er anhand von verschiedenen Fallstudien abnormes Sexualverhalten, so auch die Homosexualität und andere abartige Sexualpraktiken wie Sodomie etc. Er wollte mit seinem Werk dazu beitragen, diese als abnorm bezeichneten Menschen vor einer gerichtlichen Verurteilung zu schützen, sie aber andererseits als krankhaft und behandlungsbedürftig darzustellen. Damit pathologisierte er die Sexualität und in ganz besonderem Ausmasse die Homosexualität.

So schrieb er: *„Dass die Großstädte Brutstätten der Nervosität und entarteten Sinnlichkeit sind, ergibt sich aus der Geschichte von Babylon, Ninive, Rom, gleichwie aus den Mysterien des modernen großstädtischen Lebens".* (**Psychopathia sexualis**, S. 7)

Homosexualität wurde in einigen Ländern, so in England und Preussen, als Verbrechen gegen die Sittlichkeit mit harten Gefängnisstrafen geahndet. Ein prominentes Opfer war beispielsweise Oscar Wilde. Dies wollte Krafft-Ebing mit seinem Werk verhindern, in dem er diese Menschen pathologisierte und die Meinung vertrat, sie gehörten nicht ins Gefängnis, sondern zum Psychiater resp. in die Irrenanstalten.

Nach Krafft-Ebing waren Homosexuelle erblich belastete Perverse mit einer angeborenen neuropsychopathischen Störung, die zwar für ihre angeborene „Umkehrung" des Sexualtriebes nicht verantwortlich seien und ihm gemäss auch nicht vor den Haftrichter, dafür umso mehr in die Hände der Psychiater gehörten. Das war neu für diese Zeit. In die Hände der Psychiater aber hiess auch in die Wände von Irrenanstalten. Dort seien sie ideal für die Forschung und ideale Opfer für Zwangsbehandlungen und Sterilisierungen.

Er definierte Homosexualität also als eine erbliche Nervenkrankheit, was ihm ermöglichte, sich für eine vollkommene Straffreiheit für solche Subjekte auszusprechen. Immerhin war er der Meinung, Homosexualität sei nicht ansteckend.

Was nun seine Forderung nach Straffreiheit für diese sexuell Abartigen anbelangte, blieb er erfolglos. Vor allem stark konservative kirchliche Kreise konnten nicht auf ihre Forderung nach einer moralischen Ächtung der perversen Sexualität verzichten.

In „Psychopathia Sexualis" kommen Begriffe vor wie Sadismus und Masochismus, Leihgaben aus der Literatur. Marquis de ‚Sade' führte zum Begriff des Sadismus, Leopold von Sacher-‚Masoch' via seinem Buch ‚Venus im Pelz' zu Masochismus. Aber auch: Koprolagnie, Fetischismus, Satyriasis, Androgyne, Nymphomanie, Exhibitionismus, Unzucht mit Individuen unter 14 Jahren, Päderastie, Notzucht, Schändung, Inzest und Nekrophilie, um nur einige Stichwort zu nennen.

Das Stichwort „Entartung, entartet etc." kommt 22 Mal vor: „als entartete Sinnlichkeit, anatomische Entartungszeichen, Entartung der Geschlechtsdrüsen, entartete Cäsaren (Nero, Tiberius), pellagröse Entartung, der gesunde Nichtentartete, entartete Menschen, entartete Chinesen, pathologische Entartung, psychosexualen Entartung, psychische Entartungszeichen, Entartungserscheinungen, besonders hohe Stufe der Entartung, Entartungszustände, geistig Entartete, geistig-körperliche Entartung"

und das Stichwort „Degeneration" 60 Mal: „functionelle Degenerationszeichen, schwere degenerative Neurosen oder Psychosen, psychischen Degeneration, degenerative Existenzen, Degenerationszustände, Degeneration der Leitungsbahnen und des Centr. Genitospinale, anatomische Degenerationszeichen, degenerative neuropathologische Persönlichkeit, Menschen ohne Degenerationszeichen, erblich degenerativen Bedingungen, degenerative Reactionsweise, psychischen Degenerationszuständen (Schwachsinn, moralisches Irresein), bei zahlreiche Urningen kommt es temporär oder dauernd zu Irresein mit dem Charakter des Degenerativen (pathologische Affectzustände, periodisches Irresein, Paranoia u.s.w.), neurotische Degeneration, schwer degenerative Erscheinung, erworbene tiefere Degeneration, belastende degenerative Einflüsse beim Weib, äussere Degenerationszeichen, 21 Jahre alt und imbecill und degenerativ, auf hereditär degenerativer Grundlage, es handelt sich um psychisch degenerative Individuen, in Richtung eines psychischen Degenerationszustandes, hereditär degenerative Neurose, Nachweis hereditärer Degeneration mit Zwangsvorstellungen, hereditär degenerativ impulsivem Exhibitionismus, auf klinischer neurotisch-degenerativer Grundlage, schwer degenerative Bedeutung"

Was denn der eigentliche Unterschied sein soll zwischen den verwendeten Wörtern „Entartung" und „Degeneration", resp. weshalb einmal der lateinische Ausdruck, ein andermal der verdeutschte Begriff verwendet wird, bleibt uns Krafft-Ebing schuldig, meint er doch dasselbe. Immerhin spricht er hie und da auch vom Nichtentarteten und der Ausdruck „pathologische Entartung" könnte suggerieren, dass es auch eine „gesunde" Entartung gäbe, was in sich unlogisch wäre.

Postuliert wird auch, dass es verschiedene Stufen der Entartung gäbe, manchmal gehe es nur in die Richtung eines psychischen Degenerationszustandes, manchmal hat etwas eine schwer degenerative Bedeutung.

Das Buch liest sich schwer: *" Auch in diesen Fällen von vorzeitig sich regender Libido verfallen die Kinder der Masturbation, und da sie schwer belastet sind, versinken sie häufig in Blödsinn und fallen schweren degenerativen Neurosen oder Psychosen anheim.*
Lombroso (Archiv, di Psichiatria IV, p. 22) hat eine Anzahl hierhergehöriger, schwer erblich belastete Kinder betreffender Fälle gesammelt, so den eines Mädchens, das mit 3 Jahren schamlos und hemmungslos masturbirte". (A. Paradoxie, Sexualtrieb ausserhalb der Zeit anatomisch-physiologischer Vorgänge, S. 38, in **Psychopathia sexualis**)

Oder so:

*"Die Libido des seniler Demenz Entgegengehenden äussert sich zunächst in lasciven Reden und Gesten. Das nächste Angriffsobject dieser der Hirnatrophie und **psychischen Degeneration** verfallenden cynischen Greise sind Kinder. Die leichtere Gelegenheit, an solche zu gerathen, gewiss aber wesentlich das Gefühl mangelhafter Potenz dürften diese traurige und bedenkliche Thatsache erklären.*
Mangelhafte Potenz und tief gesunkener moralischer Sinn machen die weitere Thatsache begreiflich, warum die geschlechtlichen Akte dieser Greise perverse sind". (Sexualtrieb im Greisenalter, sexuelle Delicte, S. 40, in **Psychopathia sexualis**)

„Als unanfechtbare Beispiele von cerebral bedingtem Fehlen des Geschlechtstriebs können nur solche Fälle gelten, in welchen trotz normal entwickelter und functionirender Generationsorgane (Spermabereitung, Menstruation) jegliche Regung des Geschlechtslebens überhaupt und von jeher mangelt. Diese functionell geschlechtslosen Individuen sind sehr selten und wohl immer degenerative Existenzen, bei denen anderweitige functionelle Cerebral-Störungen, psychische Degenerationszustände, ja selbst anatomische Entartungszeichen nachweisbar sind". (B. Anaesthesia sexualis (fehlender Geschlechtstrieb), S. 42, in **Psychopathia sexualis**)

*„Jedenfalls stellt auch der Masochismus als angeborene sexuelle Perversion ein **functionelles Degenerationszeichen** im Rahmen der (fast ausschliesslich) erblichen Belastung dar und auch für meine Fälle von Masochismus und Sadismus bestätigt sich diese klinische Erfahrung".* (Paraesthesia sexualis, Masochismus, S. 148, in **Psychopathia sexualis**)

*„In manchen Fällen gewinnt man den Eindruck, dass derartige Erscheinungen Artefacte, durch Erziehungseinflüsse hervorgerufen sind, in anderen, dass sie **erworbene tiefere Degenerationen** innerhalb der betreffenden Stufe durch perverse Geschlechtsbethätigung (Masturbation), analog den progressiven Entartungserscheinungen, wie sie bei der erworbenen conträren Sexualempfindung beobachtet werden, darstellen".* (Paraesthesia sexualis, Homosexuale oder Urninge, S. 255, in **Psychopathia sexualis**)

*„Die schwerste Stufe **degenerativer Homosexualität** stellt die Gynandrie dar. Es handelt sich hier um Weiber, die vom Weib nur die Genitalorgane haben, im Fühlen, Denken, Handeln und in der äusseren Erscheinung aber durchaus männlich erscheinen."*
Solchen Mannweibern, die durch Knochenbau, Becken, Gang, Haltung, derbe, entschieden männliche Züge, rauhe, tiefe Stimme u. s. w. an dem ewig Weiblichen irre werden lassen, begegnet man nicht so selten im öffentlichen Leben." (Paraesthesia sexualis, angeborene conträre Sexualempfindung beim Weibe, S. 282, in **Psychopathia sexualis**)

Oder so:

„Das Verbrechen der Nothzucht setzt einen temporär durch Alkoholexcess oder sonstwie mächtig erregten Geschlechtsdrang voraus. Dass ein sittlich intakter Mensch das doch höchst brutale Verbrechen begehe, ist unwahrscheinlich.
Lombroso *(Goltdammer's Archiv) hält die Mehrzahl der Nothzüchter für* **degenerative Menschen***, besonders dann, wenn die Nothzucht an Kindern oder alten Weibern begangen wurde. Bei vielen derartigen Menschen will er* **Degenerationszeichen** *gefunden haben".*
(Nothzucht und Lustmord, S. 362, in **Psychopathia sexualis**)

Abschliessend noch einige Zugaben aus seinem Buch, sozusagen als Übergang zum Schluss:

„So wird es auch verständlich, dass masochistische Züge so überaus häufig bei homosexual fühlenden Männern anzutreffen sind."

„So finden wir homosexuellen Verkehr bei impotent gewordenen Masturbanten oder Wolllüstlingen oder, faute de mieux, bei sinnlichen Weibern und Männern in Gefängnissen, Schiffen, Kasernen, Bagnos, Pensionaten usw."

„Zum normalen Geschlechtsverkehr wird sofort zurückgekehrt, wenn die Hindernisse fair denselben entfallen. Ganz besonders häufig ist die Ursache solcher temporärer Verirrung: die Masturbation und ihre Folgen bei jugendlichen Individuen."

„Mein Rat ging dahin, um jeden Preis gegen seine homosexualen Dränge anzukämpfen, den ehelichen Verkehr wenn immer möglich aufzunehmen, sich ganz des Alkohols und der Masturbation (da sie die Homosexualität steigern und dem Weibe entfremden) zu enthalten und eine antineurasthenische Kur zu machen. Im Falle der Unheilbarkeit und Unerträglichkeit der Situation, Resignation und Beschrankung auf Kuss und Umarmung des Mannes."

„Von ausschlaggebender Bedeutung, dass die weibliche kontrare Sexualität verschleiert bleibt, ist aber der Umstand, dass die homosexuale Befriedigung unter Weibern nicht unter Strafdrohung steht, wie bei kontrarsexualen Männern, womit öffentliche Bloßstellung durch Chantage und gerichtliche Verfolgung ausgeschlossen ist."

Auguste Forel

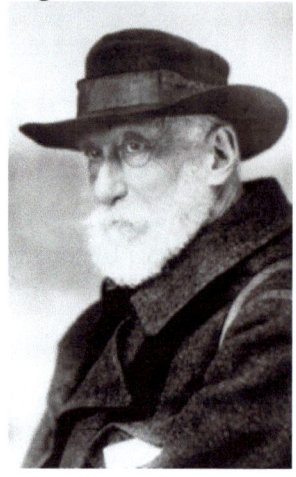

Auguste Forel unter die Rassenhygieniker einzureihen, ist nicht sonderlich gewagt. Man könnte ihn – aber nur mit sehr grossem Vorbehalt – unter die Vorläufer dieser Bewegung einreihen, insofern er zwei Schüler förderte, die eindeutiger unter die Rassenhygieniker einzureihen sind. Da ist zum einen Ernst Rüdin zu erwähnen, zum anderen Alfred Ploetz.

Mehr in die Richtung des Rassenhygienikers bringt er sich selber durch einen von ihm erarbeiteten Entwurf für ein – allerdings nie verwirklichtes – Schweizerisches Irrengesetz (1894), welches sich jedoch noch Jahre später auf einige kantonale Gesetzgebungen auswirkte. Der Einfluss Forels auf diese Gesetzgebungen kann allerdings heute nur angenommen und nicht behauptet werden.

Insbesondere etwa auf die Psychiatrie-Gesetzgebung des Schweizerischen Kanntons Waadt, in die seine Gedanken der Rassenhygiene aufgenommen wurden. Im Jahre 1928 wurde in diesem Kanton nämlich ein Gesetz zur Sterilisation Geisteskranker verabschiedet, welches erst im Jahre 1985 wieder aufgehoben wurde. Man kann hier annehmen, dass ein Gesetz zur Sterilisation von psychisch kranken oder geistig behinderten Menschen, Zigeunern, Fahrenden, Landstreichern, „leichten" Frauen usw. einen Hintergrund zulassen, der sich auf rassen- und fortpflanzungshygienische Ideen und Überzeugungen abstützt.

Wie weit die Parlamentarier des Kanton Waadt solchen Gedanken ebenfalls entsprachen und sie unterstützten, kann heute kaum mehr nachgewiesen werden.

Wieweit nun Forel hier noch Einfluss hatte, kann nur behauptet, nicht aber mit Sicherheit angenommen werden.

Forel selber jedoch schreckte vor Zwangs-Kastrationen nicht zurück, allerdings hielten sich diese anzahlmässig in sehr engen Grenzen. Es sind in seiner Amtszeit als Anstaltsdirektor der Zürcherischen Heilanstalt Burghölzli nur wenige durchgeführte Kastrationen bekannt. Er befürwortete diese nicht part out, sondern nur sehr zurückhaltend.

In den Jahren 1886 und 1892 ordnete Forel je eine Kastration an. Es waren sozialeugenische Kastrationen bei hereditär schwer belasteten Geisteskranken. Nach ihm genannten Untermenschen. Damit wollte er verhindern, resp. die Gefahr bannen, dass es bei diesen zu erblich geschädigtem Nachwuchs kommt. Den beiden Fällen stand allenfalls die Möglichkeit offen, die Irrenanstalt zu verlassen. Ob es dann wirklich dazu kam, ist nicht überliefert.

Beide Kastrationen seien freiwillig erfolgt, also im Einverständnis der betroffenen Patienten. Eine Kastration sei zusätzlich auch noch im Einverständnis des Vormundes erfolgt. Dieser Patient habe gedroht, seine Testikel (Hoden) eines Tages herunter zu reissen, wenn er nicht operiert würde.

Forel befürwortete jedoch weniger die Kastration als die Sterilisation von Patienten, also die Durchtrennung von Samen- oder Eileiter. Ein solcher Eingriff sei harmloser als eine operative Entfernung der Testikel. Schliesslich wusste man um Komplikationen und Todesfälle. Zudem stellte für ihn die Sterilisation ein Mittel dar gegen Sadisten, aber auch gegen die dauernde Einsperrung von Menschen in Irrenanstalten. Diesen könnte man danach ev. die Freiheit gewähren.

Die erste Eileiterunterbindung wurde in der Schweiz ungefähr im Jahre 1897 durchgeführt, ein Jahr später die erste Vasectomie (operative Entfernung eines Stückes des Samenleiters, A.d.A.).

Forel erwähnte beide Kastrationen in seinem Bestseller „Die Sexuelle Frage, 1905")
S. 444/445: „*Sehr eifrige und weitgehende Kämpfer für die Reformen haben für solche Fälle die Kastration vorgeschlagen (neuerdings zum Beispiel Rüdin), was allseitig einen Entrüstungsschrei hervorrief. Unsere überempfindlichen, modernen Kulturmenschen vertragen solche Gedanken nicht, während manche alte Völker und Herrscher, wie heute noch die Islamiten, sich ganz gemütlich Eunuchen hielten, um bequeme und ungefährliche Diener für ihre Frauen zu haben, sowie mit Hängen und Köpfen schnell bei der Hand waren. Selbst der Papst hielt sich bis jetzt in Rom Kastraten als Diskantsänger* (Sänger mit hoher Stimmlage, A.d.A.) *für*

Kirchenkonzerte. Zu diesem Zwecke wurden Knaben in der Kindheit kastriert. Erst jetzt will Pius X. damit aufräumen.

Die modernsten Kriege und die Greuel der Europäer in Afrika, China etc. beweisen, dass ein Vorwand genügt, um das im Menschen schlummernde Raubtier zu wecken, das dann leichten Herzens und zwecklos mordet und schändet. Immerhin hat man in neuerer Zeit die Kastration als Heilmittel für allerlei Krankheiten bei Männern und Weibern ausgeführt, bei Weibern besonders wegen Hysterie.

Ich gestehe hier ganz offen, dass ich in den neunziger Jahren (1886 und 1892, A.d.A.) an einem **psychisch kranken Scheusal**, das in meiner Anstalt sich befand und wegen Schmerzen im Samenstrang die Kastration selbst verlangte, diese Operation vornehmen liess, obwohl die Sache für mich mehr eine Vorbeugungsregel gegen Kindererzeugung durch den Kranken als einen Eingriff, seines persönlichen Leidens wegen, bedeutete.

Ich liess auch ein hysterisches vierzehnjähriges Mädchen kastrieren, deren Mutter und Gross-mutter Kupplerinnen und Dirnen waren und die sich bereits aus Vergnügen jedem Knaben auf der Strasse hingab, weil ich dadurch der Entstehung unglücklicher Nachkommen vorbeugen wollte. Damals war es Mode, Hysterische therapeutisch zu kastrieren und ich nahm diese Mode als Vorwand für mein Vorgehen, **das in Wirklichkeit nur einen sozialen Zweck hatte.**

Um wenigstens die Vermehrung der unglücklichsten, verfehltesten und gefährlichsten Wesen zu verhindern, sollte man, nach meiner Ansicht, wenn auch nicht gerade die Kastration, so wenigstens gewisse unschuldigere Operationen vornehmen resp. vornehmen dürfen, wie die Dislokation oder Ausschneidung der Tuben beim Weibe, die die Sterilität bewirkt, ohne die Eierstöcke zu zerstören und ohne die Libido sexualis zu vermindern.

Bei gewissen Individuen, wie den Sadisten, deren Sexualtrieb als solcher gemeingefährlich ist, ist freilich die völlige Kastration erforderlich. Nach meiner Ansicht sind solche Operationen bei allen Individuen angezeigt, deren psychopathologischer Zustand in diesem Gebiet derart ist, dass sie ganz unfähig sind, ihren bezüglichen Impulsen zu widerstehen oder die Ermahnungen der Vernunft zu begreifen, denn so wird man ihnen, in manchen Fällen wenigstens, ihre Freiheit lassen können, die sonst z. B. durch Internierung in geschlossenen Anstalten beschränkt werden müsste, was für sie tatsächlich viel schlimmer ist."

Zur Frage, wieweit Forel ein Anhänger der Eugenik war, wie sein Ziehsohn Rüdin, hier noch ein weiterer Auszug aus seinem bereits erwähnten Werk (S. 460):

„In anderen Fällen mag es gelingen, solche Perversionen zufällig rechtzeitig zu entdecken, selbst da, wo **der Perverse** nicht zu widerstehen gesonnen ist, sondern jede Gelegenheit sucht, seinen Trieb unentdeckt zu befriedigen. Hier dürften psychiatrische Massnahmen am Platz sein.

Leider aber wissen besonders **die Sadisten** genau, welche Gefahr sie laufen und verstehen es, wie sonst keine Verbrecher, ihre Taten unentdeckt zu begehen. Daraus ergibt sich, dass, wenn man einen Menschen erwischt, der eine sadistische Tat begangen oder nur versucht hat, derselbe dauernd hinter Schloss und Riegel gehört. Hier dürfte auch, wie wir sagten, die **Frage der zwangsmässigen Kastration** zu prüfen sein. Es ist freilich noch nicht sicher, ob dieselbe einen relativen Schutz gegen solche perverse und gefährliche Triebe bietet. Sollte dies aber auch nur einigermassen zutreffen, so wäre sie durchaus indiziert."

Auf Seite 512 macht Forel klar, was er unter sozialer Hygiene versteht.
„Unter sozialer Hygiene im weiteren Sinne verstehe ich nicht nur die Hygiene der gegenwärtigen Gesellschaft und den Schutz der Schwachen, sondern auch und vor allem die **Rassenhygiene**, die ja die besser verstandene soziale Hygiene bedeutet. Freilich hat Ploetz im Archiv für Rassen- und Gesellschaftsbiologie sich bemüht den Begriff der Rassenhygiene enger und schärfer zu fassen und ihn vom Begriff der sozialen Hygiene zu trennen. Er hat für speziell didaktische Zwecke recht. Aber hier fasse ich der Kürze halber beide Begriffe in einen zusammen, **weil nach meiner Ansicht jede wohlverstandene soziale Hygiene in erster Linie die Gesundheit der Rasse im Auge behalten muss."**

Er verstand also Hygiene in erster Linie als Rassenhygiene und outete sich so als Anghänger dieser. Solche rassenhygienischen Ideen äusserte er auch 1898 in der Münchener Medizinischen Wochenschrift in Form eines Leserbriefes. Darin schrieb Forel in Anlehnung an seine von ihm zugegebenen beiden Kastrationen in der Irrenanstalt Burghölzli:
"Ist es humaner, einen Menschen lebenslänglich einzusperren, als ihn zu castrieren? ... Keiner derselben hat darüber geklagt, im Gegentheil, denn Beiden ging es besser, und es ist eine wahre Beruhigung, diese Menschen ausserdem ohne die Gefahr ihrer Vermehrung frei laufen lassen zu können - ein Glück zugleich für sie selber und für ihre eventuellen unglücklichen Nachkommen. In beiden Fällen konnte ich nur desshalb so vorgehen, weil der Zustand des Kranken es für seine directe Heilung oder Besserung indicierte." (Quelle: R. Meier und K. Akert)

Bezüglich des oben erwähnten 14 jährigen Mädchens, welches Forel angeblich freiwillig und im Einvernehmen zur Kastration beförderte, ist noch anzumerken, dass der Verdacht aufkommt, sie sei in Sippenhaft genommen worden, weil ihre Mutter und Grossmutter bereits Kupplerinnen und Dirnen waren. Aber dafür konnte das junge Mädchen ja nichts.

Forel behauptet auch, ihre Kinder würden, so der Leserbrief oben, eventuell unglückliche Nachkommen von ihr werden. Eventuell unglücklich! Sicher ist auch er sich da offenbar aber nicht.

Soweit Forels Ausführungen zu seinen angeordneten Kastrationen in seinem Bestseller „**Die sexuelle Frage**". Auch wenn die beiden Kastrationen durchgeführt wurden, bleiben sie Ausnahmen. Aber Kastrationen wie Sterilisationen sind nun aber einmal Massnahmen der Eugenik und daran ist nichts zu monieren. Auch wenn sie nur bei einem „psychisch kranken Scheusal", - so Forel in seinem Buch - und nicht bei einem Menschen mit einer psychiatrischen Erkrankung erfolgte.

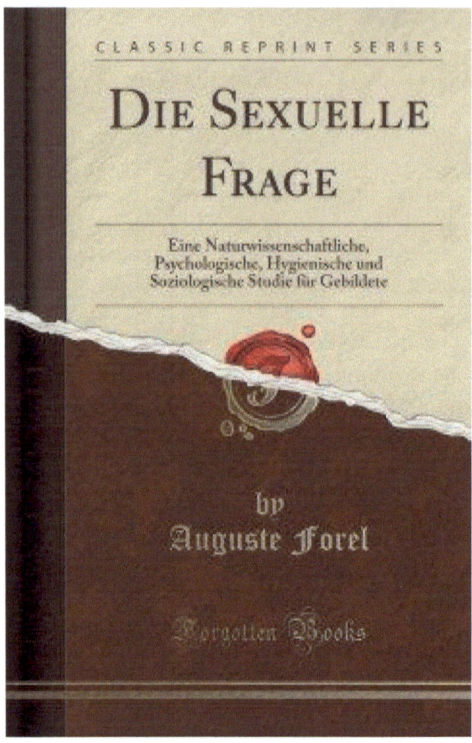

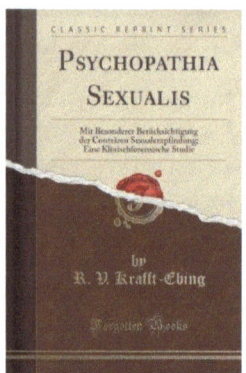

Die Sexuelle Frage: Eine Naturwissenschaftliche, Psychologische, Hygienische und Soziologische Studie für Gebildete (Classic Reprint Series)

Verlag LULU PR
Seitenzahl: 668
Erscheinungsdatum: 4. Dezember 2017
Deutsch
In jedem Buchhandel zu beziehen.

In dieser Reihe sind auch andere Werke neu aufgelegt worden, so z.B. von R. Krafft-Ebing „Psychopathia sexualis".

Seine Argumentation für eine Zwangs-Sterilisation fundierte sich teils auch aus einer gewissen humanitären Überlegung, die aus heutiger Sicht zwar nicht mehr nachvollzogen werden kann, aus damaliger Sicht jedoch schon.

Forel war nämlich der Meinung, dass eine Unfruchtbarmachung (Sterilisation bevorzugt vor Kastration) das kleinere Übel für einen Patienten sei, als ein jahrelanges Eingesperrtsein in die Mauern einer Irrenanstalt. Unter Umständen könne nämlich eine Entlassung aus der Klappsmühle ins Auge gefasst werden, wenn der Patient nach erfolgter Sterilisation oder Entmannung in ruhigere psychische Wasser eingefahren und ihm die Möglichkeit zur Fortpflanzung genommen sei.

Der Irre musste sich jedoch nach einer Zwangssterilisation deutlich beruhigt haben, damit einem Entlassungsgesuch entsprochen werden konnte. Forel plädierte auch deshalb stark für Sterilisationen, weil er Kastrationen (operativ) als sehr riskant hielt und es diese damals auch wirklich waren. Nicht wenige überlebten eine versuchte Kastration unter den damaligen medizinischen Umständen nämlich nicht.

Der Haken bei der Zwangssterilisation war aber, dass diese stattfanden unter der Drohung eines dauernden Eingesperrtseins in die Klappsmühle, so dass oft eine formelle Einwilligung in die Sterilisation vom Irren oder dessen Rechtsvertreter abverlangt wurde. So erhielt die Sterilisation einen Zwangscharakter, war doch eine Klinikentlassung davon abhängig.

Bei Frauen galt die Sterilisation rechtlich als erlaubt, war doch damals eine sichere Empfängnisverhütung nicht bekannt. Eine Abtreibung galt um die Jahrhundertwende des 19. Jahrhunderts und auch noch Jahrzehnte später als strafbares Delikt. So wurden viele weibliche Anstaltspatieninnen davon überzeugt und „zwangssterilisiert" mit der Aussicht auf eine baldige Entlassung aus der Klinik. Der Gedanke, dass diese Frauen keine Kinder in die Welt mehr setzen konnten, beruhigte viele Gemüter! Politiker, Ärzte, Verwandte, Vormünder.

Der psychische Gesundheitszustand dieser weiblichen Anstaltsgefangenen spielte durchaus eine wenig wichtige Rolle für eine Entlassung aus der Irrenanstalt, als der physische. Man wollte einfach verhindern, dass eine solche weibliche Irre schwanger wurde und ein Kind oder mehrere Kinder, in die Welt setzte. Was natürlich exakt ein eugenischer Akt darstellte!

Allerdings munkelt man auch, Forel habe in gewissen Fällen psychischer Erkrankung auch für die Euthanasie plädiert, doch ist dies erst einmal nur ein Gerücht. Aber bekannt als schillernde Figur, in Meinungen oft konträr zu damaligen vorherrschenden gesellschaftlichen Vorstellungen, bewegte er einiges zu seiner Zeit. So trat er etwa dem Sozialismus bei, wurde 1916 Mitglied der Sozialdemokratischen Partei.

Er war wirklich eine umtriebige Persönlichkeit. So verpflichtete er seine Kinder in seinem Testament, das Glück, das Wohlbefinden und die Moral der Menschheit mittels Rassenhygiene (u.a. Zuchtwahl) zu fördern. Ein kurzer Lebensüberblick Forels und seine Umtriebigkeit verrät einiges über ihn:

- Forschte bereits als Kind über Ameisen und wurde bald ein anerkannter und berühmter Ameisenforscher
- Fühlte sich als Internationalist und Pazifist
- Wurde ein Verfechter der Weltbrückensprache Esperanto

- 1871 – 1872 Doktorarbeit über Neuroanatomie bei Theodor Meynert, Wien
- 1873 – 1878 Assistenzarzt in München bei Bernhard von Gudden, dem damals führenden Hirnforscher Europas und Gutachter des Bayrischen Königs Ludwig ll (beide tot im Starnbergersee)
- 1879 Sekundärarzt in der Psychiatrischen Klinik Burghölzli
- 1879, im gleichen Jahr, übernahm er bereits die Leitung der Klinik und wurde Ordinarius für Psychiatrie
- In seiner Amtszeit wurden rund 50 Zwangssterilisationen durchgeführt
- 1886 Forel wies die Neuronen als kleinste Bestandteile des Gehirns nach. Für die Neuronentheorie erhielt jedoch ein anderer den Nobelpreis.
- 1886 wird Forel abstinent und erklärter Gegner des Alkohols
- 1887 erlernte er die Technik der Hypnose, die er dann in der Form einer Suggestionstherapie (Hypnotismus), für viele überraschend, im Burghölzli therapeutisch anwandte und zum Durchbruch in der Schulmedizin verhalf
- 1887 unterstützte er den Kampf für die Abschaffung der Bordelle in Zürich. Diese wurden an einer Abstimmung 1897 verboten. (Ausbreitung der unheilbaren Syphilis, Handel mit jungen Mädchen, Herabwürdigung des weiblichen Geschlechtes)
- 1888 setzte er sich ein dafür, dass Psychiatrie ein medizinisches Prüfungsfach wurde, was ihm auch gelang
- 1888 Gründung der Trinkerheilstätte Ellikon an der Thur (Forel-Klinik)
- 1892 Gründer der ersten Guttempler-Loge der Schweiz
- 1894 erarbeitete er einen Entwurf für ein schweiz. Irrengesetz
- Erhält von der Uni Zürich den Dr. phil. h.c.
- Im Jahre 1898 quittierte er seinen Dienst in der Irrenanstalt Burghölzli und auch als Professor für Psychiatrie an der Universität Zürich und wurde... Apostel der Wahrheit
- 1909 Gründung des internationalen Vereins für medizinische Psychologie und Psychotherapie
- 1914 (Mai) erschien ein Aufsatz mit dem Titel: „Die Vereinigten Staaten der Erde". Darin setzte er sich für eine befriedete Welt ein und glaubte durch geeignete Erziehung, begleitet von Eugenik und anderen Massnahmen, die Raubtiernatur des Menschen abmildern zu können
- 1914 Ausbruch des 1. Weltkrieges
- 1916 Mitglied der sozialdemokratischen Partei, Sozialist
- Trat im Jahre 1920 der Bahai-Religion bei.
- Entwarf die Hypothese der Blastophthorie (Keimschädigung, Keimverderbnis), die krankhafte Veränderung des Protoplasmas von Spermato-

zoen durch Alkohol und daraus resultierende Krankheiten und Missbildungen, die dann über Generationen weiter vererbt würden

Forel schaffte es auf die 1000 Franken-Note der Schweiz (1976, sechste Serie). Die 1000 Franken-Note ist noch immer die wertstärkste Banknote der Schweiz. Heute hätte die Note der ersten Serie von 1907 einen teuerungsbereinigten Wert von 12'500 Franken (2018).

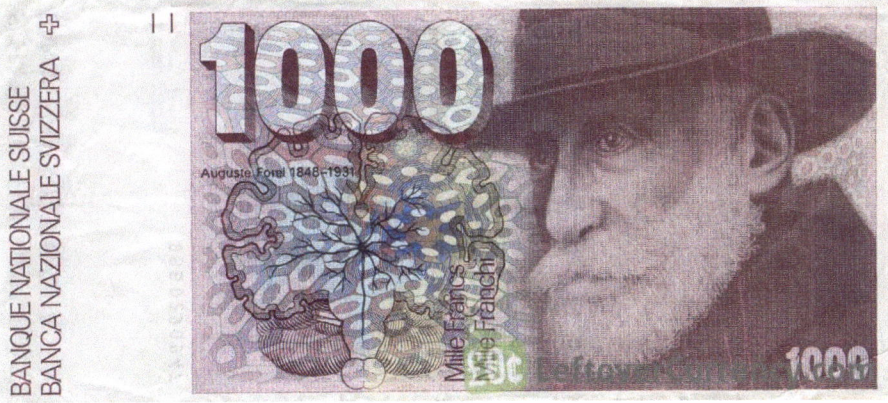

Im Jahre 1879 wurde er also zum Direktor der Irrenanstalt Burghölzli berufen. Dieses Amt hatte er bis 1898 inne, trat dann jedoch zurück und bezeichnete sich als Apostel der Wahrheit. In seiner Zeit als Direktor jedoch widmete er sich dem Wohl der Geisteskranken, der Verhütung der Geisteskrankheiten und dem Schutz der Gesellschaft. Dieser innere Antrieb oder Schwung als Motivation seiner klinischen Arbeit trägt in sich natürlich auch die Gefahr, einiges unter dem Gesichtspunkt der Eugenik, Rassenhygiene und der Entartungstheorie zu sehen.

Dass Forel sich als Eugeniker und Anhänger der Degenerationsidee zumindest verdächtig gemacht hat, ist auch seinem Buch „Hygiene der Nerven und des Geistes" zu entnehmen, welches er 1903 schrieb (Kap. 8, in **Ursachen der Geistes- und Nerven-Störungen**, S 207.): *„Früher, in der guten alten Zeit, machte man mit unfähigen, ungenügenden Menschen kürzeren Prozess als heute. Eine ungeheure Zahl pathologischer Hirne, die nicht offenkundig geisteskrank waren und durch ihre perversen Neigungen, durch sexuelle Verbrechen und Rohheiten, durch Trunksucht, Diebstahl, Morde etc. die Gesellschaft schädigten, wurden kurz und bündig hingerichtet, gehängt oder geköpft; der Prozess war insofern erfolgreich, als die Leute sich nicht weiter vermehren und die Gesellschaft mit ihren **entarteten Keimen** nicht weiter verpesten konnten."*

Wieweit er sich mit diesen Zeilen selber als Eugeniker oder Rassenverfechter sieht, kann man nur erahnen. Die in diesem Buch zitierten Zeilen beziehen sich auf Aussagen, die Forel macht, die frühere Zeiten betrafen. Er geht rund 200 Jahre zurück und spricht im Text auch von Hexenverbrennungen.

Aber schon einige Sätze weiter tönt es dann so (Forel, **Hygiene der Nerven und des Geistes**, zweiter Teil, S. 208): *„Unser zwar sehr wohl gemeinter, aber oft am sehr unrichtigen Ort angewendeter heutiger Humanitarismus pflegt dagegen sorgfältig diese ganze Brut auf Privat- und Staatskosten und lässt sie weidlich heiraten und sich vermehren, während die gesündesten, normalsten und kräftigsten Menschen teils als Kanonenfutter in den Krieg spediert, teils als Soldaten, Dienstboten etc. im Frieden immobilisiert, längere Zeit am Heiraten verhindert und dafür vielfache der Prostitution und dem Alkoholismus anheimgegeben werden, so dass sie nachher, wenn sie heiraten, schwere **Quellen der Entartung** ihrer Nachkommenschaft in die Ehe bringen.“*

Sicherlich jedoch stellt er sich damit als Entartungstheoretiker dar. So etwa auch wenn er in demselben Buch schreibt (S.123/124): *„Die Kampf- und Streitlust, die Habsucht und die Eifersucht sind also phylogenetische Eigenschaften, die unser Keimplasma von unseren menschlichen Urahnen ererbt hat. Sie sind mit theoretischen Auseinandersetzungen, mit Phrasen und Dogmen nicht aus der Welt zu schaffen. Nur eine stramme Ableitung jener Triebe auf nützliche soziale Arbeit und eine richtige **Zuchtwahl** können hier ganz allmählich Abhilfe schaffen. Diese Abhilfe ist aber unerlässlich, da die Kultur zunächst kaum rückwärts schreiten dürfte und der Mensch sich einem allgemeinen sozialen Frieden anpassen und dennoch die **Entartung** vermeiden muss, welche die unausweichliche Folge der Untätigkeit sein würde.“*

In seinem Werk „**Verbrechen und konstitutionelle Seelenabnormitäten**“, 1907 veröffentlicht, formuliert er in erschreckender Art und Weise: *„Unsere Altvordern hatten ein einfacheres und radikaleres System. Bei der ersten, oft nicht einmal besonders schweren Tat hängten sie die Schuldigen ohne viele Umstände auf. In gewissen Beziehungen war das menschlicher, weil dies schnell ausgeführt wurde. Nur der Mangel an Unterscheidung hat oft zahlreiche Unschuldige aufhängen und zahlreiche Schuldige entschlüpfen lassen. Aber im grossen und ganzen **verhinderte man die Wiedererzeugung der schlechten Brut**. Die allzu einseitige, schwache, feige und blinde Humanität unserer gegenwärtigen Gesellschaft begnügt sich im Gegenteil zu oft damit, freizusprechen und laufen zu lassen, ohne den Mut zu haben, **Präventivmassregeln** zu ergreifen, die sich immer dringender notwendig machen **gegen das Verbrechen und seine Ursachen, wie gegen die Degeneration der Rasse**.“*

Was für eine Selbstanklage Forels als Rassenhygieniker! Klarer vermag man dies nicht zu formulieren. Da klingt neben Eugenik *(Präventivmassregeln gegen das Verbrechen und seine Ursachen, wie gegen die Degeneration der Rasse)* auch Euthanasie mit *(Verhinderung der Wiedererzeugung der schlechten Brut)*.

Allerdings veröffentlichte er dies 1907, da war er nicht mehr Direktor der Psychiatrischen Universitätsklinik Burghölzli, sondern tätig als „Apostel der Wahrheit“.

Forel als Psychiater bearbeitete noch andere, ihm wichtige Themen. Das eine grosse Thema war für ihn die Frage resp. das Problem des Alkoholismus. Er bekämpfte Alkoholgenuss radikal. Gründete eine Alkoholheilstätte auf dem Lande. Als Student und junger Mann noch selber dem Alkohol nicht ablehnend gegenüberstehend, liess er sich aber im Alter von 38 Jahren (1886) von der Abstinenz überzeugen.

Damals plagte das Burghölzli die vielen Alkoholiker mit ihren Problemen. Auch die dort im Dienst stehenden „Irrenwärter" erhielten als Naturallohn pro Tag 1 bis 1,5 Liter Rotwein, welchen sie jeweils an eigenen feucht-fröhlichen Festivitäten zusammen mit aus der nahen Stadt Zürich herbeigeholten Huren versoffen. Forel war das ein Dorn im Auge, so dass er diesen Brauch bekämpfte und bald einmal verbot. Zudem setzte er sich für alkoholfreie Wirtshäuser ein.

Nicht von ungefähr wurde sein Hauptwerk „Die sexuelle Frage" zu einer Kampfschrift gegen die Prostitution, gegen die Unterdrückung der Frau und **für** das erst im Jahre 1972 in der Schweiz eingeführte Frauenstimmrecht. Von Frauenrechtsbewegungen und bei emanzipierten Frauen erhielt er grosse Unterstützung. In diesem Buch behandelt er die menschliche Sexualität in einem ganzheitlichen, naturwissenschaftlichen, psychologischen und soziologischen Sinne.

Darin geht es um Kapitel mit Namen wie:
- Kap. I: die Fortpflanzung der Lebewesen
- Kap. II: Die Evolution oder Deszendenz Lebewesen
- Kap. III: Naturhistorische Bedingungen und Mechanismen der menschlichen Begattung
- Kap. IV: der Geschlechtstrieb
- Kap. V: Die sexuelle Liebe und die übrigen Ausstrahlungen des Geschlechtstriebes im Seelenleben des Menschen
- Kap. VI: Ethnologie, Urgeschichte und Geschichte des menschlichen Sexuallebens und der Ehe
- Kap. VII: Die sexuelle Evolution
- Kap. VIII: Sexuelle Pathologie
- Kap. XI: Rolle der Suggestion im Sexualleben
- Kap. X: Die sexuelle Frage zu ihrem Verhältnis zum Geld oder Besitz
- Kap. XI: Einfluss der äusseren Lebensbedingungen auf das Sexualleben
- Kap. XII: Religion und Sexualleben
- Kap. XIII: Das Recht im Sexualleben
- Kap. XIV: Medizin und Sexualleben

Das Buch wurde von ihm nicht nur für Gelehrte geschrieben, sondern auch für den Laien. Damit legte er den Grundstein für eine entmoralisierte und moderne Konzeption der menschlichen Sexualität. Er reformierte die alten Vorstellungen von Sexualität, hiess beispielsweise die Homosexualität für gut, forderte die konsequente Gleichstellung von Mann und Frau, ja er propagierte Stellenweise das Matriarchat.

Damit prägte er die Vorstellungen der Sexualität im 20. Jahrhundert entscheidend mit. Auch er war ein Anhänger Darwins und kämpfte in dieser Logik gegen eine von Moral und Religion definierte Vorstellung von Sexualität. Heiligster Zweck der Sexualität war für Forel die „Fortpflanzung der Art". Genau damit aber war die Verknüpfung von Sexualität und Rassenhygiene gegeben. Nach ihm war in der Sexualität dem gemäss nur erlaubt, was den menschlichen Keimen nicht schadete, also nur, was nicht dekadent war und die menschliche Art nicht degenerierte.

Was aber der gesunden, nicht degenerierten Fortpflanzung schadet resp. dieser entgegen steht, soll durch Sterilisation verhindert werden. Dies wäre ihm gemäss etwa bei etlichen Behinderten oder psychisch Kranken der Fall. Damit war Forel im Grunde genommen ein knallharter Eugeniker und Anhänger von Zwangssterilisationen, insbesondere der von Frauen.

Auf der einen Seite also Verfechter von Zwangssterilisationen von Behinderten, psychisch Kranken und Frauen, wie auch Eugeniker und Anhänger von Rassentheorien, auf der anderen Seite aber Pazifist, Antimilitarist und Kämpfer für die rechtliche Gleichstellung der Frau. Im Weiteren forderte er auch die Anerkennung der weiblichen Hausarbeit als gleichwertig zur männlichen Berufsarbeit. Er setzte sich ein für die Straffreiheit von unverheirateten Ehepaaren, die im Konkubinat lebten. Da kam wieder sein schillerndes Wesen zum Vorschein.

Zudem forderte er Straffreiheit für homosexuelle Handlungen, bedauerte, dass die Heirat zwischen Männern verboten sei. Er forderte Straffreiheit für weitere einvernehmliche sexuelle Handlungen zwischen Erwachsenen, einschliesslich der Blutschande und weiter vieler Perversionen, solange sie keine Rechte anderer verletzen würden.

Forel verlangte für die Frauen die freie Verfügbarkeit von Empfängnisverhütungs-
mitteln und im Falle von Notzucht, Gefährdung der Gesundheit und wegen Geisteskrankheit die Freigabe resp. Straffreiheit für Abtreibungen. Für seine Zeit war
dies Aufsehen erregend und mutig.

Auch als Rassenhygieniker und Eugeniker hielt er sich nicht zurück, Appelle **gegen**
den Antisemitismus und jeden anderen Rassismus zu unterschreiben.

Forel im Widerspruch!

So schrieb er in einem Artikel: „**Gutes und Schlechtes. Eine kleine Rundschau**":
*„Ich war stets und bleibe der Meinung, dass man viel zu viel blöde, kranke, degenerierte und
schlechte, dagegen viel zu wenig gesunde, intelligente, arbeitsame, gute, sozial brauchbare
Menschen besitzt. Ich bin Gegner des Quantitäts-, aber Freund des Qualitätsmalthusianismus,
somit Anhänger einer bewussten und vernünftigen Eugenik, wie sie F. Galton vertritt".*
(Malthusianismus: wirtschaftspolitische Bewegung, die die Erkenntnisse des Engländers Malthus auf
die Wirklichkeit anzuwenden suchte. (Bevölkerung wächst tendenziell schneller als Bodenertrag))

Abschliessend zur „sexuellen Frage" sei noch vermerkt, dass dieses Buch von den
Nazis im Dritten Reich überraschenderweise verboten wurde. Was eigentlich er-
staunt! Gründe dieses Verbots waren die von den Nazis als inakzeptabel empfun-
denen Aussagen Forels zur Rassenfrage, zur Todesstrafe, zur Homosexualität, zur
geschlechtlichen Gleichberechtigung, zur Empfängnisverhütung, Abtreibung und
schliesslich auch zur Sterilisation. Dazu gehörten wohl auch seine Meinungen zur
Anerkennung nicht verheirateter Mütter in der Gesellschaft. Das ging den Nazis zu
wenig weit oder in die falsche Richtung.

Die 10 Gebote der Sexualreform nach Prof. Dr. Forel.
*1. Rechtliche Gleichstellung der unehelichen Kinder mit den ehelichen und der ledigen Mütter
mit den verheirateten, damit die öffentliche Brandmarkung unehelicher Geburten endlich
aufhört.*

*2. Gleiche Pflichten aller Erzeuger (Frauen und Männer, sowohl verehelicht als unver-ehelicht)
den Erzeugten gegenüber.*

*3. Völlige rechtliche Gleichstellung der Frau mit dem Manne. Hier muss ich energisch gegen den
Sophismus Stellung nehmen, der die Sache so darstellt, als ob rechtliche Gleichstellung mit
Gleichmacherei identisch wäre. Eine Frau, die die Befugnis besitzt, in allen öffentlichen
Angelegenheiten als mündiges, vollberechtigtes Glied der menschlichen Gesellschaft ihr Votum
abzugeben, so gut wie der Mann, braucht dafür nur einen ebenso winzigen Teil ihrer Zeit, wie
ein männlicher Gelehrter, Schullehrer, Arbeiter, Kaufmann usw. Sie braucht dabei ihre Pflicht*

als Mutter, Gattin usw. nicht im mindesten zu vernachlässigen und auch kein Jota ihrer Weiblichkeit preiszugeben. Hinter den faulen, nach Bier und Kneipe riechenden Witzen, die uns die Zeitungen täglich gegen die Frauenrechte auftischen, verbirgt sich nur schlecht der Egoismus und der Machtmissbrauch des Mannes.

4. Konsequente Erleichterung einer frühzeitigen (eventuell für den Anfang absichtlich sterilen) Ehe für beide Geschlechter.

5. Bewusste und zweckmässige Regulierung der Zeugungen als sozial-ethische Pflicht im Sinn einer methodischen qualitativen Verbesserung unserer Rasse mit Bezug auf Körperkraft und Gesundheit sowohl, als auf ethische Qualitäten, Charakter, Willens-festigkeit und Intelligenz.

6. Erleichterung der Ehescheidung.

7. Trennung der Güter und des Arbeitsertrages in der Ehe.

8. Abschaffung aller Strafbestimmungen gegen sexuelle Handlungen, die niemandem und auch der Rasse nicht schaden.

9. Administrative Schutzmassregel gegen gefährliche Perversionen an Stelle von infamierenden Strafen. Krankheiten und Abnormitäten sind nicht zu bestrafen.

10. Sachgemässe und taktvolle Aufklärung der Kinder über die sexuellen Vorgänge und Gefahren. Schutz derselben vor sexuellem Missbrauch jeder Art und dafür zweck-mässige Ueberwachung der Jugend. Zugleich aber Schaffung eines Rechtsschutzes für die Kinder, der die Achtung ihrer Persönlichkeit garantiert und sie nicht nur vor Misshandlung und grober Vernachlässigung, sondern auch vor gewaltsamer Dressur und launenhafter Willkür von seiten ihrer Eltern, Pflegeeltern oder Vormünder be-wahrt.

Alle diese Reformen erfordern zu ihrer Durchführung in erster Linie eine völlige Vorurteilslosigkeit, d. h. eine voraussetzungslose Prüfung der Tatsachen, wie sie ja auch die Wissenschaft von ihren Vertretern verlangt. Hiezu gehört ein freier Geist, der nicht unter dem Bann autoritativer Dogmen steht."

Erschienen in der **Zeitschrift Freidenker**, Band 14, Jahr 1931, Heft 15 von Auguste Forel
Aus http:/www.e-periodica.ch, ein Dienst der ETH-Bibliothek

Hier noch einige weitere Themen, die Forel Zeit seines Lebens beschäftigten. Insbesondere waren das der **Militarismus**, der **Kapitalismus** und der **Nationalismus** der damaligen (1914) Gesellschaft. Für Forel waren sie eine Bedrohung für den

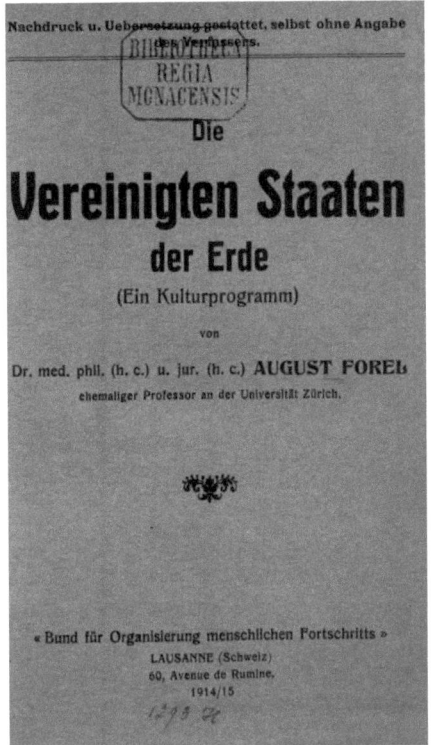

Frieden und eine Hemmung für die freie Entwicklung der Menschheit. In den Jahren vor dem ersten Weltkrieg waren viele europäischen Völker in Aufruhr und es machte sich eine kriegslüsterne Stimmung mit jeweils eigenen patriotischen Schwingungen in den verschiedenen Ländern bemerkbar.

Die Kriegsbereitschaft war nicht nur in Deutschland gross. Die Zeitungen damals zeugten von viel Hetze und Häme gegen feindliche Länder. Für Forel verhiess die Zeit nichts gutes und so nahm er mit Eifer an pazifistischen Kongressen teil, unterzeichnete Manifeste und verfasste einschlägige Schriften.

Eine ist herauszuheben. Es ist die Schrift „Die vereinigten Staaten der Erde". Im Untertitel: **Ein Kulturprogramm**. Es ist ein prophetisches Buch. Von den Nationalisten wurde er deswegen verspottet. Die Nazis, wie auch andere Antisemiten, nahmen seine Schrift, wie auch Forel als Verfasser persönlich, nicht ganz ernst und daher kaum wahr.

Ein Auszug aus dem Protokoll der konstituierenden Sitzung des Schweizer Aktionskomitees vom 28. Januar 1914 übernahm die Einleitung dieses Buches mit dem Titel: **Bund für Organisierung menschlichen Fortschritts**

Es ging dabei also

«Der Verband ward gegründet, um alle Männer und Frauen zusammenzuschliessen, die am Aufstieg der menschlichen Gattung zu einer höheren Stufe der Vollkommenheit, ein aus innerem Triebe quellendes, seeliches Interesse nehmen.

um den **Aufstieg der menschlichen Gattung zu einer höheren Stufe der Vollkommenheit**. Das hatte wiederum einen klar rassistischen Klang und auch die Durchführung konnte sich der damalige Leser nur unter Beizug von eugenischen Massnahmen vorstellen.

Und weiter hiess es in diesem „Bund für Organisierung menschlichen Fortschritts"

„Der Bund hatte es sich zum Ziele gesetzt, den Gesichtspunkt des **organischen Menschheitsfortschritts** auf alle Streitfragen des sozialen und Kulturlebens anzuwenden und zur Geltung zu bringen," und es wird weiter aufgeführt „Als eine der wichtigsten dieser Anwendungen betrachtete der Bund bereits vor Ausbruch des Krieges die Bewegung für **Ersatz des Faustrechtszustandes** zischen den Völkern durch ein **Rechtssystem** – analog der Überwindung des Faustrechtszustandes zwischen den Individuen durch **Ausbildung eines Zivil- und Strafrechts** wie sie die vergangenen Jahrhunderte gebracht haben -, die Förderung aller Bestrebungen für Schaffung internationaler Gesetzgebung, Verwaltung und Gerichtsbarkeit."

Das Büchlein ‚Die vereinigten **Staaten der Erde**' erschien im Jahre 1914, der erste Weltkrieg war schon ausgebrochen und einige Menschen, die nicht in das allgemeine Kriegsgeschrei und in die weitum verbreitete Kriegslüsternheit einstimmen wollten – manche prophezeiten eine neue, kommende Ära -, hatten zum Ziel, auf einen künftigen Dauerfrieden vorzuarbeiten. Die Ideen des Schweizer Aktionskomitees, dem Forel angehörte, hatten etwas rührseliges an sich, etwas wohnstubenkonspiratives zwar, aber den Initianten war ihr Anliegen sehr ernst.

Eines ihrer wichtigsten Prinzipien war, dass der Krieg zu keiner Annexion eines Landgebietes gegen den Willen seiner Bewohner führe, mit dem Argument, dass dies dem demokratischen Prinzip des freien Selbstbestimmungsrechtes der Völker entgegenlaufen würde. Zudem entstünden so zukünftige Rache- und Befreiungskriege.

Schon im ersten Kapitel kam Forel auf den Begriff der evolutionären Vererbung des Gehirns und entsprechend der Seele zu sprechen und meinte: „Die Raubtierinstinkte der menschlichen Natur stehen fest. Ebenso fest steht ihre Fähigkeit zur Aufopferung, zum Heroismus, zur Selbstverleugnung," und weiter „Demnach kann die Kultur die erbliche Natur des Menschen nicht ändern, wohl aber kann der Mensch durch passende Erziehung zur sozialen Empfindung, sozialer Arbeit, Genügsamkeit und Disziplin gezähmt werden."

Trotz seiner Überzeugung zum Pazifismus schrieb er aber auch: „Umgekehrt sehen wir im Krieg, wie die besten Menschen getötet und die geistigen wir körperlichen Krüppel erhalten werden." Wohl mit Absicht äusserte er hier eugenisch-rassistische Aussagen. Wenn nämlich, ihm gemäss, Krieg die besten Menschen tötet, die unnützen Krüppel jedoch erhalten werden, sagte er damit aus, was er von Krüppeln hielt: sie gehörten nicht zu den besten Menschen, sondern zu den anderen.

In einem nächsten Kapitel: „**Die Kolonien**" sprach er über die Protektorate. Der Ausdruck bezeichnete in höflicher Form die noch unvollständige **Beherrschung** eines Volkes durch das andere. Die damalige Jahrhundertwende war die Zeit der Eroberungen fremder Länder und die Einverleibung dieser als Kolonien ins eigene hochgelobte Reich. Nach Forel verquickte sich die Kolonialfrage mit zwei Problemen: mit dem Problem des tropischen Klimas und mit der Frage der eingeborenen Rassen. Das verhiess nichts gutes.

Er war der Meinung, dass das tropische Klima, ausser für Neger (dieser Ausdruck für dunkelhäutige Menschen steht so wirklich da) ungesund sei und die Menschen träge und krank machten. Um sogleich im nächsten Satz festzustellen: „*Gerade die schwarzen Rassen sind aber in der Regel intellektuell und ethisch-sozial minderwertig. Die hauptsächlichen Tropenkolonien liegen in Afrika, Zentral- und Südamerika, in den Sunda-Inseln, in Neu-Guinea und im südlichen Indien.*"

Wenn dies jetzt nicht eindeutig rassistisch war! Weiter unten kommt er auf eines seiner Lieblingsthemata zu sprechen: auf den Alkoholismus. „*Dieses Mittel ist sogar dazu benutzt worden, um systematisch ethisch schwächere und widerstandsunfähige Rassen zu* **vertieren** (zum Tier machen, A.d.A.) *und nach und nach zu zerstören.*"

Ein weiterer Beweis, das Forel ein Rassist und Anhänger der Eugenik war, sei hier noch angefügt. Zitat: „*Die heikelste Frage ist indessen zweifellos diejenige der Rasse selbst. Es ist nämlich gar nicht leicht, mit Sicherheit diejenigen, die einfach noch barbarisch oder wild, im übrigen aber mit Hülfe einer methodischen Erziehung kulturfähig sind, von denjenigen zu unterscheiden,* **die durch Vererbung an und für sich minderwertig** *und daher nur zu einer mehr oder weniger rudimentären Kultur zu bringen sind. Die Letzteren, wie die Weddas, die Papuas, die Australneger und selbst die eigentlichen afrikanischen Negerrassen können wohl* **gezähmt** *werden und äusserlich mehr oder weniger unsere Kultur annehmen, solange sie* **unter der Herrschaft einer höheren Rasse** *stehen. Aber die Erfahrung hat bereits bewiesen, dass solche Völker, sobald sie sich selbst überlassen werden, sehr rasch in eine traurige* **Barbarei**, *wie in Liberia, ja zuweilen selbst in* **Menschenfresserei** *zurückfallen, wie an es in Haiti (früher französische Kolonie) sehen kann.*"

Nächste Seite: Inhaltsverzeichnis des Buches von August Forel „**Vereinigte Staaten der Erde**", ein Kulturprogramm.

Inhaltsverzeichnis

Soviel zu diesem Buche Forels. Es bewies seine rassistische Ideologie eindeutig und lässt uns ahnen, wie sehr dieses Denken, auch in seiner Zeit als Direktor einer grossen psychiatrischen Klinik, sein tägliches Handeln beeinflusst haben mochte. Schliesslich beherrschen einem rassistische Ideen und Urteile nicht von Heute auf Morgen, sondern sind schon längere Zeit seelisch aktiv.

Wie bereits beschrieben, war Forel eine sehr schillernde Figur. Trotz seiner rassistischen Gedankenlage unterzeichnete er einige Jahre später, 1926, ein Manifest gegen die Wehrpflicht und das bestehende Militärsystem, was erstaunen mag.

Wortlaut des Manifestes von 1926

„MANIFEST GEGEN DIE WEHRPFLICHT UND DAS MILITÄRSYSTEM

Im Namen der Menschlichkeit,
für das Wohl aller Zivilisten, die von Kriegsverbrechen bedroht sind, insbesondere
der Frauen und Kinder, und zugunsten der Mutter Natur, die unter Kriegsvorberei-
tungen und Kriegsführung leidet, plädieren wir, die Unterzeichner, für die **Abschaff-**
ung der allgemeinen Wehrpflicht *als einen grösseren und entscheidenden Schritt zur*
vollständigen Abrüstung. Wir erinnern uns an die Botschaft der Humanisten des 20.
Jahrhunderts:
"Wir glauben, dass auf der Wehrpflicht aufgebaute Heere mit ihrem grossen Stab
von Berufsoffizieren eine schwere **Bedrohung des Friedens** *darstellen.* **Zwangsdienst**
bedeutet Entwürdigung der freien menschlichen Persönlichkeit. *Das Kasernenleben,*
der militärische Drill, der blinde Gehorsam gegenüber noch so ungerechten und sinn-
losen Befehlen, das ganze System der Ausbildung zum Töten **untergraben die**
Achtung vor der Persönlichkeit, *der Demokratie und dem menschlichen Tun.*

Menschen dazu zu zwingen, ihr Leben aufzugeben oder sie gegen ihren Willen, gegen
ihre Überzeugung und gegen ihren Sinn für Gerechtigkeit zum Töten zu zwingen,
stellt eine **Erniedrigung der menschlichen Würde** *dar. Ein Staat, der sich für berech-*
tigt hält, seine Bürger zum Kriegsdienst zu zwingen, wird auch in Friedenszeiten die
gebührende Achtung und Rücksicht auf das Wohl und Wehe des Einzelnen vermissen
lassen. Mehr noch: **Die Wehrpflicht pflanzt der ganzen männlichen Bevölkerung**
einen militaristischen Geist von Aggressivität ein, *und das in einem Alter, in dem sie*
solchen Einflüssen am ehesten erliegt. So kommt es, dass durch die Ausbildung für
den Krieg schliesslich der Krieg als unvermeidlich, ja als erstrebenswert angesehen
wird." Unterzeichnet wurde dieses Manifest von (1)

Und auch im Jahre 1930 unterzeichnete er ein zweites Manifest:
*"***Die Wehrpflicht liefert die Einzelpersönlichkeit dem Militarismus aus. Sie ist eine**
Form der Knechtschaft. *Dass die Völker sie gewohnheitsmässig dulden, ist nur ein Be-*
weis mehr für ihren abstumpfenden Einfluss. **Militärische Ausbildung ist Schulung**
von Körper und Geist in der Kunst des Tötens. *Militärische Ausbildung ist Erziehung*
zum Kriege. **Sie ist die Verewigung des Kriegsgeistes. Sie verhindert die Entwicklung**
des Willens zum Frieden. *Unterzeichnet wurde dieses zweite Manifest von (2)*

(1) **Manifest gegen die Wehrpflicht von 1926,** *neben anderen unterzeichnet von*
Henri Barbusse, Annie Besant, Martin Buber, Edward Carpenter, Miguel de Unamuno,
Georges Duhamel, Albert Einstein, **August Forel,** *M. K. Gandhi, Kurt Hiller, Toyohiko*
Kagawa, George Lansbury, Paul Löbe, Arthur Ponsonby, Emanuel Rádl, Leonhard

Ragaz, Romain Rolland, Bertrand Russell, Rabindranath Tagore, Fritz von Unruh, H. G. Wells

(2) **Gegen die Wehrpflicht und die militärische Ausbildung der Jugend von 1930,** neben anderen unterzeichnet von Jane Addams, Paul Birukoff und Valentin Bulgakoff (Sekretäre von Leo Tolstoi), John Dewey, Albert Einstein, **August Forel,** Sigmund Freud, Arvid Järnefelt, Toyohiko Kagawa, Selma Lagerlöf, Judah Leon Magnes, Thomas Mann, Ludwig Quidde, Emanuel Rádl, Leonhard Ragaz, Henriette Roland Holst, Romain Rolland, Bertrand Russell, Upton Sinclair, Rabindranath Tagore, H. G. Wells, Stefan Zweig

Im Umfeld Forels:

Bis in die 1930er Jahre nahm die schweizerische Psychiatrie eine Art Vorreiterrolle bei der Propagierung eugenisch begründeter Massnahmen ein. Ausgerechnet ein Schüler Forels, der in St. Gallen geborene Psychiater Ernst Rüdin, der von 1925 bis 1928 Direktor der Psychiatrischen Universitäts-Klinik in Basel war, verfasste als ein Mitbegründer der Rassenhygiene den amtlichen Kommentar zum „Gesetz zur Verhütung erbkranken Nachwuchses".

Später grenzte sich die Schweiz jedoch von der völkisch geprägten Eugenik des Nazi-Deutschlands ab. Die Schweiz verstand sich als Kultur- und Willensnation, die sich nicht auf die Abstammung, auf die Sprache und auf die Rasse abstützte. Der schweizerische Staatsgedanke sei nicht aus der Rasse, nicht aus dem Fleisch, sondern aus dem Geist geboren worden.

Anmerkung: Trotzdem gab es bis in die 1970er Jahre in der Schweiz eugenisch begründete Sterilisationen, Bevormundungen und Einweisungen in eine Asyl oder Irrenanstalt. Die Eugenik hatte sich in der Schweiz seit Beginn des 20. Jahrhunderts in behördlichen Verfahren, kantonalen Gesetzen, Richtlinien und konkreten Massnahmen – von der Sexualberatung bis zur Sterilisation – niedergeschlagen. **Am einflussreichsten waren die Eugeniker in den 1930er und 1940er Jahren in der Psychiatrie.** Eugenisch geprägt waren viele kantonale Ämter und Institutionen. Dazu gehörte auch die Pro Juventute. (Schweiz. Nationalfonds • HORIZONTE MÄRZ 2007)

Das von der Stiftung «**Pro Juventute**» ins Leben gerufene «**Hilfswerk für die Kinder der Landstrasse**» trennte zwischen 1926 und 1972 hunderte von Kinder der sog. «Fahrenden» - in der Schweiz einfach als Zigeuner genannt - von ihren Familien, mit explizitem Verweis auf rassenhygienische Theorien. Unterstützt wurde das Hilfswerk von Gemeinden, Kantonen und von wohltätigen Vereinen.

Und schliesslich wurden Menschen, die als «asozial» oder «unsittlich» galten, bis lange nach dem Zweiten Weltkrieg zu Sterilisationen gezwungen – wobei schon eine uneheliche Schwangerschaft als Begründung ausreichen konnte. Ein Gesetz, das eugenische Praktiken regelte, gab es in der Schweiz jedoch nur im Kanton Waadt. In anderen Kantonen behalf man sich mit behördlichen Richtlinien, welche den Ärzten und Psychiatern weitgehende Entscheidungskompetenzen über die Durchführung von Sterilisationen gab. Eine öffentliche Debatte über die juristische Zulässigkeit dieser Praktiken konnte damit nicht erst entstehen.

nachstehend:
Fotografie aus einer Ausstellung im Deutschen Hygienemuseum, das über den nationalsozialistischen Rassenwahn informiert.

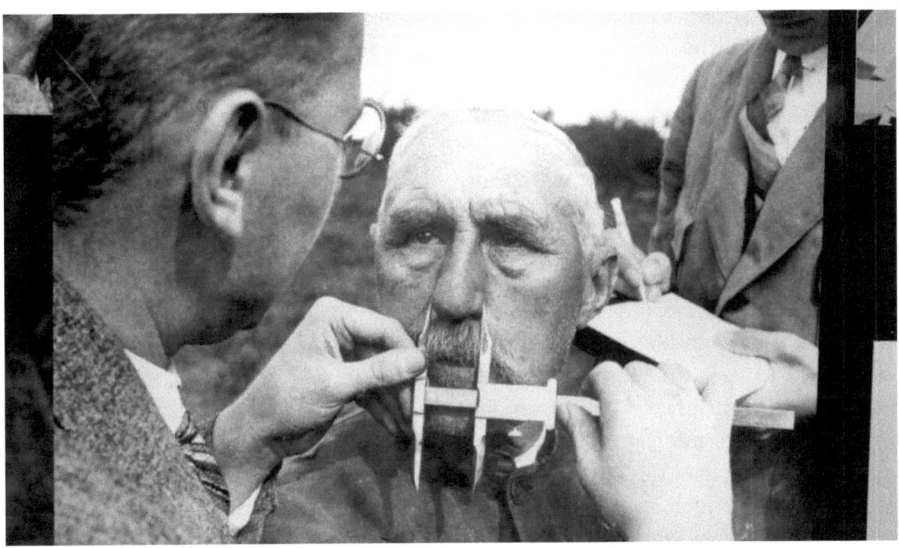

Aus ‚**Horizonte - Das Schweizer Forschungsmagazin**‘, Nr. 72, März 2007 (Verfasser: Andreas Merz) ist zu entnehmen, wie in einer psychiatrischen Poliklinik in Zürich eine unverheiratete, schwangere Epileptikerin im Jahre 1929 ihr uneheliches Kind los wurde (Abtreibung). Auf ihre Mitteilung, sie wolle ihr Kind „*unter keinen Umständen*" weiterhin austragen, weil das für sie eine „*furchtbare Schande*" und auch für ihre Mutter ein schwerer Schlag sei, stellte man in der Klinik fest, dass die Frau auf Grund ihrer Epilepsie unter einer beginnenden „*Verblödung*" leide.

Nach einer kurzen Abklärung seitens der Ärzte willigte man (behördlich) schliesslich in die Abtreibung ein, allerdings nur unter der Bedingung, dass sie sich dabei gleich sterilisieren lasse. Weiter hatte man gleichzeitig nun noch festgestellt, dass die Patientin an einer „*leichten Haltlosigkeit*" leide.

Diese „*Haltlosigkeit*" sei denn auch verantwortlich für ihre Neigung, sich immer öfter in „*zweifelhafte Bekanntschaften*" eingelassen zu haben, woraus schliesslich ihre Schwangerschaft herrühre.

Im Gutachten der Poliklinik wurde die Abtreibung auch begründet und zuhanden der zürcherischen Frauenklinik ausgestellt, die dort die Abtreibung und die Sterilisierung vorzunehmen hätten Darin stand: „*Jetzt befindet sie sich in einem depressiv-gereizten, hilflosen Zustand mit Suizidgedanken und ist infolge ihrer epileptischen Schwerfälligkeit gänzlich ratlos, diskussionsunfähig und nicht imstande, ihre Situation vernünftig zu beurteilen. […] Daher halten wir die Unterbrechung der Schwangerschaft für indiziert, wobei auch noch eugenische Gründe eine gewissen Rolle spielen. Bei der epileptischen Haltlosigkeit des Mädchens ist die Gefahr einer erneuten unehelichen Schwängerung sehr beträchtlich, und da jede Schwangerschaft dieselben Gefahren mit sich bringen würde, ist auch die Tubensterilisation indiziert, mit der das Mädchen nach reiflicher Überlegung einverstanden ist.*"

‚*Nach reiflicher Überlegung*' widersprach in einem diametralen Sinne den anderen obigen Aussagen im Gutachten, nämlich dass das epilepsiekranke Mädchen sich in einem depressiv-gereizten und hilflosen Zustand mit Suizidgedanken befände und sie sich dazu auch noch unter einer epileptischen Schwerfälligkeit befunden habe und „*gänzlich ratlos, diskussionsunfähig und nicht imstande gewesen sein musste, ihre Situation vernünftig zu beurteilen.*" Wie konnte sie sich selbst jetzt plötzlich ‚alles **reiflich** überlegt' haben angesichts ihrer epileptischen Schwerfälligkeit, ihres suizidalen Zustandes, ihrer Ratlosigkeit und ihrer Diskussionsunfähigkeit und ihres Unvermögens, ihre eigene Situation vernünftig beurteilen zu können?

Auch dass in einem behördlichen Schreiben (Gutachten der Poliklinik) noch frech und unzensiert angefügt wurde, dass bei den Überlegungen zur Bewilligung der Abtreibung auch noch eugenische Gründe eine gewisse Rolle gespielt hatten, ist erwähnenswert und mag aus heutiger Sicht erstaunen.

Wie bitte soll die Frau also nach reiflicher Überlegung zu ihrem Einverständnis gekommen sein? In ihrer Krankengeschichte nämlich stand etwas gänzlich anderes, nämlich, dass sie nur in die Unterbindung (Sterilisation) eingewilligt hatte, weil sie keinen anderen Ausweg aus ihrer verzweifelten Situation gesehen habe. In der KG stand weiter, dass sie sich zur Sterilisation „*nicht leicht entschliessen*" konnte, insofern, als sie eigentlich einmal gerne geheiratet und auch Kinder bekommen hätte.

Mit dem Messer am Hals **willigte sie widerwillig** in die Sterilisationsmassnahme ein.

Überhaupt wurden Frauen in dieser Zeit gerne und vorschnell unter Vormundschaft gestellt, in einem Armenasyl verwahrt und oft auch sterilisiert. In **Horizonte** beschrieb der Autor weiter, dass dies oft sog. **,sittenlose Frauenzimmer'** betraf, die manchmal auf den Strich gingen, gewerbemässige Unzucht begingen, einen liederlichen Lebenswandel führten und wegen Betrugs vorbestraft seien. So ein weiteres Opfer der damaligen Justiz.

Solche von Psychiatern und Vormundschaftsbehörden diagnostizierten Frauen wurden in Heime gesteckt, wo sie unter strenger Aufsicht und Kontrolle wieder dem geregelten Leben zugeführt werden sollten. Auch Einweisungen in Arbeitserziehungsanstalten waren gang und gäbe in dieser Zeit oder Überweisungen in Psychiatrien. Darin erfolgten teils vernichtende Gutachten.

Es war denn auch nicht unüblich, solche Frauen aus den Psychiatrien erst wieder zu entlassen, nachdem sie **mehr oder weniger ,freiwillig'** in ihre Sterilisation eingewilligt hatten. **An dieser nahe der Eugenik stehenden Praxis** beteiligten sich sowohl die Vormundschaftsbehörden wie auch die psychiatrischen Anstalten. Eine **Anstaltseinweisung** war gleichzeitig eine **Methode zur Verhinderung unerwünschten Nachwuchses**. Bei weiblichen Bevormundeten war es auch üblich, aus vormundschaftlicher Sicht eine Heirat erst zu bewilligen, nachdem diese Frauen sich vorgängig sterilisieren hatten lassen.

Erst die Heirat schützte diese Frauen vor der weiteren Willkür der Behörden, nämlich dahingehend, dass sie nach einer Heirat aus der Vormundschaft entlassen wurden und sich der Ehemann um sie, auch finanziell, zu kümmern hatte.

Eugenik

Als – stets umstrittene – Wissenschaft und gesellschaftliche Bewegung zielt die Eugenik darauf ab, günstige Erbanlagen in der menschlichen Bevölkerung zu sichern. Dies aufgrund von nicht bewiesenen Annahmen über die Vererbbarkeit von sozialen und mentalen Eigenschaften. In der Praxis hiess das, die Fortpflanzung von Menschen mit so genannt minderwertigem Erbgut zu verhindern. Psychisch Kranke, Behinderte, ledige Mütter und andere, die nicht der sozialen Norm entsprachen, wurden so unfreiwillig sterilisiert, mit Heiratsverboten belegt, in Anstalten eingewiesen etc. Die Bewegung lässt sich vom späten 19. Jahrhundert bis in die 1970er Jahre hinein in Europa und den USA verfolgen. Unter den Nationalsozialisten erfuhr sie eine Radikalisierung in Form von Massen-Zwangssterilisationen und der Euthanasie, der Ermordung der Unerwünschten. vo

Alfred Ploetz

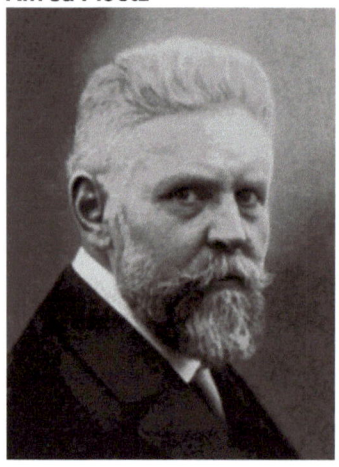

Alfred Ploetz (1860-1940)
Bild: Wikipedia.org

Deutscher Arzt und Rassenhygieniker der ersten Stunde. Er gilt zusammen mit Wilhelm Schallmayer als Begründer der Eugenik in Deutschland und prägte den Begriff Rassenhygiene.

Ploetz war Anhänger des Sozialdarwinismus. Schwager von Ernst Rüdin.

Geboren: 22. August 1860, Swinemünde, Deutschland
Gestorben: 20. März 1940, in Herrsching am Ammersee, Deutschland.

Aus: Wikipedia

Am Anfang steht das Volk. Erst viel später folgt das Individuum. Und das Volk ist die nordische, germanische, arische Rasse. Es geht also um die „Aufnordung" der Rasse, die sich von südlicheren Rassen in ihrer Qualität deutlich abhebt. Diese (nordische) Rasse bildet das oberste Primat und alles andere und jedes Individuum hat sich dem Volk resp. dem ‚arischen' Volkskörper unterzuordnen.

Die Wurzeln der Rassenhygiene stecken im Sozialdarwinismus. Die rassenhygienische Bewegung hatte ihren Anfang mit Francis Galton bereits Ende des 18. Jahrhunderts gemacht und mündete schliesslich als Wegbereiter in den eugenischen Zielen des Nationalsozialismus und des Faschismus. Ausgedrückt in der Verachtung des Menschen als einzelnes Individuum. Und dieses Individuum, also der einzelne Mensch, hatte sich dem ‚Volksganzen' zu unterordnen. Wer nicht spurte, lief Gefahr ausgeschlossen, eingekerkert oder im KZ zu landen oder erschossen zu werden.

Genauso wie Rüdin, hielt es auch Ploetz für bitter nötig, seine Gedanken in Buchform darzustellen. Dies jedoch zu einem um einiges früheren Zeitpunkt, nämlich schon vor der Jahrhundertwende. Auch Ploetz tat sich mit der Veröffentlichung von eugenischen Gedanken hervor. Darin begründete er den Begriff „Rassenhygiene". Sein Werk hiess: „Grundlinien einer Rassen-Hygiene, 1895".

In der Einleitung dieses Buches übernahm er einen Satz von Friedrich Nietzsche:
"Aufwärts geht unser Weg, von der Art hinüber zur UeberArt - Aber ein Grauen ist uns der entartende Sinn, welcher spricht: „Alles für mich!" Friedrich Nietzsche.

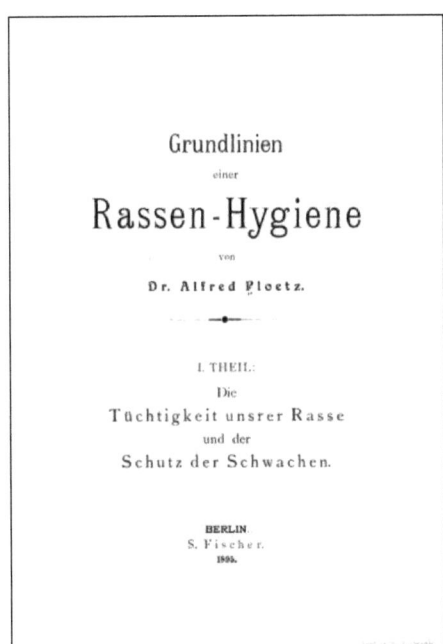

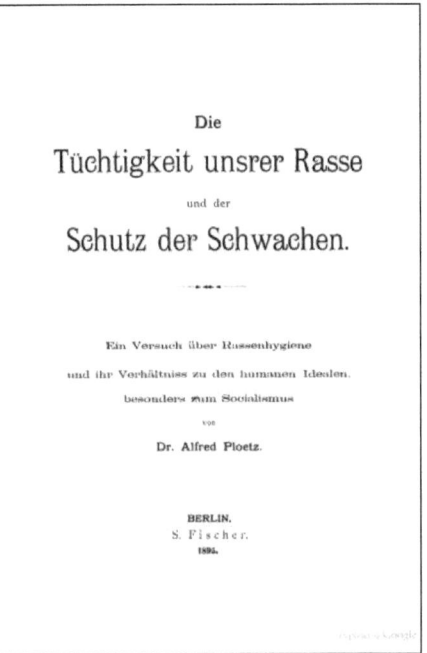

In rassenhygienischen Formulierungen ging es schon in der Einleitung weiter:
„Völker tauchen auf und versinken wieder, einige in's Nichts, wie die Gothen, andere in unbedeutende Mittelmässigkeit, wie die Griechen. Es waren nicht immer die schlechtesten, die so herabsanken. Gothen wie Griechen hatten viele hervorragende Eigenschaften, sie waren Völker von heldenhafter Gesinnung, und doch schwanden oder welkten sie hin unter Einwirkungen,

denen sie nicht ganz angepasst waren. Auch in der Gegenwart, in unserer nächsten Nachbar-schaft sehen wir ein Volk räthselhaft kranken. **Die Franzosen** sind als Rasse zum Stillstand ge-kommen, ja schreiten zurück trotz der materiell günstigen Bedingungen, unter denen sie leben, und nur der Nachwuchs eingewanderter Fremder ersetzt ihren Namen, aber nicht ihre Rasse."

Dann zitiert er den Anthropologen Ammon:

„Aehnlich äussert sich der Anthropologe Ammon in seinem interessanten Werk über die menschliche Auslese: „Die **Beseitigung** — **der** in sittlicher Beziehung am ungünstigsten ausge-statteten **Individuen** durch die Rechtspflege,.. — ist eine Nothwendigkeit, wenn nicht die Durchschnittshöhe der Menschheit sinken soll. Es verhält sich hier ähnlich wie bei der Gesund-heitspflege, wo die künstliche Erhaltung schwächlicher Individuen den Durchschnitt der Gesund-heit herabdrückt."

Er sprach schon in der Einleitung Klartext, indem er von ‚Beseitigung von Indivi-duen durch die Rechtspflege' redete. Und dass die künstliche Erhaltung schwäch-licher Individuen den Durchschnitt der Gesundheit herabdrücke. Bereits diese ein-leitenden Worte sind unschwer als Aufforderungen zur Euthanasie zu verstehen.

Dann sprach Ploetz weiter von der Individual-Hygiene des Einzelnen, die er der Hygiene einer Gesamtheit von Menschen, der Hygiene einer Nation oder Rasse gegenüber stellte. Er nannte diese zweite „Rassenhygiene" und war damit wohl Wortschöpfer für diesen neuen Ausdruck. Er meint in seinem Buch selber: „Ich weiss nicht, ob das Wort **Rassenhygiene** schon ausgesprochen wurde oder nicht; sicher ist, dass der darin enthaltene Begriff längst in vielen Köpfen lebte, und dass er in den Geisteskämpfen unserer Tage eine grosse Rolle spielt."

Um gleich weiter zu fahren: „Als im alten Sparta das Gesetz anordnete, dass die neuge-borenen Kinder in kaltes Bergwasser getaucht und die schwächlichsten unter ihnen auf den unwirthlichen Höhen des Taygetos ausgesetzt würden, schadete es Einzelnen, nützte aber bewusst der Gesammtheit".

Dann in einem weiteren Beispiel schreibt er über Plutarch folgendes: „Bei der Er-ziehung, die er als das grösste und wichtigste Geschäft eines Gesetzgebers betrachtete, fing er ganz von vorn an und richtete sein Augenmerk zu allererst auf die Ehen und die Erzeugung der Kinder . . . Zuerst suchte er die Körper der Jungfrauen durch Laufen, Ringen und das Werfen der Wurfscheiben und Spiesse abzuhärten, **da mit die in einem starken Körper erzeugte Frucht kraftvoll aufkeimen und gedeihen könnte**, sie selbst aber die zur Geburt erforderlichen Kräfte erlangen und die Schmerzen leicht und ohne Gefahr überstehen möchten. Um aber alle Weich-lichkeit, Verzärtelung und andere weibliche Eigenschaften **auszurotten**, gewöhnte er die Mäd-chen so gut wie die Knaben, den feierlichen Aufzügen nackend beizuwohnen, und so an ge-wissen Festen in Gegenwart und vor den Augen der Jünglinge zu tanzen und zu singen".

Gesunder Geist in gesundem Körper. Körperliche Ertüchtigung war zum damaligen Zeitpunkt sicherlich in jedem Lande Mittelpunkt einer Forderung für eine strotzende Volksgesundheit, bereiteten sich doch die Staaten bald nach dem 1. Weltkrieg wieder auf eine kriegerische Auseinandersetzung mit ihren Nachbarn vor.

Und der in dieser zitierten Geschichte vorkommende Lykurgus war der Meinung: *„Es war also einem bejahrten Manne, der eine junge Frau hatte, vergönnt, einen jungen wackeren Mann, der ihm gefiel, und den er für tüchtig hielt, bei seiner Frau* **einzuführen**, *und das von ihnen aus edlem Samen erzeugte Kind für das seinige anzuerkennen. Auf der anderen Seite stand es auch einem rechtschaffenen Manne frei, wenn er die Frau eines Anderen wegen ihrer Fruchtbarkeit und Tugend schätzte, den Gatten derselben um die Erlaubnis zu bitten, dass er ihr beiwohnen und gleichsam in einen fruchtbaren Boden pflanzen und gute Kinder erzeugen dürfte. . . . Lykurgus glaubte, dass die Kinder . . . dem Staate gemeinschaftlich gehörten, und in dieser Rücksicht, wollte er die Bürger nur von den Besten, nicht aber von Jedem ohne Unterschied erzeugen lassen"*

Wenn das jetzt nicht eindeutig nach positiver Eugenik klingt! Das Beispiel führte Ploetz sicherlich in seinem Buche ein, um klarzumachen, dass die im Staate geborenen Kinder in erster Linie dem Staate gehörten und ihm zur Verfügung zu stehen hatten und nicht etwa den sie erzeugenden Eltern. Wirklich konnte diese Idee im Nationalsozialismus bemerkt werden, weil die Soldaten dem Staate zu dienen und in den Krieg zum Wohle der Nation und für Hitler zu ziehen hatten.

Ploetz zitierte weiter und meint, dass es nicht bloss vom Vater allein abhinge, *„ob er das geborene Kind aufziehen wollte, sondern er musste es an einen gewissen Ort, Lesche genannt, tragen, wo die* **Aeltesten der Zünfte *** *versammelt waren. Diese besichtigten es genau, und wenn es stark und wohlgebaut war, hiessen sie es ihn aufziehen, und wiesen ihm eins von den 9000 Loosen an; war es hingegen schwach und übelgestaltet, so sie es gleich in ein tiefes Loch am Berge Taygetos warfen, weil man glaubte, dass ein Mensch, der schon vom Mutterleibe an einen schwachen und gebrechlichen Körper hat sowohl sich selbst als dem Staate zur Last fallen müsste."* (* übersetzt: die Nazi-Grössen)

Da erhalten wir in zitierter Geschichtsform gleich noch die negative Eugenik mitgeliefert. War das Kind schwach und gebrechlich, warf man es in ein tiefes Loch. Übersetzt unterwarf man ein solches Kind im Nationalsozialismus dem „Gesetz zur Verhütung erbkranken Nachwuchses" oder gleich dem geheimen Führererlass, der „Ermächtigung zur Durchführung der Euthanasie". Auch Binding-&Hoches Buch: „Die Freigabe der Vernichtung lebensunwerten Lebens" lässt grüssen.

In einem späteren Kapitel machte sich Ploetz Gedanken zur Erhaltung und Vermehrung der Zahl (gemeint sind die Einwohner eines Landes). Er ging ein auf die Geburten- und Sterbeziffern. Zur dauernden Erhaltung einer Rasse gehöre zu aller erst die Erhaltung der Anzahl ihrer Individuen. Er meinte, je kleiner eine Rasse sei, desto gefährdeter sei ihr Bestand. Es sei desshalb von elementarsten Bedeutung für eine Rasse, dass ihre Zahl sich womöglich vermehre oder wenigstens auf ihrer Höhe erhalte.

Die niedrigste bekannte Sterbeziffer für eine grössere Anzahl Menschen sei etwa 17 Promille, so Ploetz. (von 1000 sterben jedes Jahr 17). Darunter dürfe eine Population nicht gelangen.

So wie es für die Geburtenrate ein rassenhygienisches Minimum gäbe, so kenne man auch für die Sterberate ein entsprechendes Maximum, über das sie nicht steigen dürfe. Dieses Maximum sei, so Ploetz, durch die höchstmögliche Geburtenrate gegeben. Als solches konnte nach seiner Beobachtung ca. 58 Promille gelten. In Europa stehe Russland mit 49 Promille an der Spitze. So hohe Sterberaten dürften indessen kaum vorkommen, damit die Bevölkerung nicht abnehme und **geschwächt** würde. Nur in Zeiten starker Epidemien und verheerender Kriege sei dies in der Regel der Fall. Doch seien auch schon Mortalitäten von 53 Promillen beobachtet worden. Die höchste Sterblichkeit in Europa habe zurzeit Ungarn, nämlich 41 Promille.

In einem späteren Abschnitt sah er ein, dass für eine Erhöhung der Bevölkerungszahl eine Verbesserung der ökonomischen Situation notwendig sei. Und zum modernen Krieg mit gut gerüsteten Armeen meinte er Erstaunliches: ,,*Der moderne* **Krieg ist** *demnach, ganz abgesehen von seinen Brutalitäten, unter den Mitteln, die ein Volk zur Vermehrung seiner Zahl ergreifen kann,* **thunlichst zu vermeiden***, da er mit der Hauptforderung der Rassenhygiene, der Erhaltung der Constitutionskraft, im Widerstreit steht. Allerdings wird er wohl manchmal im Kampf um's Dasein der Societäten nicht zu umgehen sein''.*

Immerhin schien Ploetz nicht ein Kriegshaudegen gewesen zu sein, denn er machte sich lieber Gedanken zum Geschlechtsakt: ,,*Das zweite Moment ist der praeventive Geschlechtsverkehr und der künstliche Abortus (Fehlgeburt), die wir beide zusammen Geburten-Praevention genannt haben. Der praeventive Geschlechtsverkehr mit der Folge der facultativen Sterilität oder der künstlichen Unfruchtbarkeit umfasst alle künstlichen Veranstaltungen oder Unterlassungen beim Begattungsact, die eine Befruchtung verhindern können. Beides, praeventiver Geschlechtsverkehr und Abortus sind nicht nur bei Naturvölkern, sondern auch bei den civilisirtesten Völkern heimisch, wie unter den Nordamerikanern, den Franzosen, den siebenbürger Sachsen und anderen Völkern. Neuerdings greifen sie auch in England, in der Schweiz und in Deutschland um sich.''*

Dann machte sich Ploetz weiter Gedanken zu sinkenden Rassen, gemeint waren die Franzosen und die Yankees: ,,*Ein Bild des Verfalls bietet uns das französische Volk. Trotz seiner günstigen Sterblichkeit, seiner minimalen Auswanderung und seiner günstigen* oekonomischen Verhältnisse ist die durch Geburtenüberschuss bewirkte Zunahme im Laufe unseres Jahrhunderts durch das Sinken der Natalität (Geburtenrate) kleiner und kleiner geworden und hat schliesslich seit 1890 einer Abnahme Platz gemacht."

„Einzig der seit Anfang- des Jahrhunderts beginnende und trotz einiger Schwankungen regelmässige Niedergang der Geburtenziffer ist die Ursache dieser in Frankreich so tief beklagten Erscheinung. Die entstandenen Lücken in der Bevölkerung werden auch durch die Einwanderung Fremder nicht mehr in dem Masse ausgefüllt wie früher, so dass wir in dem hoch civilisirten französischen Volk das tragische **Beispiel einer sinkenden Rasse** vor uns haben, deren führende Geister den Abgrund sehen und eifrig nach Hülfe suchen, aber für ihre Hebel den archimedischen Punkt noch nicht gefunden haben, die gewaltige träge Masse des Volkes wieder zu heben".

Dann listete er Gründe auf, weshalb es den Franzosen heute so schlecht ginge. Eigentlich könnte man diese Ausführungen als Mahnmale sehen, keinen Krieg anzuzetteln, aber wir wissen, es kam anders: „Wenn sich ergiebt, dass der Durchschnittsfranzose im Lauf des Jahrhunderts einer **langsamen körperlichen Entartung** anheimgefallen ist, so ist die Annahme durchaus berechtigt, dass auch die Fortpflanzungskraft an dieser Entartung Theil genommen hat, weil sie in gewissen Correlationen zur Erhaltungskraft steht. So unmöglich erscheint die Entartung nicht, wenn man bedenkt, wie häufig die junge Blüthe der Nation zum Kriegsdienst herangezogen wurde.

Allein vom 24. Juni 1791 bis zum 15. November 1813 wurden 4'556'000 Mann unter die Fahnen gerufen, von denen wenigstens die Hälfte im Feuer und in den Hospitälern blieb, während der andere Theil erschöpft und früh gealtert nach Hause zurückkehrte, um mit den schwachen Heimgebliebenen, die mittlerweile die wirthschaftlichen Stellen occupirt hatten, den Kampf um's Dasein und die Familiengründung aufzunehmen, in dem sie oft scheiterten, so dass die Schwachen eher zur Kinderzeugung kamen als sonst.

‚Lagneau' führt noch genauere Ziffern an: Von 1791—1799 wurden 2'080'000 Mann eingereiht, von denen nach verschiedenen Schätzungen 720'000 bis 1'500'000 fielen. Von 1799 - 1815 dienten 3'153'600 Mann. Davon blieb vor dem Feinde eine Million, eine zweite kam in den Krankenhäusern und Lagern um. Im Krimkrieg, im italienischen und mexikanischen Krieg, überhaupt in allen Kriegen der Monarchien von 1825 - 1869 wurden 356'000 Leben hingerafft.

Der Verlust, den die Gesamtbevölkerung an ihrer möglichen Zunahme durch den deutsch französischen Krieg und Commune-Aufstand erlitt, wird von ‚Lagneau' auf 1'300'000 Menschen berechnet. Die Zahl der in diesem Kriege direkt an Wunden Gestorbenen betrug 89'000.

Zu diesen Verlusten im Kriege kommen noch die durch innere Kämpfe. Die Religionsverfolgungen früherer Zeiten (Inquisition, Ermordung der Hugenotten) trafen zwar nicht so zahlreiche Opfer wie die Kriege; dafür aber um so **edlere**.

Die grosse Revolution entzog Frankreich ebenfalls viel tüchtiges **Menschenmaterial.** *Viele wanderten aus, viele wurden wirthschaftlich ruinirt, Tausende starben auf dem Schafott. Dieses fortdauernde Riesenwürgen unter den kräftigsten Männern der Nation legt den Gedanken an ihre Entartung in der That sehr nahe".*

Hier war der Entartungsgedanke wieder zugegen. Ploetz sprach von Menschenmaterial, zeigte auf, was Kriege und sonstige politische Geschehnisse einer Rasse antun können und merkte dabei kaum, dass er im Grunde genommen genau einen solchen heraufbeschwörte mit seinen Ausführungen zur Rassenhygiene.

Im Vergleich zu den sinkenden Rassen, machte sich Ploetz nun Gedanken zu aufsteigenden Rassen. Dazu gehörten die in Europa ansässigen europäischen Arier, kurz die West-Arier. Sie zeigten nach ihm, dass die West-Arier den vorzüglichen Namen einer „Culturrasse" verdienten, was für ihn hoch erfreulich war. Denn diese West-Arier hätten zwei Merkmale: erstens seien sie **Angehörige der weissen Rasse** und gehören zu einer **westarischen Sprache**. Dabei schliesst er sofort die englisch und spanisch sprechenden Neger und die Indianer Amerikas aus.

„Aus der Thatsache, dass die Westarier sich von 1860 - 90 um 35 Prozent, ihr germanischer Zweig dagegen in derselben Zeit um 45 Prozent vermehrte, erhellt, dass die Germanen bedeutend rascher anwachsen, als der Rest der Westarier, und sich dadurch als im Kampf um's Dasein höchst tüchtige Zweige derselben kundgeben".

Ploetz kannte auch Zahlen zur Schweiz. Sie hatte 1860 rund 2'510'500 Einwohner, davon waren etwa 1'761'000 oder 70,3 % Deutsche. Im Jahre 1888 stieg die Einwohnerzahl auf 2'933'000, die Zahl der Deutschen auf 2'092'000 oder auf 71,3% der Bevölkerung. Die Deutschen haben also in den letzten Jahrzehnten jedenfalls ihren Stand behauptet.

Wie genau es Ploetz nahm, zeugt ein Fotoauszug (S. 86) seines oben erwähnten Buches.

Wannsee Konferenz

Auf der **Wannseekonferenz** *kamen am 20. Januar 1942 in einer Villa am Grossen Wannsee in Berlin fünfzehn hochrangige Vertreter der nationalsozialistischen Reichsregierung und SS-Behörden zusammen, um unter dem Vorsitz des SS-Obergruppenführers Reinhard Heydrich in seiner Funktion als Chef der Sicherheitspolizei und des SD den begonnenen Holocaust an den Juden im Detail zu organisieren und die Zusammenarbeit der beteiligten Instanzen zu koordinieren.'*

Die englische Sprache wird Weltsprache, wenigstens
in der civilisirten Welt. Ein Wink für unsere wohlmei-
nenden Volapük-Schwärmer und für unsere zopfigen La-
teiner und Griechen.

Staaten mit deutscher Bevölkerung.

Das deutsche Reich, das den Haupttheil der deutschen
Rasse in seinen Grenzen beherbergt, zeigt seit Jahrhunderten
eine regelmässige Zunahme seiner Bevölkerung trotz vieler
Kriege und trotz starker Auswanderung. Auf dem heutigen
Reichsgebiet wohnte eine Bevölkerung von

24 833 000 im Dez. 1816	37 747 000 im Dez. 1860
26 294 000 „ „ 1820	45 236 000 „ „ 1880
32 787 000 „ „ 1740	49 428 000 „ „ 1890,

die mittlere Bevölkerung von 1894 war 51 217 000. Die
Bevölkerung hat sich also seit den letzten 75 Jahren ungefähr verdoppelt. Die Geburtenrate ist relativ hoch und
die Sterbeziffer mittelgross. Auf 1000 der mittleren Bevölkerung kommen jährlich

	Ge-borene	Ge-storbene	Ge-burten-Ueber-schuss		Ge-borene	Ge-storbene	Ueber-schuss
1841—50	37,6	28,2	9,4	1889	37,9	25,1	12,8
1851—60	36,8	27,8	9,0	1890	37,0	25,6	11,4
1861—70	38,8	28,4	10,3	1891	38,2	24,7	13,6
1871—80	40,7	28,8	11,9	1892	36,9	24,3	11,6
1881—88	38,4	26,8	11,6				

Wir haben hier das Bild eines kräftig wachsenden Volkes
vor uns, das sich in seinen elementaren Lebensvorgängen
höchst augenfällig von dem französischen unterscheidet.

Hand in Hand mit der sich ziemlich gleich bleibenden
Geburtenrate gehen wenig schwankende Ziffern für Ehe-
frequenz und eheliche Fruchtbarkeit:

Allerdings hatte das Buch von Ploetz wiederum stark rassistische Züge, wenn er über das Wesen der Vervollkommnung eines Volkes schreibt: „Worin besteht das Wesen der Vervollkommnung? Warum ist der Weisse vollkommener als der Neger und dieser vollkommener als der Gorilla? Doch offenbar, weil sich die kaukasische Rasse besser und öfter den verschiedenen Bedingungen der Erde anpassen kann als die Negerrasse und diese wieder mehr als der Gorilla."

Da schien wieder ganz Charles Darwins Evolutionstheorie durch. Dann folgten Vergleiche zwischen der afrikanischen Negerrasse und der kaukasischen Rasse.

„Die Neger könnten, wenn keine anderen menschlichen Rassen existirten, sich schon in viel grösserer Zahl auf der Erde ausbreiten. Sie verfertigen Werkzeuge, treiben Viehzucht, Ackerbau und Fischfang, befahren das Wasser und haben desshalb nicht nur die Potenz, ihrer jetzigen Heimath eine viel grössere Individuenzahl abzuzwingen, sondern können leicht in andere Länder auswandern, allerdings nur in die tropische und in die warmen gemässigten Zonen.

In anderen Klimaten würden sie von Lungenleiden hingerafft werden. In Afrika ist thatsächlich vom Gorilla nur ein kleiner Theil der tropischen Wälder in sehr dünner Weise bevölkert, während der Neger einen grossen Theil Afrikas bewohnt und leicht einen qkm mit 10 Einwohnern bevölkern kann (die Bevölkerungsdichtigkeit des Kongostaats).

Der Kaukasier vollends würde, wenn alle anderen Rassen fehlten, mit Ausnahme der ungünstigen Theile der Tropen die ganze Erde ausfüllen und mit Hülfe seiner **Intelligenz** und der **von ihr geschaffenen mächtigen Werkzeuge** soviel aus dem Boden herausziehen, dass er bequem den qkm mit 50 bis 100 Individuen besetzen könnte. Eigentlich sollten wir noch das Gewicht des Gorillas, des Negers und des Kaukasiers mit in die Berechnung ziehen, um zu sehen, wieviel lebendige Substanz in jeder dieser drei Formen sich auf der Erde würde halten können; dass ist aber bei der Aehnlichkeit der Körpergewichte (nur der Gorilla ist nennenswerth schwerer) und bei den so stark ausgeprägten Unterschieden in der Zahl der Individuen belanglos."

Ein weiteres, letztes Müsterchen Ploetzenschen Schreibkunst will ich dem Leser nicht vorenthalten, geht es doch um Mann und Frau.

„Aber ist diese Verbindung auch vorhanden z. B. bei der Schönheit der Gesichts- und Körperformen? Ganz offenbar. Ein schönes Mädchen wird eher zum Weibe begehrt als ein hässliches Mädchen, hat also eher Gelegenheit Kinder zu zeugen; Entsprechendes gilt für einen im Sinne der Frauen schönen Mann. Aber auch in sehr vielen anderen Beziehungen und im oekonomischen Wettkampf ist ein sogenanntes „angenehmes Aeussere" ein gewichtiger Empfehlungsbrief.

Besitzer widerwärtiger Gesichter werden mir das sofort bestätigen. Selbst bei der Pflege der Kinder spielt deren Aeusseres eine Rolle. Hübsche Kinder werden nicht nur oft von den Eltern, sondern auch von den Lehrern und anderen Menschen vorgezogen. Aus allen diesen Gründen sind angenehme äussere Formen ganz direct eine Waffe im Socialkampf.

Wesshalb wir Gefallen grade an einigen Gesichts- und Körperformen finden und an anderen nicht, hat für manche derselben eine sehr augenfällige Grundlage. Viele Formcharaktere sind Correlationen der Fortpflanzungsorgane im weitesten Sinne.

Ein vollbusiges Weib gefällt den Männern, weil der gut entwickelte Busen eine bessere Säugung der Kinder garantirt, und weil diejenigen Männer, die flachbrüstige Frauen geheirathet haben, in ihren schlechter genährten Kinder eher mitsammt ihrer Geschmacksrichtung **ausgejätet** wurden.

Dieselbe Beziehung der schönen Form zur Güte der Fortpflanzungsorgane besteht zwischen dem breiteren Becken und einer ungestörten Geburt; den durch ein gewisses Fettquantum wohl gerundeten äusseren Körperformen und der für die Schwangerschaft und die Säugungsperiode bedeutungsvollen Ernährungskraft; der grösseren Sanftheit und Anmuth der Bewegungen und der liebevollen Kinderspflege , u. s. w.

Beim Manne ist's ähnlich. Wenn die Frauen im Allgemeinen etwas magere, muskelkräftige, intelligente Männer mit muthigem Gesichtsausdruck schöner finden als fette, schwache mit dummem oder feigem Ausdruck, so liegt der Grund darin, dass Männer der ersten Sorte eher im Stande waren, für Nahrung zu sorgen und Weib und Kinder vor Gefahren zu beschützen.

Frauen, die an Männern der zweiten Sorte Geschmack fanden, oder die auch nur indifferent bei der Geschlechtswahl waren, liefen oft Gefahr, in ihren Kindern mitsamt ihrer Geschmacksrichtung im Kampf um's Dasein **ausgejätet** zu werden".

Immerhin sagte Ploetz noch über die Juden: „Die Juden scheinen also mehr Arier als Nichtarier zu sein. Das bringt sie natürlich den westarischen Culturassen schon ganz bedeutend näher." **(S. 139/140)**

„Der ganze angebliche Rassengegensatz verflüchtigt sich also im Lichte der craniologischen Forschung, die uns zeigt, dass im Judenthum mehr arisches als semitisches Blut steckt. Die breite arische Grundlage des Judenthums empfing die fruchtbare Anregung der Rassenkreuzung, die, … wie wir sehen werden, ein wesentlicher Factor des menschlichen Fortschritts ist, und zusammen mit der noch mächtiger anregend wirkenden klimatischen Anpassung uns erklärt, wie das Judenthum, trotz mancher auf Inferiorität hin wirkenden Eigenschaften (und hierher gehört auch der mindestens 5 % betragende Gehalt derselben an semitischem Blute), sich so ganz arischen Gewohnheiten angepasst hat und der arischen Bevölkerung, unter der sie leben, in so hohem Grade ähnlich geworden sind; bei alledem muss man einräumen, dass sie einen eigentümlichen Typus bewahren, der bei der Inzucht unter den Juden und ihrer abgeschlossenen, wenig differenzirten Lebensweise mit Nothwendigkeit entstehen musste."

„Die hohe geistige Befähigung der Juden und ihre hervorragende Rolle in dem Entwickelungsprocess der Menschheit muss angesichts der Namen Jesus, Spinoza, Marx ohne Weiteres mit Freuden anerkannt werden. Zu Zeiten, wie nach dem Niedergang der byzantinischen Cultur, waren die Juden und andere Semiten, die Araber, fast die alleinigen Träger und Hüter der Wissenschaft, besonders der Naturwissenschaft und der Medizin, und haben dabei, oft unter

Erduldung von Verfolgungen, Dienste geleistet, die ihnen kein Bürger der Republik der Wissenschaften je vergessen wird. An die zahlreichen Juden der Jetztzeit, die auf den Gebieten der Wissenschaft, der Kunst und des öffentlichen Lebens Hervorragendes leisten, braucht nur erinnert zu werden." (S. 141)

Ploetz's Termini „**ausgejätet**" oder „**Ausjätung**" aber auch „**Ausmerzung**" oder „**Ausrottung**" sprachen schon die Sprache des Sterilisierens und Euthanasierens, wenn auch noch nicht in dieser brutalen Form, aber in gleicher Deutlichkeit. Denn jäten als Gärtnerarbeit meint, ausreissen, auszupfen oder auskrauten von Pflanzen, die den Ertrag stören, etwa weil sie den anderen, schönen, brauchbaren und den Volkskörper ernährenden Pflanzen nur Licht, Bodennahrung und Wasser entziehen und somit nicht erntefähig, essbar oder sonst wie verwendbar sind und den Ertrag schmälern oder stören. In dem Sinne ist das Jät überflüssig, störend und nicht essbar und muss vernichtet werden.

Möglicherweise wollte Ploetz den Terminus „Euthanasie" absichtlich nicht verwenden, obwohl er ihn sicherlich schon kannte. Dafür sprach er im Buch viel von **Zeugung**, **Wert** und von **Volk** (Volksvermehrung, Volksmasse, Volksbildung, Volksschichten, Volksernährung, Volksklasse, Volkskriege, Volkskrankheit und Volksgeisseln) und natürlich von **Rasse** (Rassentüchtigkeit, Rassenhygiene, Rassenforderungen, Rassenprozess, Mischrassen, Rassenwohl, Rassenveredelung, Rasseninteressen, Rassenindividuen, Rassengemische, Rassentypus, Kulturrasse, Urrassen, Rassenverschiebung, Rassenstandpunkt, Rassenkreuzung, Rassenmerkmale und Rassenvervollkommnung).

Häufig verwendete er auch Begriffe um den Terminus „**Zucht**" und „**Lebensschwäche**" „**Schwachheit**" oder „schwächlich", aber auch den der „**Contraselection**", gemeint als falsche Selection, die selbstverständlich in einer Abhandlung zum Thema Rassenhygiene nicht fehlen dürfen.

Auch zitierte er häufig **Cesare Lombroso**, **Auguste Forel**, **Charles Darwin**, **Francis Galton** sowie **Ernst Haeckel** (Zoologe, Philosoph und Freidenker), deren Werke er sicherlich studiert und gekannt haben mag.

Ploetz studierte Nationalökonomie und Medizin. Auguste Forel zeigte ihm an Beispielen seiner Patienten in der Irrenanstalt Burghölzli die Merkmale und Auswirkungen von Degeneration. Dies musste ihn sehr beeindruckt haben, denn er entschied sich daraufhin, sich nicht mehr den Schwachen zu widmen, sondern die Tüchtigen zu fördern. Dies mag ein Anstoss zum Studium der Rassenhygiene gewesen sein.

Da die Herren Ploetz und Rüdin sich persönlich kannten, kam es zu einer Heirat zwischen ihm und der Schwester Rüdins, dadurch wurde er Rüdins Schwager. Dies war für ihn natürlich alles andere als eine Contraselektion, denn er sah das menschliche Geschlecht als stark gefährdet an und eine Verbindung mit Rüdins Schwester, vermochte ihm gemäss jeglichen Verdacht auszumerzen, er habe eine falsche Zuchtwahl bei seiner Geschlechtspartnerin getroffen. Allerdings wurde diese Ehe wegen Kinderlosigkeit 1898 bereits wieder geschieden und er musste eine zweite Heirat eingehen, um sich erfolgreich fortzupflanzen.

Zur Kontraselektion gehörte nach Ploetz jedoch nicht nur die falsche Zuchtwahl, sondern etwa auch die Jugendlichkeit der Eltern, giftige Genussmittel, die ungleiche Erziehung und der humanistische Gleichberechtigungsgedanke, die schlechten Einflüsse von Armut und Alkoholismus, die Auswirkungen von Tuberkulose und Syphilis, die ärztliche Betreuung von Kleinkindern, sowie der krisengeplagte Kapitalismus. (S. 150)

*„Was die Kinderpflege anlangt, so wird auch hier in mannigfachster Weise gegen die reinen rassenhygienischen Forderungen gesündigt. Schwächliche Mütter besorgen sich Ammen, Soxhlet'sche Sterilisationsapparate und allerlei Kindernährmittel und vererben auf diese Weise häufig ihre flachen Brüste und sonstige Mängel ihrer Constitution. Wenn die natürliche Auslese der Schwachen doch in Form von allerlei Kinderkrankheiten, besonders Verdauungsstörungen und Entzündungen der Athmungsorgane in ihr Recht treten will, **kommt der Arzt dazwischen** und bereichert in vielen Fällen die Menschheit um eine schwache Constitution, die sich später oft nur selbst zur Last wird.“*

Eine starke Gefahr sah er in der mangelnden Fortpflanzung der Tüchtigen, denen er sich ja nach dem Besuch bei Forel in besonderem Masse verschrieben hatte. Er monierte gegen die staatliche Förderung der „Untüchtigen", der entgegen gesteuert werden müsse.

Es trieb ihn ein Buch zu verfassen und nach Abschluss weiterer Studien in den USA kehrte er nach Deutschland zurück.

Er wollte die Menschheit, insbesondere natürlich die arische Rasse „aufarten", die er als „Kulturrasse par excellence" betrachtete. Diese Aufartung gedachte er zu erreichen durch eine praktische Rassenhygiene, insbesondere durch eine entsprechende sexuelle Partnerwahl, sowie durch Vermeidung einer Negativauslese.

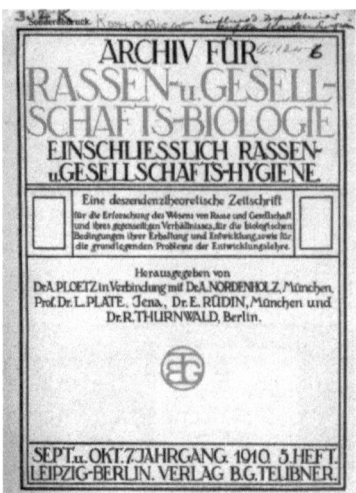

Im Jahre 1904 gründete Ploetz die Zeitschrift „Archiv für **Rassen- und Gesellschaftsbiologie**", in der Rüdin, sein Schwager von 1905 – 1907 hauptamtlicher Redakteur wurde.

Dann kam es innerhalb der Gesellschaft für Rassenhygiene zur Gründung von mehreren **Geheimorganisationen:** dem „Ring der Norda" und dem „Nordischen Ring", der später in „Bogenclub München" harmlos umbenannt wurde.

Diese Geheimbünde waren der Rettung der nordischen Rasse und des nordischen Gedankens verpflichtet.

Ploetz gedachte eine Zukunftsgesellschaft nach den Ideen und Grundsätzen des Darwinismus zu gestalten.

Die Nationalsozialisten feierten Ploetz schliesslich als Vorkämpfer des wissenschaftlichen Rassegedankens. Auch er erhielt den damals begehrten „Adlerschild des Deutschen Reiches", den auch Rüdin erhalten hatte. Im Jahre 1933 wurde Ploetz zum Mitglied, resp. Sachverständigenbeirat in der Arbeitsgemeinschaft für Rassenhygiene und Rassenpolitik. Die hatte die Funktion, alle Gesetzesentwürfe vor ihrer Beschlussfassung auf ihre bevölkerungs- und rassenpolitischen Auswirkungen und auf Fragen der politischen Durchsetzbarkeit hin zu prüfen.
(aus https://de.wikipedia.org/wiki/Alfred_Ploetz)

„In seinem Buch **'Die Tüchtigkeit unserer Rasse und der Schutz der Schwachen'** *(1895) entwarf er das Bild einer Gesellschaft, in der die rassenhygienischen Ideen zur Anwendung kommen. Prüfungen der moralischen und intellektuellen Fähigkeiten entscheiden über Heiratsmöglichkeiten ebenso wie über die erlaubte Kinderzahl und können ein Verbot der Fortpflanzung nach sich ziehen. Unerlaubt gezeugte Kinder werden abgetrieben, Kranke und Schwache, Zwillinge und Kinder, deren Eltern nach Ploetz Ansicht zu alt oder jung sind, werden „ausgemerzt". Ob Ploetz dies als Warnung bzw. Utopie beschreibt oder als gewünschten Zustand, ist nicht eindeutig."*
(aus https://de.wikipedia.org/wiki/Alfred_Ploetz)

Er schrieb: (aus https://de.wikipedia.org/wiki/Alfred Ploetz, S.144)
„Die Erzeugung guter Kinder [...] wird nicht irgend einem **Zufall einer angeheiterten Stunde** *überlassen, sondern geregelt nach Grundsätzen, die die Wissenschaft für Zeit und sonstige*

Bedingungen aufgestellt hat [...]. Stellt es sich trotzdem heraus, dass das Neugeborene ein schwächliches oder missgestaltetes Kind ist, so wird ihm von dem Ärzte-Collegium, das über den Bürgerbrief der Gesellschaft entscheidet, ein sanfter Tod bereitet, sagen wir durch **eine kleine Dose Morphium.**"

"*Die Lebensführung der Gatten ist beherrscht von der Rücksicht auf die Erzeugung guter Kinder, sie suchen nach gesunder Wohnung, zuträglicher Nahrung, vermeiden die Einfuhr von allerlei Giften, wie Alkohol und Tabak, bewegen sich viel in frischer Luft und leben überhaupt ihrem Elternberuf schon lange vor der Zeugung. Diese selbst* **wird nicht irgend einem Zufall, einer angeheiterten Stunde überlassen, sondern geregelt nach den Grundsätzen, die die Wissenschaft für Zeit und sonstige Bedingungen aufgestellt hat.** *Die zur Durchführung nothwendigen Kenntnisse und Mittel der Praeventiv-Praxis werden durch die Gesellschaft Allen vermittelt und zugänglich gemacht.*

Nach Beginn der Schwangerschaft wird die junge Mutter als eine höchst wichtige Persönlichkeit betrachtet, man gewährt ihr alle möglichen Mittel für ihr eigenes und das Gedeihen ihrer Leibesfrucht, sowie für den ungestörten Ablauf der normalen Geburt. **Stellt es sich trotzdem heraus, dass das Neugeborene ein schwächliches oder missgestaltetes Kind ist, so wird ihm von dem Aezte-Collegium, das über den Bürgerbrief der Gesellschaft entscheidet, ein sanfter Tod bereitet, sagen wir durch eine kleine Dose Morphium.**"

Aus: **„Die Tüchtigkeit unserer Rasse und der Schutz der Schwachen, 1895"** (S. 144)

(aus https://de.wikipedia.org/wiki/Alfred_Ploetz):

1936 wurde er durch Hitler zum Professor ernannt, weil er", so der im Reichsinnenministerium tätige **Arthur Gütt**, den Aufbau des Dritten Reiches in hohem Masse beeinflusst habe. Für seine Warnung vor den biologischen Folgen, die Krieg auf die menschliche Fortpflanzung hat, wurde er **1936 für den Friedensnobelpreis nominiert.** 1937 trat er in die NSDAP ein (Mitgliedsnummer 4.457.957).[20]

Ploetz starb 1940.

Die Idee, einem schwächlichen oder missgestaltetem Kinde mit Morphium einen sanften Tod zu bereiten, war sicherlich eine Idee, die einem Euthanasie-Gedanken sehr nahe kam.

Und dass ein Ärzte-Kollegium über die Vergabe eines Bürgerbriefes entscheiden konnte, das zur Heirat resp. zum Kinderhaben befähigte, entsprach eindeutig einem eugenischen Gedanken.

Gesetz zur Vereinheitlichung des Rechts der Eheschliessung und der Ehescheidung im Lande Österreich und im übrigen Reichsgebiet. Vom 6. Juli 1938.

Ein Auszug:

§ 48
Verweigerung der Fortpflanzung
Ein Ehegatte kann Scheidung begehren, wenn der andere sich ohne triftigen Grund beharrlich weigert, Nachkommenschaft zu erzeugen oder zu empfangen oder wenn er rechtswidrig Mittel zur Verhinderung der Geburt anwendet oder anwenden lässt.

§ 53
Unfruchtbarkeit
1. Ein Ehegatte kann Scheidung begehren, wenn der andere nach der Eheschliessung vorzeitig unfruchtbar geworden ist
2. Die Scheidung ist ausgeschlossen, wenn die Ehegatten miteinander erbgesunde eheliche Nachkommenschaft oder ein gemeinschaftlich an Kindes Statt angenommenes erbgesundes Kind haben
3. Wer selbst unfruchtbar ist, hat kein Recht auf Scheidung. Das gleiche gilt für den Ehegatten, der eine neue Ehe aus gesundheitlichen Gründen nicht würde eingehen dürfen oder dem das Gesundheitsamt hiervon abraten müsste

Eugen und Manfred Bleuler – Direktoren des Burghölzli

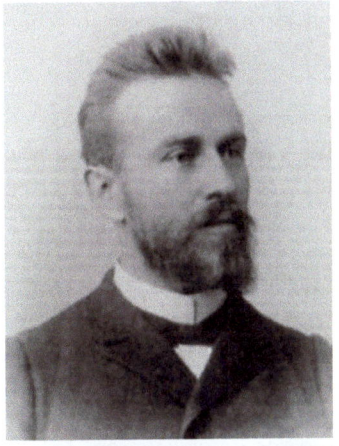

Eugen Bleuler (1857-1939)
Bild: Wikipedia.org
Paul Eugen Bleuler war ein Schweizer Psychiater. Er wurde vor allem für seine Leistungen in der Schizophrenieforschung bekannt und führte die Psychoanalyse von Freud in die Psychiatrie ein.

Bleuler prägte zahlreiche Begriffe der heutigen psychiatrischen Fachsprache (Schizophrenie anstatt Dementia praecox)

Klinikdirektor zwischen: 1886 – 1898 Klinik Rheinau
1898 – 1927 Klinik Burghölzli

Geboren: 30. April 1857, Zollikon bei Zürich
Gestorben: 15. Juli 1939, Zollilkon bei Zürich
Aus: Wikipedia

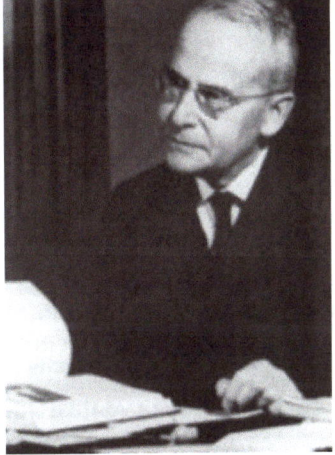

Manfred Bleuler (1903-1994)
Bild: Wikipedia.org

Arzttätigkeit in St. Pirminsberg, Pfäfers
Arzttätigkeit in Basel, Friedmatt
Prof. für Psychiatrie und Direktor der Universitätsklinik Burghölzli von 1942 – 1969
Versuche und erste Durchführungen der Leukotomie

Übernahm viele Ideen seines Vaters, entwickelte das berühmte Standardwerk „Lehrbuch der Psychiatrie" von Eugen Bleuler weiter, fügte jedoch eugenische Beiträge darin ein, vor allem in der 6. Auflage dieses der Zürcher Schule nahestehenden Werkes.

Geboren: 04. Januar 1903, Zollikon bei Zürich
Gestorben: 04. November 1994, Zollikon bei Zürich
Aus: Wikipedia

Wie bereits erläutert, verbreitete sich die Degenerationstheorie im deutschsprachigen Raum über Wilhelm Griesinger, im französischsprachigen über Valentin Magnan, im italienischen über Cesare Lombroso, im österreichischen via Richard von Krafft-Ebing und über August Forel und Eugen und Manfred Bleuler in der Schweiz, wobei in der Schweiz von den Bleulers forciert nur in bestimmten zeitlichen Phasen.

Die Degenerationslehre hatte stets die Tendenz sich in einem „harmonischen Einklag" mit der Frage der Eugenik zu verbinden und verknüpfte sich auch gerne und eng mit dem Thema der Rassenhygiene, was der Zwangssterilisation und Zwangskastration Vorschub verlieh und „entartete" schliesslich selber in der Euthanasie. Daher war die Degenerationslehre als Urgrund für den psychiatrischen Betrieb auch so brandgefährlich.

Bei der Frage, ob auch Eugen Bleuler und sein Sohn Manfred Bleuler sich in den Fängen der Eugenik verstrickt hatten, muss vorsichtig vorgegangen werden. Die Verdienste dieser beiden erstrangigen Psychiater waren schon zu ihren Lebzeiten unbestritten und gross.

Aber betätigten sie sich auch als Eugeniker? War es möglich, dass sie sich in dieses Gedankengut einfangen liessen und es gegen Aussen auch vertraten? Eugen und sein Sohn Manfred Bleuler müssten sich in ihren Schriften selber als Anhänger einer Eugenik mit schweizerischer Ausprägung zu erkennen geben, um diese Frage sicher beantworten zu können. Denn nur so darf zweifelsfrei behauptet werden, dass sie auch Vertreter der Rassenhygiene und der Eugenik waren.

Genau dies taten sie dann auch, als 1937, unter dem Eindruck des in Deutschland aufkeimenden Nationalsozialismus, das damals neu aufgelegte Hauptwerk Eugen Bleulers „Lehrbuch der Psychiatrie" um einen für diese Behauptung entscheiden-den Abschnitt erweitert wurde. (**Lehrbuch der Psychiatrie, 6. Auflage, 1937**) Es ging in diesem Abschnitt um eugenische Prophylaxe, respektive im ersten Abschnitt um Psychiatrische Erblehre und im zweiten um Psychiatrische Erbgesundheitspflege.

Obwohl (Vater) Eugen Bleuler zu diesem Zeitpunkt (1937) nicht mehr Direktor der Psychiatrischen Klinik Burghölzli war und sein Sohn Eugen Bleuler noch nicht in diesem Amt waltete (erst ab 1942), ergänzten und modernisierten sie ihr weitum beliebtes psychiatrisches Lehr-Standardwerk zur 6. Auflage. Es übte ähnlich dem Lehrbuch Kraepelins in etwa den gleichen Einfluss auf die damalige Auffassung von Psychiatrie aus. Überhaupt fügte Manfred Bleuler in das Lehrbuch seines Vaters während der Jahre 1937 bis 1943 einige Artikel im Geiste der nationalsozia-listischen Rassenhygiene ein. Er vertrat solche Meinungen offenbar auch persönlich. (wikipedia: https://de.wikipedia.org/wiki/Manfred_Bleuler#cite_note-2)

Besonders zu erwähnen wäre die Mitwirkung von Hans Luxenburger, München, in dieser 6. Auflage, einem deutscher Psychiater und Neurologen und Schüler Rüdins, der im Nationalsozialismus zu den führenden psychiatrischen Erbforschern gehörte. Es wurde ein Aufsatz dieses Rassenhygienikers ins Buch aufgenommen, aber auch ein weiterer Artikel von einem Friedrich Meggendorf fand Eingang ins Lehrbuch dieser 1937 erschienenen Auflage. In späteren Ausgaben dieses „Lehrbuches für Psychiatrie" wurden dann diese Einfügungen wieder entfernt und durch Artikel über psychiatrisch-medizinische Methoden (Lobotomie) oder Einfügungen über Neuroleptika ersetzt.

Im Lehrbuch der Psychiatrie von Bleuler, Ausgabe 1937, Auflage 6, kommt ab Seite 130 in einem „Anhang" **Hans Luxenburger** zu Wort. Luxenburger war damals ein führender psychiatrischer Erbforscher und Rassenhygieniker. Ihm zu ehren kann vermerkt werden, dass er sich mit Nazigrössen anlegte und sie bezichtigte, nicht auf der Höhe des Forschungsstandes zu sein. Somit attackierte er indirekt einzelne Massnahmen der nationalsozialistischen Erbgesundheitspolitik.

Einmal legte er sich Ende 1934 innerhalb einer Veranstaltung mit dem Antisemiten und Gauleiter für Mittelfranken, Julius Streicher, an und kanzelte dessen Imprägnationstheorie als Unsinn ab, worauf dieser Luxenburg wissenschaftlich kaltstellte. (aus https://de.wikipedia.org/wiki/Hans_Luxenburger#cite_note-7) Aus Angst vor Ermordung suchte Luxenburg danach zeitweise in umliegenden Klöstern Zuflucht.

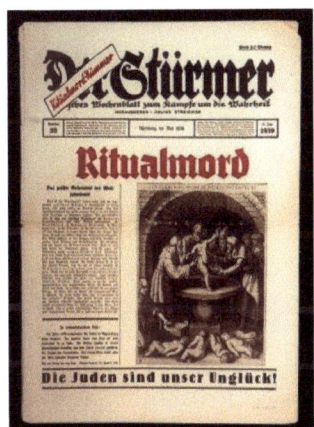

Julius Streicher nämlich war niemand Geringerer als der Herausgeber und Besitzer der Zeitschrift „Der Stürmer". Sie hiesste den Kampf gegen die Degeneration der nordisch-germanischen Rasse durch Rassenschande auf ihre Fahnen und bediente sich gerne pornographischen und sadistischen Schilderungen, in denen die Rede war von Vergewaltigungen und Formen sexueller Nötigung deutscher Frauen durch Juden. Er unterstützte so die Theorie der Imprägnation, also das Eindringen jüdischen Blutes in das arische Blut der Deutschen.

Luxemburger verfasste in diesem Anhang eine Psychiatrische Erblehre und schon in seiner allgemeinen Vorbemerkung schrieb er:
„Jedes Leiden entsteht als Ergebnis des Zusammenspiels zweier Ursachengruppen: die eine Gruppe ist die **Anlage** *oder besser die Gesamtheit dessen was vererbt wird, der Genotypus also, die andere die* **Umwelt**.*"*

Darin wird also auch die Umwelt für Erbanlagen mitverantwortlich gemacht. So versteigt er sich in die Behauptung, man stecke sich an Tuberkulose nur an, wenn man die Erbanlage dazu besitze, was aus heutiger Sicht Unsinn ist. Im Weiteren geht er auf die Konstitutionslehre Kretschmers ein, der er eher wohlwollend gegenüber steht, obwohl auch diese in heutiger Sicht unhaltbarer Blödsinn ist. Denn Kretschmer koppelt seine Konstitutionslehre mit der Rassenlehre.

Im Speziellen Teil wagte er die Behauptung, dass das arteriosklerotische Irresein ein erbliche sei, also eine besondere Bereitschaft des Organismus zu bestimmten krankhaften Reaktionen oder eine Disposition für bestimmte Erkrankungen sei. Arteriosklerose? Vererbbar? Im Gegenzug war er der Meinung, dass eine besondere Veranlagung zur senilen Demenz nicht nachgewiesen sei.

Was seine Darlegungen in Bleulers Buch so gefährlich machten, speziell in Zeiten des Nationalsozialismus und deren Ideen von überwertigen Menschen, der Vernichtung unwerten Lebens oder des Gesetzes zur Verhütung erbkranken Nachwuchses sind seine für die damalige Zeit etwas gewagten wissenschaftlichen Behauptungen: „*Dass die Anlage bei der Entstehung der progressiven Paralyse eine Rolle spielt, halte ich für höchstwahrscheinlich*".

Oder: „*Die Halluzinose bei Syphilitiker halte ich nicht für eine organische Erkrankung... sondern für eine symptomatische Psychose der Träger von Teilanlagen des schizophrenen Genotypus*".

Es sind einfach diese Behauptungen aus einer Zeit, in der die Forschung noch nicht so weit war wie heute, im Hinblick, dass die heutige Wissenslage hier oft noch im Trüben fischt, die Bleuler toleriert, wenn er Luxenburg Raum in seinem Lehrbuch zur Verfügung stellt: „*Psychische Störungen bei Meningitis und Hirntumoren können von der Erbanlage ihre Färbung erhalten. Insbesondere dürften sich ausgesprochen katatone Zustände bei Hirngeschwülsten am zwanglosesten durch die Annahme der Wirksamkeit schizophrener Teilanlagen erklären lassen*". **Das ist einfach Quatsch.**

Auf Seite 147 (Lehrbuch der Psychiatrie) wird er rassentheoretisch deutlicher, denn nun kommen die Juden ins Spiel: „*, Bei der amaurotischen Idiotie (Die Tay-Sachs-Krankheit stellt eine familiäre, bei **Juden** vorkommende Krankheit dar, die mit Demenz und spastischen Gliederlähmungen, mit Abnahme des Sehvermögens bis zur Erblindung mit besonderem Augenbefund einhergeht. Sie beginnt im Säuglingsalter, Tod meist gegen Ende des zweiten Jahrs. Ein juveniler Typus (benannt nach Vogt und Spielmeyer) ist nicht auf **Juden** beschränkt und ohne den kennzeichnenden Augenbefund, aus Engelhardt Lexikon, Springer, A.d.A.) muss man erbbiologisch zwischen einer infantilen und einer juvenilen Form unterscheiden. Erstere ist eine degenerative Erkrankung des Gehirns und des zentralen Sehapparats einschließlich des Sehnerven und der Retina. Sie beginnt in den beiden ersten Lebensjahren und führt zu Lähmungen, Erblindung und schließlich zum Tode. Das Leiden besitzt genetisch anscheinend enge Beziehungen zu den Rassen, aus denen sich das jüdische Volk zusammensetzt.*"

Zwar offenbart sich Luxenburger mit diesem Satz nicht als Judenhasser, doch die Zeit des Jahres 1937, war die Zeit des Rassenhasses auf das jüdische Volk mit ihrer

Pogromnacht vom 9. / 10. November 1938, heute als Kristallnacht oder Reichs-pogromnacht genannt.

Dass Luxenburger in dieser Zeit seine Ausführungen zur psychiatrischen Erblehre und vor allem zur Psychiatrischen Erbgesundheitspflege im Bleulerwerk breit-schlagen konnte, zeugte nicht von einem Feingespür Bleulers, solche eher aufhei-zenden Darlegungen besser zu vermeiden, sondern fanden viel eher Gefallen.

Der Teil Luxenburgers „Psychiatrische Erblehre" ist ein Gefasel über die Erblichkeit vieler psychiatrischer Krankheiten, speziell von vielen Diagnosen, die auf den Typus der Schizophrenie zugreifen. Dadurch stellen seine Ausführungen eine Art von Verurteilung dieser Krankheit dar, was ja ganz im Einklang stand zur Liste des Gesetzes zur Verhütung erbkranken Nachwuchses, in welcher insbesondere die Schizophrenie aufgeführt war, die es durch Sterilisation oder Kastration auszu-merzen galt.

Auf Seite 158 dieser 6. Auflage steht: „*Zweifellos ist die Mehrzahl der Fälle von Schizo-phrenie erblich bedingt in dem Sinne, dass die Anlage die weitaus wichtigste, ja die allein entscheidende Ursache darstellt.*"

Deftiger wird Luxenburg dann im II. Teil: „Psychiatrische Erbgesundheitspflege". Da spricht er von „Rassenhygiene", deren „*Aufgabe die Erbgesundheitspflege ist:*
1. Das gesunde Erbgut im Volke zu schützen und den kommenden Geschlechterfolgen zu erhalten.
*2. Das kranke Erbgut von der Nachkommenschaft fernzuhalten. Ihre Mittel sind planmässige Auslese (Schutz der Erbgesunden und Förderung der Erbtüchtigen) auf der einen, **Ausmerze** (Ausschluss der Erbkranken und anderer Belasteter von der Fortpflanzung) auf der anderen Seite.*"

Und dies im Buche Eugen Bleulers (!), von diesem toleriert und gefördert. Die Einverleibung dieses ‚Anhangs von Luxenburg' in sein Lebenswerk kann kein Zufall sein und auch nicht ungewollt. Das war Absicht! Und dadurch beleuchtet diese Absicht den Hintergrund bleulerschen Denkens: Eugen Bleuler und sein Sohn Manfred sind hier als „**Ausmerzesympathisanten**" einzureihen, sonst hätten Sie die Gelegenheit wahrgenommen, innerhalb des Vorwortes zu dieser 6. Auflage einen Gegenvermerk einzufügen, um sich von solchen Gedanken und Ansichten zu distanzieren. Dies ist jedoch nicht geschehen.

Die Bleulers tolerierten weitere, sehr heikle Ausführungen Luxenburgers unwider-sprochen: „*1. Zur **Auslese**: Erleichterung der Eheschliessung für Erbgesunde, Steuerpolitik nach Grundsätzen der Erbgesundheitspflege, Kinderbeihilfen für Erbgesunde, Prämien für kinder-*

reiche erbgesunde Familien, Ehrenpatenschaften für Kinder aus solchen, Siedlungsmöglich-keiten, Ausgleich der Familienlasten unter Gesichtspunkten der Erbgesundheitspflege, Förde-rung der besonders Erbtüchtigen im Gemeinschaftsleben und in der beruflichen Laufbahn, Neugestaltung des bürgerlichen Erbrechts... und

2. Zur **Ausmerze**: **Versorgung der erbkranken in einer Form, die ihre Fortpflanzung unmöglich macht**, Eheberatung nach den Grundsätzen der Erbgesundheitspflege, **Eheverbot** für solche Belastete, die in erster Linie geeignet sind, Anlagen zu schweren erblichen Leiden weiter-zugeben, **Unfruchtbarmachung von Erbkranken, Abbruch von Schwangerschaften** aus Gründen der Erbgesundheitspflege. **Absonderung** von Anlageverbrechern und anderen asozialen und antisozialen Abnormen." (S. 170) **(Lehrbuch der Psychiatrie, 6. Auflage, 1937)**

Dies alles war zwar in der Schweiz – im Gegensatz zu Deutschland – noch nicht möglich. Die Ausführungen Luxenburgers und die Tolerierung der Bleulers können als „ideologische Vorbereitungen" dazu aufgefasst werden. Noch hatte die Schweiz solche Gesetze nicht verabschiedet, mit Ausnahme des Kantons Waadt! Im Nazi-Deutschland jedoch wurden die entsprechenden Gesetze in Kraft gesetzt. Und „zwar auf Grund des Art. 2 der 3. Ausführungsverordnung (AV) zum Gesetze zur Ver-hütung erbkranken Nachwuchses (Ges.Verh.e.N.) und des Art. 6 der 1. AV. Dieser letztere Artikel ermöglicht es, im Zusammenhalt mit Art. 1 der 1. AV, Abs. 2, Satz 1 und 2, einen Erb-kranken (im Sinne des Ges.Verh.e.N.) **anstatt ihn unfruchtbar zu machen, in einer geschlossenen Anstalt zu verwahren**, wenn er selbst die Kosten dafür trägt." (S. 171 ebd.)

Amtsdeutsch: kühl, sachlich, emotionslos, amtlich. So wie auch das Sterilisierungs-gesetz des Kantons Waadt, welches am 1. Januar 1929 in Kraft trat: „Ein Geisteskran-ker oder Geistesschwacher ist **ärztlicher Behandlung zur Verhütung seiner Fortpflanzung zu unterwerfen**, wenn er unheilbar ist und aller Wahrscheinlichkeit nach nur eine minderwertige Nachkommenschaft haben kann. Der ärztliche Eingriff kann nur auf Grund eines Beschlusses des Gesundheitsrates stattfinden. Der Gesundheitsrat selbst gibt diese Ermächtigung nur nach Durchführung einer Nachforschung und nach Anhören des Gutachters zweier von ihm bestellter Sachverständiger. Er entscheidet auch die Kostenfrage. Der Staatsrat ist zu Veröffentlichung und Durchführung dieses Gesetzes ab 1.1.1929 verpflichtet." (S. 173) **(Lehrbuch Bleuler)**

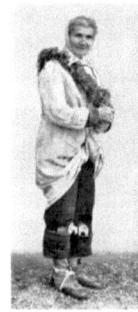

Bleuler scheute auch nicht davor zurück, zweifelhafte Bildbeweise in sein Hauptwerk „Handbuch der Psychiatrie" einzufügen. Nebst Erläuterungen zur ihren jeweiligen Krankheiten sei hier vermerkt, dass es nach ihm sicherlich auch um die Darstellung von minder-wertigen und entarteten Menschen ging, resp. um eine Minderwer-tigkeit zu suggerieren.

So steht noch in der vierzehnten Auflage seines Handbuches (1979) neben diesem Bild: „Abb 107. Manische Schizophrene, die sich aus Gras und Zweigen einen Kranz gemacht hat, daneben in stereotyper Weise den in Form einer Wurst zusammengedrehten unteren Teil des Kleides mit beiden Händen *umfasst hält. Im Bett hält sie das in gleicher Weise zusammen-gedrehte Leintuch vor sich hin. Das Interesse an dem Vorgang des Photographierens verdreht den sonst steifen Gesichtsausdruck. Aufnahme von 1919. Die heutige klinische Behandlung soll derartige Verwahrlosungen nicht mehr aufkommen lassen"*

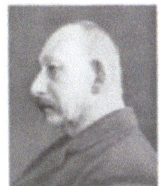

Es scheint auch fragwürdig in einem modernen, im Jahre 1979 in der 14. Auflage herausgegebenen Lehrbuch Bildmaterial aus dem Jahre 1937 einzufügen. Ein wirklicher Lerneffekt durch solche Bilder ist wenig gegeben. Hier die Abbildung eines Mannes mit Mikrozephale mittleren Grades (Abb. 59, S.407). Diese wurde nochmals in der Ausgabe von 1979 verwendet.

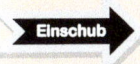

In Bleulers Wirkungszeit gehörte die Einweisung des an einer Morphiumsucht leidenden Schriftstellers Friedrich Glauser, der im Jahre 1920 wegen seiner Sucht und wohl auch wegen seines Lebenswandels – er befasste und begeisterte sich für Literatur und DADA, delinquierte unter seiner Sucht öfters – für rund drei Monate auch ins Burghölzli eingeliefert wurde. Dort wurde eine Expertise beauftragt, um die in der Klinik Bel-Air in Genf ausgestellt Diagnose „Dementia praecox" zu widerlegen.

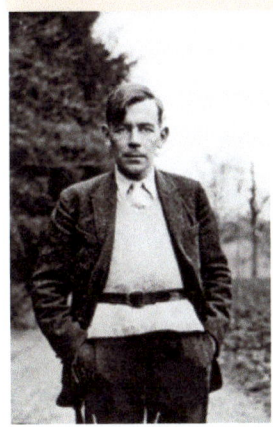

Berühmt wurde Glauser wegen seines literarischen Schaffens, vor allem wegen seiner fünf **Wachtmeister-Studer-Romanen**, die teils verfilmt wurden. Bekannt wurde sein Werk **„Mato regiert"**, dessen Handlung in einer Irrenanstalt im Kanton Bern spielt. Es ist gleichzeitig ein Einblick hinter die Kulissen psychiatrischer Theorien und Therapien. Matto, italienisch ‚verrückt', verkörpert den Geist des Wahnsinns, regiert überall und spinnt in alle Ecken sein silbernen Fäden, auch in die psychiatrischen.

Friedrich Glauser in Münsingen, 1931

Der im Buch ‚Matto' auftretende Dr. Laduner sagt: *«Wir werden nie die Grenze ziehen können zwischen geisteskrank und normal… Wir können nur sagen, ein Mensch kann sich sozial anpassen, und je besser er sich sozial anpassen kann, je mehr er versucht, den Nebenmenschen zu verstehen, ihm zu helfen, desto normaler ist er.»*

Glauser, der immer wieder in seine Morphinsucht zurück fiel, wurde auf Antrag seines Vaters im Jahre 1918, im Alter von 22 Jahren entmündigt und in ein Psychiatrisches Irrenhaus eingeliefert (Bel-Air, Genf). In einem nächsten ärztlichen Befund folgte noch die Diagnose ‚**Moralischer Schwachsinn**' (moral insanity) wobei es ihm bald gelang aus der Anstalt zu fliehen.

Moral insanity (engl. für moralischer Schwachsinn, moralischer Wahnsinn) ist ein historischer Begriff aus der Psychiatrie und aus der Philosophie. ... Die Diagnose diente als Grundlage z. B. für eine Zwangseinweisung in ein Sanatorium des Psychiaters Richard von Krafft-Ebing.
https://de.wikipedia.org/wiki/Moral_insanity

Wieder einmal in einer Irrenanstalt gelandet, auch diesmal wohl wieder wegen seiner Morphiumsucht, aber auch wegen Geldnot und der aus der Sucht sich ergebenden Beschaffungskriminalität, begann er in der Irrenanstalt Waldau, Bern, im Jahre 1936 mit der Niederschrift seines ‚Matto'. Wieder Suizidversuch, wieder Flucht.

Glauser verbrachte insgesamt rund acht Jahre in Irrenhäusern. Hier seine psychiatrische Laufbahn: (aus: Wikipedia, Friedrich Glauser)

- 1917: Antrag des Vaters auf psychische Untersuchung
- 1918: Entmündigung
- 1918: Psychiatrische Klinik Bel-Air, Genf (Diagnose: «Dementia praecox»)
- 1918: Psychiatriezentrum Münsingen (Flucht)
- 1920: Irrenanstalt Holligen, Bern (Flucht)
- 1920: Psychiatrische Klinik Burghölzli, Zürich (Gegenexpertise zur Genfer Diagnose von 1918)
- 1924: Irrenanstalt Tournai, Belgien
- 1925: Psychiatriezentrum Münsingen
- 1925: Erziehungsanstalt Witzwil (5. Selbstmordversuch)
- 1927: Psychiatriezentrum Münsingen (Beginn der Psychoanalyse)
- 1930: Psychiatriezentrum Münsingen
- 1931: Psychiatriezentrum Münsingen
- 1932: Antrag des Vaters auf lebenslange Verwahrung
- 1932: Psychiatriezentrum Münsingen
- 1934: Psychiatrische Klinik Waldau, Kolonie Anna Müller in Münchenbuchsee (Niederschrift von ‚Schlumpf Erwin Mord' als erstes Werk des Wachtmeisters Studer-Roman)
- 1935: Psychiatrische Klinik Waldau, Kolonie Anna Müller in Münchenbuchsee (Niederschrift der‚ Fieberkurve' und ‚Matto regiert')

In der Irrenanstalt Münsingen bei Bern verbrachte Glauser insgesamt beinahe sechs Jahre. Da war es naheliegend, dass diese Anstalt den Schauplatz für seinen ‚Matto' bildete. Daher hatte er berechtigte Ängste, dass man seine Schreibtätigkeit ihm dort übel nehmen würde und dass Gestalten, die in seinem Buch beschrieben waren, auf Personen rückschliessen könnten, die in der Klinik arbeiteten. Insbesondere machte er sich Sorgen, dass ihm die Ärztliche Direktion seine schriftstellerische Tätigkeit übel nähmen.

◀ **Einschub**

Aber nicht nur mit Hilfe dieses Lehrbuches kann auf eine eugenische Denkweise beider Bleulers geschlossen werden, auch die gängige Praxis der Kastrationen und Sterilisationen von Irren resp. „Entarteten" und Gefallenen spricht hier eine eindeutige Sprache. Auch Bleulers Nachfolger in der Irrenanstalt Burghölzli, Hans Wolfgang Maier, entwickelte praktisch ohne gesetzliche Grundlage eine rege Sterilisationspraxis bei seinen ihm anvertrauten Irrenhäuslern, welche man heute nicht ohne den Beizug eugenischer und rassenhygienischer Hintergedanken sich erklären kann.

Diese „Sterilisationspraxis" ging weit über das Irrenasyl Burghölzi hinaus und fand Eingang und Wohlwollen auch in Irrenanstalten anderer Kantone, etwa in die Klinik Wil (St. Gallen). Auch dort, wie im Burghölzli wurden etliche eugenisch begründete Sterilisationen vorgenommen, schon im frühen 20.ten Jahrhundert. Die Psychiatrien von damals waren beinahe alle zur Nestern der Eugenik geworden. Von Genf bis St. Gallen, von Schaffhausen bis Mendrisio – überall fand man eugenisches Potenzial unter den Chefärzten und aufstrebenden Psychiatern. Dasselbe lässt sich, mit wenigen Abstrichen, sicherlich auch von Deutschen Irrenanstalten sagen. Nur kann der Schweiz diesbezüglich lange Jahre eine Vorreiterrolle zugestanden werden.

Die eigentlichen Operationen fanden nur vereinzelt direkt in den Anstaltsräumen statt. Sterilisationen wurden mehr oder weniger auf dem ganzen Gebiet der Schweizerischen Eidgenossenschaft durchgeführt und wieder einmal traf es vor allem Frauen der Unterschicht. Allein im Kanton Zürich beliefen sich solche Sterilisationen (und Kastrationen) auf mehrere Tausend, wobei die Operationen in Spitälern meist aufgrund psychiatrischer Gutachten und nicht auf Grund spezieller Sterilisationsgesetzen (ausser im Kt. Waadt) erfolgten.

Schon 1911 schrieb Bleuler in seinem Buch „Dementia Praecox, Gruppe der Schizophrenien", (S. 382): *„Sterilisation wird aber hoffentlich hier wie bei anderen **koitusfähigen** Trägern einer pathologischen Anlage aus rassehygienischen Gründen bald in grösserem Maßstab* *angewendet werden können.*" Und nur eine Seite davor schreibt er in demselben Buch: *„Ist die Krankheit diagnostiziert oder vermutet, so ist vom Heiraten unter allen Umständen und mit möglichster Energie abzuraten."*

Sterilisationen und Eheverbot dienten damals eindeutig einem eugenischen wie rassenhygienischen Zweck. Man wollte einfach unbedingt verhindern, dass sich psychisch kranke oder ‚haltlose' Menschen fortpflanzen und so der Volksgesundheit schaden konnten. Spezifisch an Schizophreniekranken vollzog man die Sterilisation gerne aus eugenischen und rassenhygienischen Gründen. Mit Vorliebe auch an jungen Mädchen oder erwachsenen Frauen.

Eine weitere Diagnose, die im frühen 20. Jahrhundert mit harten Zwangsmassnahmen, also auch mit Sterilisation und Kastration bestraft resp. „therapiert" wurde, war die sog. **‚moralische Idiotie'**, auch genannt als **‚moralischer Schwachsinn'**. Diese zu dieser Zeit häufig verwendete Diagnose, aus dem englischen übersetzt, meinte, so in der Definition Maiers: *„Unter ‚moralischer Idiotie' oder ‚moralischer Imbezillität' ist ausschliesslich ein völliger oder teilweiser moralischer Defekt bei genügender intellektueller Anlage zu verstehen, wenn dabei Zeichen einer andern Psychose fehlen."*

Ein moralischer Defekt also, aber ohne Zeichen einer anderen Psychose. Im englischen Sprachraum nannte man diese Diagnose „moral insanity". Genau sie erhielt, um ein Beispiel zu nennen, auch ein späterer **Nobelpreisträger für Literatur**, nämlich der jugendliche **Hermann Hesse**, der in seiner Jünglingskrise im Alter von etwa 15 Jahren gegen seinen Willen in die Königliche **Heilanstalt Winnenthal bei Stetten** eingewiesen worden war, die Pfarrer Schal damals leitete. Sie ist die älteste Heilanstalt Württembergs und besteht seit 1834.

Zuvor war er in einer christlichen Institution bei einem **Pfarrer Christoph Blumhardt in Bad Boll**, wo er jedoch nach einem Selbstmordversuch von Blumhardt vorsorglich nach Stetten überliefert wurde.

Hesse wurde in Stetten also am 22. Juni 1892 zwangseingewiesen und verblieb insgesamt etwa 90 Tage in dieser **Heil- und Pflegeanstalt Diakonie Stetten** im Remstal. An diesem Tage betrat er den Schlosshof in Stetten ein erstes Mal, kehrte jedoch bereits am 5. August desselben Jahres für kurze Zeit wieder nach Hause zurück. Doch schon am 22. August bis zum 5. Oktober wurde er erneut, zum zweiten Mal, wiederum zwangsweise, durch das Betreiben seiner konservativ-christlichen Eltern und gegen seinen erklärten Willen, dort eingeliefert.

Hesse sei im Seminar Maulbronn auffällig gewesen, habe mehrere Mitschüler mit dem Leben bedroht und sich mit ihnen gerauft, Selbstmordfantasien geäussert und eifernde antibiblische Reden geschwungen haben.

Während der Aufenthalte in Stetten erhielt er mehrere Diagnosen, die sich sehen lassen: „moralische Idiotie", die ja nach der Definition von Maier keine Idiotie war, sondern nur ein moralischer Defekt. Weiter auch die Diagnose: „Melancholie". Auch „Grössenwahn" wurde diagnostiziert, denn auf dem maschinengeschriebenen Krankenblatt des Archivs der Diakonie Stetten steht: *„Er leidet an Gemütsentartung".* (Eine Form der Entartung also.) In einem ärztlichen Bericht wird er als schwer zu behandeln eingestuft, zudem leide er an Grössenwahn, fühle sich zu Grossem berufen, träume von grossen dichterischen Erfolgen. Was die Anstalt anbelange, so schicke er sich zwar in die Ordnung, sei aber oft verdrossen und lebensüberdrüssig.

Er schrieb aus der Irrenanstalt seinen Eltern, dass ihm Stetten eine Hölle sei. Weiter äusserte er ihnen seine Gedanken, dass er nicht mehr leben, sondern lieber tot und kalt sein wolle. *„In Boll lernte ich lachen, dann weinen, in Stetten lernte ich fluchen".* In einem berühmten Brief an den Vater heisst es: *„Sehr geehrter Herr, da sie sich so auffällig opferwillig zeigen, darf ich Sie vielleicht um 7 Mark oder gleich um den Revolver bitten. Nachdem Sie mich zur Verzweiflung gebracht, sind Sie wohl bereit, mich dieser und sich meiner rasch zu entledigen".* (**Hesse, Gesammelte Werke, Suhrkamp Verlag**)

Hesse haderte in dieser Zeit auch sehr mit Gott und seiner pietistischen Erziehung und schrieb seinen Eltern: *„Ihr seid Christen und ich nur ein Mensch".*

Moral Insanity oder moralischer Wahnsinn. Sie verbindet sich in den Wurzeln mit den Diagnosen ‚Monomanie' und ‚Manie sans Delirè', wie wir sie seit Pinel/Esquirol kennen. Der Ausdruck fand schnell Aufmerksamkeit und Anerkennung in den Strafgerichten der jeweiligen Länder. Gemeint war damit eine sehr subtile, psychologisch gefährliche Form des Wahnsinns im Denken des kranken Täters. Schon Pinel hatte Menschen mit einer psychischen Krankheit beschrieben, die nur teilweise wahnsinnig waren, ohne Täuschungen wie Illusionen und Halluzinationen oder eine Psychose. Diese Patienten wurden daher nur teilweise für verrückt gehalten, ansonsten aber waren ihre intellektuellen Fähigkeiten unbeeinträchtigt.

Moral insanity als Diagnose wurde erfunden vom Psychiater und Arzt **James Cowles Prichard** im Jahre 1835. Für ihn war diese Störung definitionsgemäss ein: ‚Wahnsinn, der in einer krankhaften Perversion der natürlichen Gefühle, Neigungen, Temperamente, Gewohnheiten, **moralischen Dispositionen** und natürlichen Impulsen besteht, ohne eine bemerkenswerte Störung oder ein Defekt des Interessen oder

Dieses Etikett ‚moralische Insanity' erhielten viele Frauen und auch Jugendliche, die ein Leben etwas Abseits von gängigen Moralvorstellungen der Gesellschaft fristeten. Moralisch Schwachsinnige oder moralische Idioten waren also in Wirklichkeit weder schwachsinnig noch psychotisch, was auch Hesse nie war. Hier hatte diese Diagnose etwas Gleichwertiges wie die der Schizophrenie: sie war wenig fassbar und viel zu verschiedene Krankheitsbilder fanden Platz in ihr.

Man könnte beide Diagnosen noch heute als Verlegenheitsdiagnosen oder als **rassenhygienisch orientierte Diagnosen** betrachten. Denn damals erhielten Menschen die Diagnose „moralischer Schwachsinn", wenn sie eines (gesellschaftlichen) Normverstosses bezichtigt wurden. Die gesellschaftliche Moral betreffenden Verhaltensauffälligkeiten wie etwa Liederlichkeit, Verschwendungssucht, sexuelle Haltlosigkeit, Untreue, Homosexualität, übermässiger Alkoholkonsum etc. fielen schnell einmal darunter und wurden in den Irrenhäusern behandelt, was bei Frauen, bei Angehörigen der Unterschicht und bei Menschen, die von der sexuellen Norm abwichen, bevorzugt geschah. Und die Behandlung bestand oft in der Zwangsbehandlung „Sterilisation".

Man hielt damals Verschwendungssucht, Haltlosigkeit, Untreue, Homosexualität, übermässiger Alkoholkonsum als **vererbbare Erbeigenschaften**, die es im volkshygienischen und theologischen Sinne auszurotten galt.

Der bereits kurz erwähnte Burghölzi-Direktor **Hans Wolfgang Meier** (Direktor von 1927 – 1941) legte zusammen mit anderen Psychiatern einen Standard fest, einen Standard für Eheverbot und Abtreibungsregeln, wie auch für Sterilisation und Kastration. Maier, als Nachfolger Eugen Bleulers, umgab aber ein grosser, handfester Skandal: Er hatte eigens eine Patientin geschwängert(!) und musste 1941 seine Anstellung als Klinikdirektor an Eugen Bleulers Sohn Manfred übergeben. Aber trotz des Skandals hielt man unbeirrt weiter an der Praxis der Eheverbote, Abtreibungsregeln, Sterilisation und Kastrationen. Dabei wurde Maier ja Opfer seines eigenen moralischen Schwachsinnes, als er sich mit einer Patientin sexuell einliess und diese schwängerte. Ob ihm auch die Kastration drohte?

So wie Eugen Bleuler von der Erblichkeit der Schizophrenie überzeugt war, war es auch Ernst Rüdin. Deshalb nahm er die Schizophrenie als Krankheitsbild in seine Liste der Diagnosen auf, die im deutschen Gesetz zur Verhütung erbkranken Nachwuches von 1933 die Zwangssterilisation vorsah.

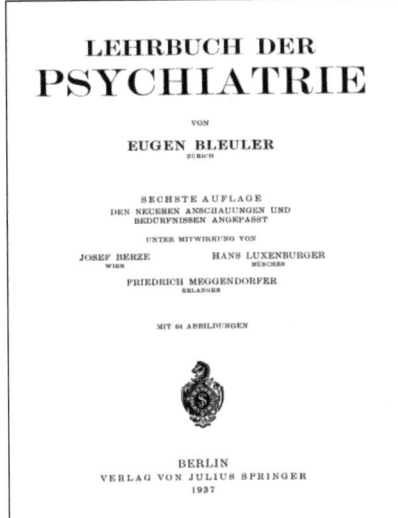

LEHRBUCH DER
PSYCHIATRIE
VON
EUGEN BLEULER
ZÜRICH

SECHSTE AUFLAGE
DEN NEUEREN ANSCHAUUNGEN UND
BEDÜRFNISSEN ANGEPASST

UNTER MITWIRKUNG VON

JOSEF BERZE   HANS LUXENBURGER
WIEN   MÜNCHEN

FRIEDRICH MEGGENDORFER
ERLANGEN

MIT 64 ABBILDUNGEN

BERLIN
VERLAG VON JULIUS SPRINGER
1937

Eugen Bleuler trat 1927 im höheren Alter von 70 Jahren von seinem Amt als Direktor der Irrenanstalt Burghölzli zurück und es begann dann die Zeit des Hans Wolfgang Meier.

Von 1936 bis 1942 arbeitete Manfred Bleuler als Oberarzt an der Basler Psychiatrischen Universitätsklinik, wo er sich auch habilitierte. 1942 berief ihn die Medizinische Fakultät der Universität Zürich als Direktor und Professor für Psychiatrie. Er blieb Anstaltsdirektor des Burghölzli bis 1969.

Lehrbuch der Psychiatrie, 6. Auflage, 1937

Die Anstaltsdirektoren des Burghölzli ab Auguste Forel kurz aufgelistet:

- 1879 – 1898 **Auguste Forel**
- 1898 – 1926/27 **Eugen Bleuler**
- 1927 – 1941: **Hans W. Maier**
- 1942 – 1969/70: **Manfred Bleuler (Sohn von Eugen Bleuler)**
- 1970 – 1989: **Klaus Ernst** (Ärztlicher Direktor)
- 1991 – 2009: **Daniel Hell** (Ärztlicher Direktor, später Direktor der Klinik für Affektive Erkrankungen und Allgemeinpsychiatrie Zürich Ost)
- seit 2009: **Erich Seifritz** (Direktor der Klinik für Psychiatrie, Psychotherapie und Psychosomatik)

Eugen Bleuler war angetan von der Degenerationslehre, vielmehr aber war er überzeugt vom Übermenschen, von der Herrenrasse, denn es galt, die minderen und schlechten Volkselemente an ihrer Fortpflanzung zu hindern. Nicht von ungefähr stand Bleuler bis zu seinem Tod in einem brieflichen Kontakt mit dem Rassenhygieniker Ernst Rüdin, wie angeblich auch sein Sohn Manfred dies tat. Unter Bleuler wurde das Burghölzli in Zürich eine **Hochburg der Eugenik.**

Eugen Bleuler war nicht nur Mitglied im Stiftungsrat der «Pro Juventute», was für diese Organisation und deren Ziele und Vorhaben unheilvoll war. Bleuler förderte mit seiner ideologischen Stossrichtung auch eine Sozialpolitik, die mehr einer Schädlingsbekämpfung als einer positiven Fürsorge glich. «Aktion Kinder der Landstrasse» hiess das halbstaatliche Hilfswerk der Stiftung Pro Juventute. In den 1920er bis zu den 1970er Jahren zerrten sie mit behördlicher Unterstützung mehrere Hundert Kinder aus sog. „Vagantenfamilien" heraus mit dem Ziel, diese Kinder zu sesshaften und vor allem gesellschaftlich brauchbaren Menschen zu erziehen.

Bleuler unterstützte diese Idee. Die betroffenen Familien stammten aus rund vier Schweizer Kantonen, wobei die Hälfte aus dem Kanton Graubünden kam. Man holte sich die Kinder teils unter Polizeischutz und verfrachtete sie in Pflegefamilien, oft zu Bauern, wo sie harter Arbeit ausgesetzt waren, in Heime und, wie könnte es anders sein, auch in Anstalten. Darunter auch in einige Irrenanstalten, etwa ins Burghölzli. Die Familien, denen man die Kinder entführte, galten alle als moralisch defekt, litten also an der „moral insanity".

Bleuler war inspiriert worden von der Idee Forels, einem der Gründungsväter der eugenischen und rassenhygienischen Bewegung. Forel meinte: „Wir haben hier nicht nur Idioten und Geisteskranke, sondern einen grossen Haufen Minderwertiger... von Untermenschen wimmelt es und bei ihnen ist die Beschränkung der Zeugung am Platz".
https://www.thata.ch/julianschuettrezweltwoche13mar03.htm

Weiter schrieb er: „Früher, in der guten alten Zeit, machte man mit unfähigen, ungenügenden Menschen kürzeren Prozess als heute. Eine ungeheure Zahl pathologischer Hirne, die [...] die Gesellschaft schädigten, wurden kurz und bündig hingerichtet, gehängt oder geköpft; der Prozess war insofern erfolgreich, als die Leute sich nicht weiter vermehren und die Gesellschaft mit ihren entarteten Keimen nicht weiter verpesten konnten." [242*]
([242*] Forel, August: Hygiene der Nerven und des Geistes. Stuttgart 1903)

wunschter Mitmenschen gesehen.

Forel schrieb: «Früher, in der guten alten Zeit, machte man mit unfähigen, ungenügenden Menschen kürzeren Prozess als heute. Eine ungeheure Zahl pathologischer Hirne, die [...] die Gesellschaft schädigten, wurden kurz und bündig hingerichtet, gehängt oder geköpft; der Prozess war insofern erfolgreich, als die Leute sich nicht weiter vermehren und die Gesellschaft mit ihren entarteten Keimen nicht weiter verpesten konnten.»[242]

Eugen Bleuler schrieb: Die Hinrichtung «befreit die Gesellschaft von der Sorge um den Delinquenten und gibt allein ganz sichere Gewähr gegen die Wiederholung des Verbrechens.» Sie verhindere ferner «die Zeugung einer ähnlich gearteten Nachkommenschaft».[243]

Hans Wolfgang Maier schrieb: «In früheren Zeiten wusste man sich radikaler gegen diese schädlichsten Glieder der menschlichen Gesellschaft zu schützen: Man tötete sie, schmiedete sie an die Galeeren, oder sie gingen nach zwangsweiser oder freiwilliger Expatriierung in fremden Ländern zugrunde.»[244]

Eugen Bleuler sah 1927 in der Rede zu seinem Rücktritt als Burghölzli-Direktor jene Patienten, die er wegen ihrer Besserung nicht an Ehe und Nachwuchs hindern konnte, ebenso als negative Bilanz seiner ärztlichen Tätigkeit wie die Pflege lebenslänglicher Anstaltsinsassen:

«Das sei hier herausgehoben, was ich gerade durch meine Arbeit auf medizinischem Gebiet gesündigt habe (und was in analoger Weise jeder Arzt sündigt): gab ich mir doch in der Pflegeanstalt zwölf Jahre lang eine verzweifelte Mühe, Idioten und unheilbare Halluzianten am Leben zu erhalten, erstere den anderen Leuten, letztere sich selbst zur Qual! Im Burghölzli wiederum strengte ich mich an, möglichst viele Schizophrene so weit zu beruhigen oder zu erziehen, dass ein Teil derselben heiraten konnte und so sich, den Gatten und kommende Generationen unglücklich zu machen Gelegenheit bekam».[245]

242 Forel 1903, Hygiene, S. 186 f.

243 E. Bleuler 1896, Verbrecher, S. 74 f.

244 Maier 1908, Idiotie, S. 28

245 Zitiert nach Debrunner 1961, Alkoholabstinenz, S. 28

Mit aller Härte traf es vorwiegend „Fahrende", in der Schweiz auch Zigeuner genannt. Die **Kindswegnahmen** fanden im Zivilgesetzbuch von 1912 eine gewichtige rechtliche Grundlage, denn sie waren möglich und vorgesehen bei pflichtwidrigem Verhalten der Eltern, aber auch bei dauernder Gefährdung oder bei Verwahrlosung der Kinder. Somit war der Entzug des Sorgerechtes gesetzlich legitimiert.

Eigentlich verfügten nur die **Fürsorgebehörden** über das gesetzliche Recht, den betroffenen Eltern das Sorgerecht für ihre Kinder zu entziehen. Es genügte die Begründung, dass es sich um Kinder von Fahrenden handle, aber die Behörden wollten sich rechtlich abdecken und forderten psychiatrische Gutachten an, um sich zu rechtfertigen. Diese Gutachten erhielten sie von den eugenisch-rassistischen Irrenanstalten problemlos.

Als Mitglied des Stiftungsrates der «**Pro Juventute**» und als **Anstaltsdirektor des Burghölzli** konnte Bleuler seinen Einfluss geltend machen und wenn er auch diese Menschen nicht einfach hinrichten konnte, so dürfte er die damalige Gesellschaft immerhin etwas von der Sorge befreit haben, dass diese Untermenschen überhand nahmen. Er befreite also die Herrenmenschen von einigen Delinquenten und von deren Fortpflanzung.

1934 bedankte sich das Nazireich für diese in der Schweiz so pflichtbewusst angewandte Eugenik mit ihrem Sterilisierungs-Gesetz. Flüchtlingen aus Deutschland in die Schweiz wird wohl das Lachen vergangen sein, als sie Schweizer Gebiet betraten um den nazistischen Zwangssterilisationen in ihrer Heimat zu entfliehen. Denn hier in der Schweiz war die Atmosphäre ähnlich verseucht. Sie hatte zur Nazizeit eine ähnliche Mentalität, zumindest, was Zwangssterilisierungen anbelangte.

*„Vor allem aber übernahmen Forel und seine Schüler wie Alfred Ploetz, Ernst Rüdin, Eugen Bleuler oder Emil Oberholzer Techniken und theoretische Vorgaben zu Sterilisation und Kastration von «Minderwertigen» aus den USA. Dort wurden solche Massnahmen im Lauf der Jahrzehnte an **Zehntausenden von Menschen** durchgeführt, beginnend mit entsprechenden Operationen an Schwarzen. Noch die Fortführung dieser Programme in den USA zwischen 1970 und 1985 betraf in erster Linie Schwarze, Latinos und Indianer, wie es Stephen Trombley in seiner Gesamtdarstellung der Zwangssterilisation belegt."*
(aus Thomas Huonker „Moralisch Defekt, Kastration, Sterilisation und Rassenhygiene im Dienst der Schweizer Sozialpolitik und Psychiatrie 1890-J970)

Auch Eugen Bleuler sah sich also veranlasst, während seiner Zeit als Anstaltsdirektor der Universitätsklinik Burghölzli **bei Minderwertigen** Techniken der Sterilisation und Kastration vorzunehmen. Damals gehörte das einfach zu einer „modernen" Psychiatrischen Klinik von Weltruf, wie sie das Burghölzli war. Das traf auch für Sohn Manfred Bleuler zu.

Die Praxis des Sterilisierens in Schweizer Kliniken hatte sich bis weit in die 1980er Jahre erhalten. So heisst es weiter im Buch von Huonder: (S. 7) *„In der Begründung ihrer parlamentarischen Initiative verwies Margrith von Feiten unter anderem auf eine Studie der Schweizerischen Pflegerinnenschule, welche «beweist, dass 24 geistig behinderte Frauen im*

Alter zwischen 17 und 25 Jahren» noch *«zwischen **1980** und **1987*** *sterilisiert worden sind. Von den 24 Sterilisationen fand (nur) eine auf Wunsch der jungen Frau statt."*
(Margrith von Feiten. Parlamentarische Initiative. Zwangssterilisation. Entschädigung für Opfer. Bern, 5.10.1999)

Das Buch von Huonder beruht auf den Forschungsresultaten des von ihm verfassten Berichtes „Anstaltseinweisungen, Kindswegnahmen, Eheverbote, Sterilisationen, Kastrationen", herausgegeben vom Sozialdepartement der Stadt Zürich.

Weiter heisst es:
*„Zentrale Figuren in einem medizinisch-juristischen Netzwerk, das vorwiegend Männer umfasste, von Zürich, Basel, Bern, Lausanne und Genf bis nach Chur und St. Gallen reichte und auch Verbindungen ins Ausland hatte, waren die vier Burghölzli Direktoren in der Untersuchungsperiode dieser Arbeit: August Forel (1878-1898), Eugen Bleuler (1898-1926), Hans Wolfgang Maier (1927-1941) und Manfred Bleuler (1942-1970). **Sie und ihre Schüler machten Zürich zu einem Knotenpunkt der «Eugenik» in der Schweiz und in Europa**".*
(aus Thomas Huonker „Moralisch Defekt, Kastration, Sterilisation .... Ebd. S. 84)

Auch diese Zeilen sind obigem Buch zu entnehmen:
„Der «eugenische» Jüngerkreis ums Burghölzli zur Zeit der Jahrhundertwende, der so genannte «Zürcher Kreis», ist mehrfach dargestellt worden. Neben den Hauptfiguren Alfred Ploetz, der die «Rassenhygiene» wie Forel mit sozialistischen Elementen, zusätzlich aber noch mit nordischen Ideologemen versetzte, und dem St. Galler Antialkoholiker Ernst Rüdin war auch der Dichter Gerhart Hauptmann gelegentlich dabei."

Oder:
*„Das Programm, die «Inferioren», die «Untermenschen», die «Minderwertigen» einzudämmen, fand bei denjenigen, die sich für «höherwertig» hielten, auch darum weitgehende Akzeptanz, weil es sowohl mit sozialdemokratischen wie auch mit rechtskonservativen, mit wissenschaftlichen wie mit religiösen Ideologemen kombinierbar und in seinen simplen Grundthesen leicht aufzufassen war. Die «Eugeniker» und «Rassenhygieniker» betrachteten Irre, Süchtige, Behinderte und sonstwie von den damals oft recht rigiden Normen Abweichende nicht als Mitmenschen gleichen Werts, mit denen die Gesellschaft, in deutlicher Abgrenzung von Gräueln antiker und neuzeitlicher Art, einen humanen und würdigen Umgang zu suchen habe, sondern als «Minderwertige» und als Gefahr, die es einzuschliessen und möglichst auszurotten galt. Schon die frühen Briefe Ernst Rüdins, des späteren Mitverfassers des offiziellen Kommentars zum deutschen «**Gesetz zur Verhütung erbkranken Nachwuchses**», an seinen geistigen Mentor August Forel zeigen nicht nur die Abneigung des St. Gallers gegen «Unglück und Krankheit», die er ausrotten will, sondern auch gegen die daran leidenden Menschen. **So Rüdins Brief vom l. November 1890 zur St. Galler Gastronomie:** «Überall nur Wein-, Bier- und Schnapswirtschaften mit ihrem unsäglichen Qualm und der durch Menschengift und Alkoholduft durchschwängerten Luft."*

In seiner Amtszeit als Direktor des Burghölzli machte sich Eugen Bleuler aber auch einen Namen als Vermittler der Freudschen psychoanalytischen Lehre, die dadurch in den universitären Betrieb hineingetragen wurde. Waren in den meisten Irrenanstalten Direktoren an der Macht, die sich gerne und etwas einseitig der hirnorganischen Forschung widmeten, weil sie die diversen Krankheiten, die sie in ihren Anstalten betreuten, als hirnorganisch begründet ansahen, so versuchte Bleuler auch die psychischen Symptome seiner Patienten und Patientinnen zu verstehen. Dies war doch sehr fortschrittlich und ihm zu verdanken!

Dies war ein anderer Zugangsweg innerhalb der Psychiatrischen Forschung. Sigmund Freud war der Begründer dieser Auffassung. Eugen Bleuler studierte die „Studien über Hysterie", welche Freud und Breuer schrieben sorgfältig, schon während seiner Rheinauer Zeit. Er bewertete auch weitere Schriften Freuds positiv und nahm diesen neuen Ansatz - die Psychoanalyse Freuds - in seine Studien auf.

Hier war er anderen Klinikdirektoren um einiges voraus. Er inspirierte auch einen C.G. Jung oder einen Ludwig Binswanger dazu, Freud zu studieren. In seiner Klinik versuchte er, Freudsche Gedanken einfliessen zu lassen und mit dem psychoanalytischen Ansatz zu arbeiten. Er versuchte nicht nur bei Patienten, sondern auch bei seinen Assistenzärzten, ja sogar bei seiner eigenen Frau, Analysen ihrer Träume vorzunehmen.

Beide, Freud und Bleuler, machten Studien, wobei Freud sich eher mit neurotischen, ängstlichen, zwanghaften und hysterischen Patienten befasste, die in sein Ambulatorium kamen, Bleuler aber mit weitaus schwierigeren Klienten, mit Psychotikern und Menschen mit Wahnvorstellungen und Halluzinationen, innerhalb meist geschlossener Anstaltsmauern. Der Zugang war unterschiedlicher nicht möglich, aber Bleuler blieb nichts anderes übrig, denn die therapeutischen Möglichkeiten in der Psychiatrie waren damals mehr als nur gering. Eine Vorzeigetherapie im Burghölzli war damals einzig die Arbeitstherapie, die versuchte Patienten der gesellschaftlichen Unterschicht zu resozialisieren.

Somit war Eugen Bleuler der erste Ordinarius (universitäre Psychiatrieprofessor), der sich mit der Psychoanalyse Freuds auseinander setzte. Bleuler und Freud gerieten in einen engen, anregenden Briefwechsel.

Bleuler verfasste ein Buch mit dem Titel: „Die Psychoanalyse Freuds", erschienen 1911. Untertitel: „Verteidigung und kritische Bemerkungen".

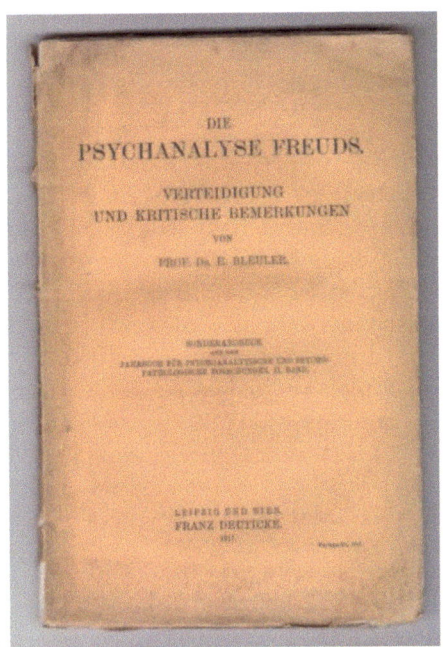

Ein grosses Verdienst Eugen Bleulers. Von nun an schlug die psychiatrische Forschung einen etwas anderen Weg ein.

Im Jahre 1927 endete Bleulers Ära als Klinikdirektor. Sein Abgesang jedoch war kein guter, äusserte er sich doch dahingehend, dass seine Tätigkeit als Arzt und als Direktor der Heil- und Pflegeanstalt Burghölzli jene begünstigt hätten, die eigentlich in dieser Gesellschaft überflüssig seien. Ihm gemäss war das eine Sünde gegen den Sozialdarwinismus. Gab er sich doch schon in seiner Rheinauer Zeit so viel Mühe, Idioten und unheilbare Halluzinanten am Leben zu erhalten, *„Erstere den anderen Leuten, letztere sich selber zur Qual "*. (**Zitiert nach Debrunner 1961, Alkoholabstinenz, S.2**)

Und weiter heisst es dort bezogen auf seine rund 30 jährige Tätigkeit im Burghölzli: *„Im Burghölzli wiederum strengte ich mich an, möglichst viele Schizophrene so weit zu beruhigen oder zu erziehen, dass ein Teil derselben heiraten konnte und so sich, den Gatten und kommende Generationen unglücklich zu machen, Gelegenheit bekam. "* (ebd)

Aus einer gewissen sarkastischen Sicht kann aber auch argumentiert werden, dass sowohl Bleuler wie auch Forel die Eugenik dahingehend verwirklichten, dass in ihrer Zeit als Anstaltsdirektoren durch die strenge Internierung ebenfalls eine

Verhinderung der Fortpflanzung ihrer ihnen anvertrauten Klinikinsassen, die als erblich minderwertig und als Untermenschen galten, vollzogen wurde.

Denn solange man in der Irrenanstalt interniert war, konnte eine Heirat und nachfolgende Familiengründung, sprich Fortpflanzung minderwertigen Lebens mehr oder weniger erfolgreich verhindert oder wenigstens herausgezögert werden. Dies ist jetzt jedoch in einem sarkastischen Sinne gemeint, denn jede heute auch nur kurzzeitige Internierung resp. Einweisung eines Menschen in eine psychiatrische Klinik wäre dann somit ein eugenischer Akt. Aber davor würden sich die heutigen Klinikdirektoren sicherlich mit Vehemenz verwahren?

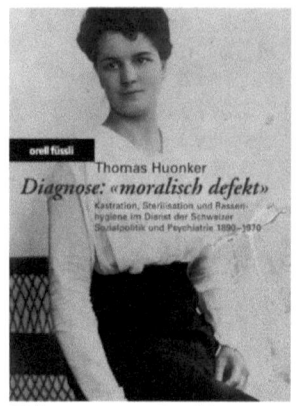

Thomas Huonker schrieb ins seinem empfehlenswerten Buch: Diagnose: „moralisch defekt", Orel Füssli Verlag, über Schizophrenie: „*Bleulers Diagnose «Schizophrenie» war von Anbeginn an mit der Verhinderung von Ehe und Nachwuchs der Diagnostizierten gekoppelt: «Ist die Krankheit diagnostiziert oder vermutet, so ist vom Heiraten unter allen Umständen und mit möglichster Energie abzuraten.»*

Und über Selbstmord: „*Bleuler hoffte, die Gesellschaft werde demnächst davon abkommen, «Schizophrene» vom Selbstmord abzuhalten: «Das unangenehmste aller Symptome ist der Selbstmordtrieb. Ich führe das deshalb an, um einmal deutlich zu sagen, dass die jetzige Gesellschaftsordnung in dieser Richtung vom Psychiater eine grosse und ganz unangebrachte Grausamkeit verlangt. Man zwingt Leute, denen aus guten Gründen das Leben verleidet ist, weiter zu leben. [...] Vorläufig stehen wir Psychiater unter der traurigen Pflicht, grausamen Anschauungen unserer Gesellschaft zu folgen; aber wir haben auch die Pflicht, unser möglichstes zu tun, dass diese Anschauungen sich bald ändern.»* "

In seiner Zeit als Klinikdirektor versehrte er rund 75 Prozent seiner Patienten mit dem diagnostischen Etikett „Schizophrenie". Es gibt und gab Länder in denen diese Diagnose an politischen Häftlingen angewendet wurde, um sie mit starken Psychopharmaka (Neuroleptika, etwa Haloperidol) zu „therapieren", sprich fertig machen zu können, wobei daran auch wirklich einige starben oder wenigstens sich in ihrer Persönlichkeit massivst veränderten.

Die Diagnose „Schizophrenie" ist uneinheitlich und **unfasslich** wie keine zweite psychiatrische Diagnose. Oder wäre es richtiger zu monieren, unfasslich wie viele andere psychiatrischen Diagnosen auch. Deshalb sind sie zu vermeiden. Schliesslich kann man in der Psychiatrie nicht wirklich nach Diagnosen therapieren, auch wenn die Pharmaindustrie dies entgegengesetzt behauptet. Neuroleptische Mittel gegen schizophrene Symptome wirken auch gegen andere Symptome.

Die Weltgesundheitsorganisation WHO versucht in ihrem Diagnose-Instrument ICD wie auch die amerikanische Ausgabe DSM seit Jahrzehnten, noch immer ohne richtigen Erfolg, durch sich immer weiter entwickelnde Diagnosestandards eine international einheitliche Diagnose-Nomenklatur zu erreichen. Bis heute ist ihr dies kaum gelungen.

Auch das haben wir Eugen Bleuler zu verdanken, ist er doch quasi Erfinder des Begriffes der Schizophrenie.

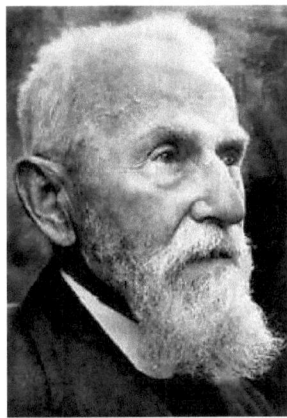

Eugen Bleuler, zusammen mit Sigmund Freud und Emil Kraepelin legten die Grundlagen für die Psychiatrie des 20. Jahrhunderts. Verdienterweise setzte sich Eugen Bleuler intensiv mit der Psychoanalyse Freuds auseinander.

Ein anderer, deutscher Psychiater, Emil Kraepelin, hatte ebenso gewaltigen Einfluss auf die Entwicklung der deutschsprachigen Psychiatrie. Von ihm wird auf den nächsten Seiten berichtet.

Emil Kraepelin

Emil Kraepelin

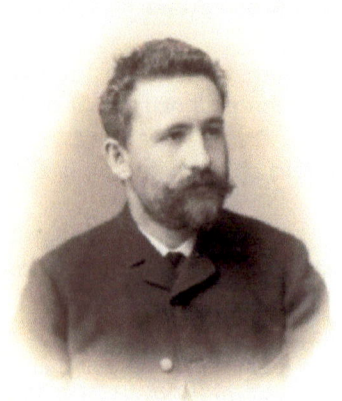

Emil Kraepelin (1856 – 1926)
Psychiater
Auf Emil Wilhelm Georg Magnus Kraepelin gehen bedeutende Entwicklungen in der wissenschaftlichen Psychiatrie zurück.
Durch eine grosszügige Finanzierung gelang ihm 1917 die Gründung der Deutschen Forschungsanstalt für Psychiatrie (Kaiser Wilhelm Institut) in München, aus dem das heutige Max-Planck-Institut für Psychiatrie (Deutsche Forschungsanstalt für Psychiatrie) hervorging.

Geboren: 25. Februar 1856 Neustrelitz, Deutschland
Gestorben: 7. Oktober 1926 München, Deutschland

Aus: Wikipedia

Kraepelin, ein hochgeehrter Psychiater seiner Zeit, verfasste ein Werk mit dem Titel „Zur Entartungsfrage", erschienen im Jahre 1908 im Zentralblatt für Nervenheilkunde und Psychiatrie, Jg, 31, Neue Folge, Bd. 19, S. 745-751 und im Jahre 1918 ein weiteres Werk „Geschlechtliche Verirrungen und Volksvermehrung". In diesen beiden Werken kommt die Einstellung des Psychiaters Kraepelin **etwas völkisch** daher.

Als eugenischer und sozialdarwinistischer Vertreter gehörte offenbar auch er auf seine Weise zu den **Entartungs-Theoretikern** mit eugenischen Vorstellungen, wie es damals gesellschaftlich weit verbreitet war.

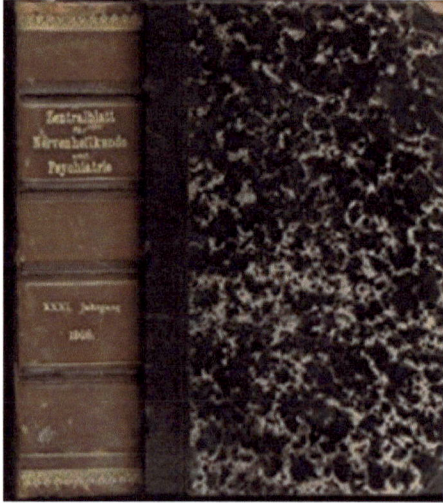

Zentralblatt für Nervenheilkunde und Psychiatrie, 1918
Herausgeber: Robert Gaupp

In seinem Buch „Die psychiatrischen Aufgaben des Staates" machte sich Kraepelin schon im Jahre 1900 Gedanken zur **Degeneration und Eugenik,** wenn es darin heisst:

„Wenn die **Geisteskranken für den Staat eine Gefahr und eine Last bedeuten,** so wird er unter allen Umständen auf eine Verminderung ihrer Zahl oder doch auf eine Verlangsamung ihrer Zunahme hinzuwirken haben. **Wie bei allen Krankheiten verspricht auch hier die Verhütung mehr Erfolg als die Behandlung der bereits Erkrankten.** Es gilt also für den Staat, die Quellen des Irreseins aufzusuchen und sie nach Möglichkeit zu verstopfen. Leider sind uns die Ursachen grosser Gruppen von Geistesstörungen noch völlig unbekannt, oder sie sind doch irgend einem staatlichen Eingreifen nicht zugänglich. Immerhin aber kennen wir einige wichtige und verbreitete Ursachen des Irreseins, deren Bekämpfung nicht nur im Bereiche der Pflichten, sondern auch in der Macht des Staates liegt. Die erste derselben ist der **Alkoholmissbrauch.**"

Hier wird deutlich, was eugenische Inhalte sind, nämlich jene Geisteskranken zu verhüten, die einem Staat zur Last und Gefahr werden. Gleich zählt Kraepelin in seinem Text eine solche Gefahrengruppe auf: die **Alkoholiker.** Allerdings gehören diese in der heutigen Sicht nicht zu der Gruppe der Geisteskranken, für den Staat, auch den heutigen, sind sie jedoch noch immer eine Last, vor allem eine finanzielle. Kraepelin wird deutlicher: „Berücksichtigen wir dazu noch die Erfahrung, dass etwa 1/3 der überlebenden Kinder trunksüchtiger Eltern an Epilepsie erkranken und dass nach Bournevilles Mitteilung mehr als die Hälfte der idiotischen Kinder trunksüchtige Eltern aufweisen, so würde schon unter dem Gesichtspunkte der psychiatrischen Vorbeugung allein für den Staat genügender Anlass vorhanden sein, gegen den Alkohol zu kämpfen...,"

Kraepelin weist weiter darauf hin, dass der Staat (Bayern) gewissen Massregeln zur Bekämpfung der Trunksucht getroffen habe, ähnlich es ja Forel für die Schweiz gefordert hatte. Die bedeutsamste sei die Möglichkeit einer **Entmündigung** der Trinker nach dem Bürgerlichen Gesetzbuche.

Dass er den Alkoholmissbrauch resp. Konsum dessen als Geistesstörung betrachtete, kann man auch an seiner Ansicht ableiten, dass der **„Alkoholrausch"** die bei weitem gemeingefährlichste Art der Geistesstörung sei.

Wieweit seine Reputation und seine Aussagen über Alkoholismus dazu geführt haben, dass im von Gütt-Rüdin-Ruttke verfassten Buch „Zur Verhütung erbkranken Nachwuchses", von 1934, ausgerechnet auch die Alkoholiker als erbkrank im Sinne des Gesetzes aufgenommen wurden, kann nur vermutet werden. Heisst es doch darin: „Ferner kann unfruchtbar gemacht werden, wer an schwerem Alkoholismus leidet".

Eine andere staatsgefährdende Diagnose zur Zeit Kraepelins war die Syphilis. „Neben den giftigen Genussmitteln ist es nur noch eine einzige Ursache des Irreseins von erheblicher Bedeutung, die einem vorbeugenden Eingreifen des Staates wenigstens in gewissem Um-

fange zugänglich erscheint. Ich meine natürlich die **Syphilis.** *Seitdem der ursächliche Zusammenhang zwischen* **Syphilis und Paralyse** *unzweifelhaft geworden ist, tritt auch für uns Irrenärzte der Kampf gegen die Syphilis mehr in den Vordergrund.*

Von den Aufnahmen in unsere Klinik litten im Jahre 1898 über ein Viertel an Paralyse. Diese Zahl ist gross genug, auch wenn wir zugeben müssen, dass sich darunter wohl einige Fehldiagnosen, namentlich aber auch eine Reihe von Fällen befunden haben, die wir heute noch klinisch zur Paralyse rechnen, während sie doch nichts mit der Syphilis zu thun haben. In der Berliner Charite hat man unter den geisteskranken Männern über 45 Prozent Paralytiker gezählt. "

Die Belle Epoche führte zu einer Sexualisierung der Bevölkerung und wegen den **fehlenden Schutzmassnahmen** nahm die Zahl der an Syphilis Erkrankten stark zu. Zudem kannte man zu dieser Zeit praktisch auch keine wirksame Medizin gegen diese syphilitische Krankheit. Nach Kraepelin war die Bekämpfung der Syphilis daher eine der wichtigsten psychiatrischen Aufgaben eines Staates.

Offenbar hatten in der Bevölkerung damals die wenigsten eine Vorstellung von den Gefahren und Zusammenhängen dieser Krankheit, daher wussten nicht einmal die Offiziere, *„unter denen mit der Syphilis bekanntlich auch die Paralyse eine grosse Verbreitung besitzt "* (S.6 ebd), vom diesem Zusammenhang und es galt hier nach Kraepelin, dies durch Aufklärung zu ändern.

Dass Kraepelin durchaus eugenisch dachte, kommt in einem weiteren Zitat aus obigem erwähnten Buch zutage: *„Endlich aber darf der Umstand nicht unterschätzt werden, dass die Anstaltsversorgung der Geisteskranken so ziemlich die einzige Möglichkeit bietet, der vielleicht mächtigsten Ursache des Irreseins entgegenzuarbeiten, der* **Vererbung***. So allgemein bekannt es auch ist, dass geistige Störungen sich in weitestem Umfange auf die Nachkommenschaft übertragen, so wenig pflegen sich doch die Menschen beim Fortpflanzungsgeschäfte von derartigen Erwägungen beeinflussen zu lassen. "*

Auch für Kraepelin war die Zeit gegeben für eugenische Gedanken, die in ganz Europa zu dieser Zeit wichtig wurden und nicht nur mutmasslich, sondern mit grosser Sicherheit beteiligt waren an der Entartungsexzessen der in den folgenden Euthanasiemorden der Nazi-Zeit. Denn obige Gedanken entsprachen nicht der positiven Eugenik, sondern der negativen, indem von Anstaltsversorgung gesprochen wurde, die eine Vererbung verhindern könne.

Selbstverständlich war ihm - dem damals modernen Psychiater - die Entartungstheorie resp. das Thema der Entartung bekannt. Kraepelins Lehrbuch zur Psychiatrie war ein für die damalige Zeit absolut führendes und weit verbreitetes Werk, wie es für die Schweiz das Buchwerk Bleulers war.

In seinem eigenen Werk schreibt Kraepelin: *„Die beiden letzteren Forscher sind dabei geneigt, die Gefangenschaft nur als eine auslösende Ursache der Psychose zu betrachten, in ähnlicher Weise, wie es für die hysterischen Erkrankungen gilt, um den Hauptnachdruck auf die bei den Häftlingen bestehende* **psychische Entartung** *zu legen. Sie sprechen geradezu von* **„Degenerationspsychosen"**, *von* **„wahnhaften Einbildungen bei Degenerativen"**, *doch beziehen sich die von ihnen mitgeteilten Beobachtungen mit verschwindenden Ausnahmen auf Gefangene, wenn auch einige derselben schon vor ihrer Einsperrung stärker ausgebildete krankhafte Züge dargeboten hatten.* **"** (Emil Kraepelin, Psychiatrie, Achte Auflage 1915, 4. Band, S. 1504)

In seinem Werk findet man folgende Ansicht (Kraepelin, Psychiatrie, 1909, Band I, Kapitel V, Behandlung S.546)

Allerdings lehrt die Erfahrung, daß Ratschläge über bevorstehende Ehen zwar gesucht und angehört, aber äußerst selten befolgt werden. Die Bedürfnisse der Rassenkräftigung, der geschlechtlichen Zuchtwahl unter dem Gesichtspunkte der körperlichen und geistigen Gesundheit, treten regelmäßig weit zurück hinter anderen, kurzsichtigeren Beweggründen. Immerhin wird man die Forderung Schüles unterstützen müssen, daß den Verlobten das Recht eingeräumt werde, zuverlässige Auskunft über die Gesundheitsverhältnisse des anderen Teils zu erhalten, insbesondere über frühere Geistesstörungen, überstandene Lues, Neigung zu Alkoholismus, Morphinismus, geschlechtliche Verirrungen. Auch an die Einrichtung von „Gesundheitsräten" könnte man denken, die bei Befragen ihr Urteil „mahnend", „warnend" oder „abratend" abzugeben hätten; Schüle will an die Nichtbefolgung solcher Ratschläge auch gewisse rechtliche Folgen knüpfen, wie Verlust des Rechtes auf Ehescheidung oder Wiederverheiratung. Es steht jedoch zu befürchten, daß dann von der Einrichtung, wenn sie nicht gesetzlich in jedem Falle mitzuwirken hat, nur wenig Gebrauch gemacht werden wird.

Ein eindeutig weiterer Beweis seiner durchaus eugenischen Gedankenwelt.

Um auf Seite 547 fortzufahren:

einschränken könnte. **Näcke** hat sich daher für den im Staate Michigan durchberatenen Vorschlag erwärmt, gewisse Gruppen gemeingefährlicher und entarteter Männer durch teilweise Ausschneidung der Samenleiter zeugungsunfähig zu machen; bei Frauen soll in schweren Fällen zur Entfernung der Gebärmutter von der Scheide aus geschritten werden. Auch die Schweizer Irrenärzte haben die gesetzliche Einführung und Regelung der „sozialen Sterilisierung" Geisteskranker und Entarteter für wünschenswert erklärt. Ohne Zweifel wäre die Maßregel wirksam, doch erscheint die Bestimmung darüber schwierig, bei wem sie haltzumachen hätte.

Kastrationen werden also explizit in seinen Werken erwähnt. Ihnen wird im Text nicht vehement widersprochen. Soweit zu den Beweisen. Nun wäre Kraepelin aber nicht Kraepelin, wenn man nicht über ihn auch berichten könnte, wie grossartig sein psychiatrisches Lehrwerk für die damalige Zeit daher kommt und wie sehr einflussreich es (und er) damals war. **Kraepelin darf heute als der führende Psychiater seiner Zeit angesehen werden.** An ihm und an seinem Werk wurde jahrzehntelang alles gemessen und nichts und niemand kam an seiner Person und Reputation vorbei.

Aus wikipedia.org: (https://de.wikipedia.org/wiki/Emil_Kraepelin)

Auf Kraepelin gehen bedeutende Entwicklungen in der wissenschaftlichen Psychiatrie zurück. Von ihm stammen unter anderem die Grundlagen des heutigen Systems der **Klassifizierung psychiatrischer Störungen**. Er führte **experimentalpsychologische Methoden** in die Psychiatrie ein und gilt als Begründer der modernen empirisch orientierten Störungen. Auch die Entwicklung der modernen **Psychopharmakologie** geht auf ihn zurück. So schrieb er ein eher schmales Werk „Über die Beeinflussung einfacher psychischer Vorgänge durch einige Arzneimittel, 1892".

Originalauszug aus ‚Familie und Werdegang' (Wikipedia): *„Hier konnte er schon 1875 bei* **Franz von Rinecker** *an der psychiatrischen Uniklinik tätig werden, der ihn nach einem nochmaligen kurzen Aufenthalt in Leipzig, bei dem er* **Wilhelm Wundt** *kennenlernte, Ende 1877 als Assistenten einstellte. 1878 schloss Kraepelin sein Studium mit der Promotion ab, wechselte für vier Jahre zu* **Bernhard von Gudden** *an die Kreis-Irrenanstalt in München und ging 1882 nach Leipzig zu* **Paul Flechsig**, *wo er den Unmut Flechsigs auf sich zog und „in hohem Grade" dessen „Unzufriedenheit" erregte, weil Kraepelin seinen ärztlichen Aufgaben in der Klinik nicht nachkam und schliesslich gekündigt wurde (Kündigungsschreiben: „… behandelt … den Dienst für die Klinik thatsächlich als … Nebensache"). Mit Unterstützung seines Mentors Wilhelm Wundt* *gelang es ihm dennoch, mit einigen, gerade eben ausreichenden Publikationen – **ohne eine eigene Habilitationsschrift** zu verfassen – **seine Habilitation zu erlangen**."*

Weiter aus ,**Familie und Werdegang**': *„In München beschäftigte er sich bereits vor dem Ersten Weltkrieg mit dem Gedanken, eine Forschungsstätte für Psychiatrie zu gründen. Durch eine grosszügige Finanzierung durch **James Loeb** gelang ihm 1917 die Gründung der **Deutschen Forschungsanstalt für Psychiatrie** (Kaiser-Wilhelm-Institut) in München, aus der das heutige **Max-Planck-Institut für Psychiatrie** (Deutsche Forschungsanstalt für Psychiatrie) hervorging. Die Forschungsanstalt hatte folgende Abteilungen: klinische Abteilung (Johannes Lange), hirn-pathologische Abteilung (Brodmann, Nissl, Spielmeyer), serologische Abteilung (Plaut, Jahnel) und die genealogische Abteilung (**Rüdin**, ein Anhänger der Degenerationslehre)."*

Zu seinem Werk ist zu sagen, (Wikipedia.org) dass auf Kraepelin der Begriff und das Konzept der **Dementia praecox** (vorzeitige Demenz) zurück geht, wobei er diese Bezeichnung vom französischen Psychiater **Benedict Augustin Morel** übernahm. Hatte Morel diese Bezeichnung noch auf einen Jugendlichen bezogen, so weitete Kraepelin den Begriff aus auf die Krankheit **Hebephrenie** (Diagnose für jugendlich Schizophrene im Alter zwischen 15 und 25 Jahren) und **Katatonie** (Bild von psycho-motorischen Störungen bei katatonen Schizophrenen).

„Als gemeinsames Kennzeichen von allen Krankheitsbildern innerhalb dieser Gruppe beobach-tete Kraepelin ,,eine eigenartige Zerstörung des inneren Zusammenhangs der psychischen Per-sönlichkeit mit vorwiegender Schädigung des Gemütslebens und des Willens." (wikipedia.org).

Wie bereits erwähnt wurde dieser Begriff Kraepelins durch Eugen Bleuler in einem weitergefassten Begriff (Schizophrenie) modifiziert. Hier wichtig zu sagen ist, das Kraepelin bei seinen Studien auch den **Verlauf eines Krankheitsbildes** berücksich-tigte, was heute unabdingbar ist.

Er beschäftige sich in seinem Werk ausführlich auch mit den **Wahnideen**, mit der **Dementia praecox** sowie mit dem **manisch-depressiven Irresein**. Für die For-schung der Störungen setzte er sich jedoch nicht sonderlich ein. Dies tat seinerzeit jedoch ein anderer grosser Psychiater (und Philosoph): **Karl Jaspers**.

Im Gegensatz zur Eugen Bleuler hielt Kraepelin nicht viel von der Traumdeutung Sigmund Freuds. Vielleicht schien ihm diese zu wenig psychiatrisch, quasi zu wenig biologisch. Es gibt Kritiker, die Kraepelin für inhumane Methoden in der deutschen Psychiatrie des 20. Jahrhunderts mitverantwortlich machen.

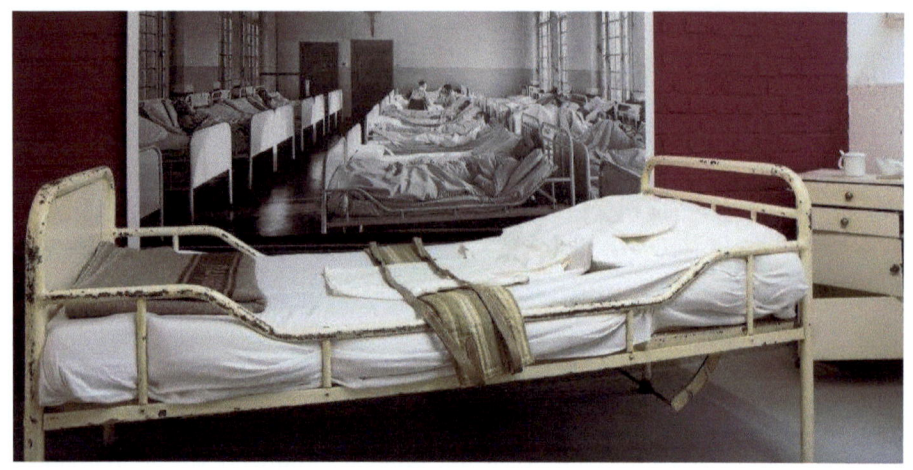

Originalbett mit Fixierungsmaterial aus der Psychiatrie:
Ruhigstellung von Erregten mittels Fixierungen ist jedoch noch heute in vielen Psychiatrien eine mögliche Vorgehensweise. Bevorzugt werden jedoch medikamentöse Interventionen.

Für die Zeit um die Jahrhundertwende, Anfang des 20. Jahrhunderts (nicht allein bezogen auf Emil Kraepelin) kannte man verschiedene, aus heutiger Sicht barbarisch anmutende Kuren (Therapien): Da wäre das **Deckeldauerbad** zu erwähnen, der **Kaltwasserkopfguss**, die **Paraldehyd-Betäubungsspritze**, die **nasse Packung**. Die Paraldehyd-Injektion wurde gerne eingesetzt bei Irren mit Erregungszuständen oder beim alkoholischen Delirium tremens, als Sedativum resp. Hypnotikum. Weitere Therapien siehe: ‚Die Verrückten - Irrsinn in der Geschichte.'

Eine zweite Gruppe von Arzneimitteln, die in der Behandlung des Irreseins hervorragende Wichtigkeit erlangt haben, ist diejenige der eigentlichen Schlafmittel[2]). Schon 1869 wurde von Lieb- reich das Chloralhydrat[3]) empfohlen, das mit großer Sicherheit in Gaben von 2—3 g, meist ohne andere Nachwehen als eine gewisse Benommenheit des Kopfes, einen länger dauernden, ruhigen Schlaf herbeiführt. Da es ebensowenig wie die übrigen Schlafmittel Schmerzen stillt, so hat man es bisweilen mit Morphium verbunden. Wegen seiner ätzenden Eigenschaften und seines unangenehmen Geschmackes gibt man das Chloralhydrat in stark verdünnter, schleimiger Lösung als Klysma, oder innerlich unter Zusatz von Aqua Menthae piperitae, Syrupus Liquiritiae oder Corticum Aurantii. Seine Anwendung findet es bei schwerer Schlaflosigkeit in den verschiedensten Formen des Irreseins. Leider pflegt sich bei längerem Gebrauche nach und nach eine wachsende Unempfindlichkeit gegen das Mittel einzustellen, die zur Darreichung höherer Gaben verführt. Nach dieser Richtung hin ist indessen große Vorsicht geboten, da die fortgesetzte Anwendung des Chloralhydrats Kräfteverfall, Verdauungsstörungen und Gefäßlähmungen nach sich zieht. Das

(Auszug aus Kraepelins Werk Psychiatrie: 1909. Band I, S. 564)

Physikalische Heilmethoden. Unter den physikalischen Heilverfahren, die in die irrenärztliche Tätigkeit Eingang gefunden haben, steht obenan die Wasserbehandlung, insonderheit die Anwendung der Bäder. Zwar sind die barbarischen Duschen und die kalten Sturzbäder, wie sie früher als „revulsive" Mittel beliebt waren, lange außer Gebrauch gekommen. Dagegen haben im Laufe des letzten Jahrzehnts die warmen Bäder[1]) in der Behandlung der Geisteskranken eine außerordentliche Verbreitung gewonnen und geradezu eine Umwälzung im Betriebe der unruhigen Abteilungen herbeigeführt. Die beruhigende Wirkung warmer Bäder von 34—35° C ist seit alter Zeit bekannt. Sie wurden zur Erzielung des Schlafes bei Nervosität, Hysterie, leichten Verstimmungs- und Angstzuständen abends 1—2 Stunden lang angewendet und mit einer kühlen Überrieselung und Abreibung abgeschlossen. Auch bei erregten Kranken sind diese verlängerten Bäder von jeher mit gutem Erfolge in Gebrauch gewesen; hier pflegte man sie wohl mit kalten Umschlägen oder der Anwendung des Eisbeutels auf den Kopf zu verbinden. Dagegen bestand eine weit verbreitete Scheu vor einer längeren Ausdehnung der Wasserbehandlung, von der man vor allem ungünstige Wirkungen auf das Herz fürchtete.

In einzelnen Fällen haben jedoch schon die alten französischen Irrenärzte, insbesondere Brierre de Boismont, erregte Kranke mehrere Tage und selbst wochenlang im warmen Bade behandelt. Trotz der günstigen Erfolge hat sich dieses Verfahren nur sehr allmählich eingebürgert, offenbar hauptsächlich deswegen, weil der ganze Anstaltsbetrieb dafür noch nicht reif war. Erst mit der Beseitigung aller Zwangsmittel, der Einrichtung von Wachabteilungen und dem Bestreben, der Irrenanstalt immer mehr den Stempel des Krankenhauses aufzudrücken, wurde die Badebehandlung allmählich in immer größerem Umfange angewendet, da sich herausstellte, daß sie außerordentlich wohltätig wirkte, ohne von nennenswerten Nachteilen begleitet zu sein. In Deutschland wurde sie namentlich von Scholz warm empfohlen und viel geübt. Allerdings verschloß er die Wannen mit Segeltuchdeckeln, aus denen nur der Kopf der Kranken heraussah; anderwärts waren Holzdeckel in Gebrauch. In diesen Bädern blieben die Kranken viele Stunden, auch ganze Tage.

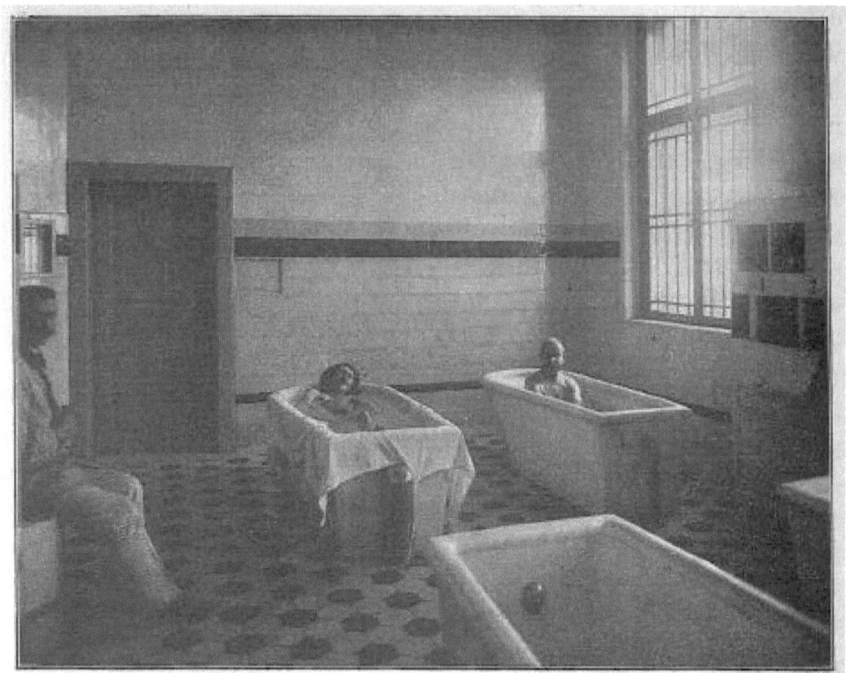

Fig. XXIV. Dauerbad der Münchener Klinik.

Bild: Kraepelin, Lehrbuch Psychiatrie 1909, S. 582

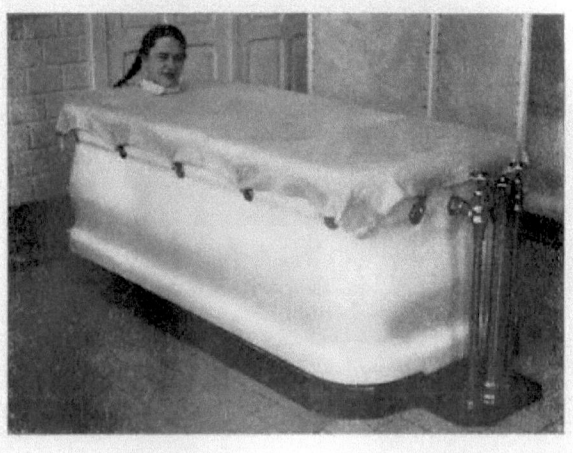

Afb. 65.

Binding & Hoche – Freigabe der Vernichtung lebensunwerten Lebens (1920)

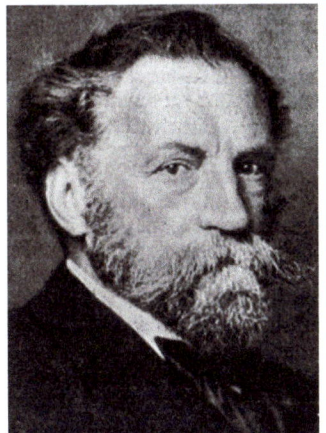

Karl Lorenz Binding

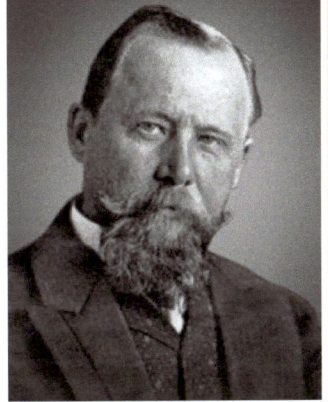

Alfred Erich Hoche

Karl Lorenz Binding (1841-1920) Jurist
Bild: Wikipedia.org

Deutscher Rechtswissenschaftler mit dem Hauptarbeitsgebiet Strafrecht. Er erhielt seine Ausbildungen in der Universität Heidelberg und Leipzig. Er war Professor für Strafrecht, Strafprozessrecht und Staatsrecht. Zudem war er auch Rektor der Universität Leipzig. Diese Stadt ernannt ihn 1909 zu ihrem Ehrenbürger. Im Jahre 2010 wurde ihm dann diese Ehrenbürgerwürde wieder aberkannt. Er verfasste zusammen mit Hoche das berühmt-berüchtigte Büchlein: *„Die Freigabe der Vernichtung lebensunwerten Lebens"*, welches für die Aberkennung der Ehrenbürgschaft begründet wurde.

Geboren: 04. Juni 1841, Frankfurt am Main
Gestorben: 07. April 1920, Freiburg im Breisgau
Aus: Wikipedia

Alfred Erich Hoche (1865-1943) Psychiater
Bild: Wikipedia.org

Deutscher Psychiater sowie Neuroanatom und Neuropathologe. Er profilierte sich als Kritiker Emil Kraepelins und Sigmund Freuds. Vor allem aber ist er als Mitverfasser der Schrift über „Die Freigabe der Vernichtung lebensunwerten Lebens" (1920) bekannt, durch die er als einer der Wegbereiter der organisierten Massenvernichtung in der Zeit des Nationalsozialismus gilt.

Geboren: 01. August 1865, Wildenhain
Gestorben: 16. Mai 1943, Baden-Baden
Aus: Wikipedia

Das Werk „**Die Freigabe der Vernichtung lebensunwerten Lebens**", welches in seiner Erscheinung daher kam als **einfache Broschüre**, wurde bereits im Jahre 1920 gedruckt. Wir machen hier einen Zeitsprung in die Vergangenheit, um zu zeigen, dass es nicht allein am Denken der Nationalsozialisten hatte liegen müssen, dass so viele „Blödsinnigen" und „geisteskranke Schizophrene" ihr Leben verloren. Es gab da sogenannte **geistige Väter** dieses unsäglich vernichtenden Denkens, von denen zwei Persönlichkeiten dieser besonderen Spezies hier vorgestellt werden.

Denn zu dieser Zeit (1920) befand sich der Nationalsozialismus noch nicht einmal in seinen ersten Anfängen und hatte damals noch keine wesentliche Bedeutung in Deutschland. Einzig die **NSDAP** ging am 24. Februar 1920 aus der Deutschen Arbeiterpartei hervor, die schon zu Beginn eine antidemokratische, völkisch-nationale und rassistische wie auch antisemitische Position innehatte. **Adolf Hitler** war zu diesem Zeitpunkt für die Öffentlichkeit ein noch unbekannter, erfolgloser, **österreichischer Kunstmaler**, der im 1. Weltkrieg als Gefreiter Botengänge für die Armee tat. Der eigentliche Beginn des Nationalsozialismus war erst der 30. Januar 1933 mit der Ernennung **Adolf Hitlers zum Reichskanzler.**

Während des Druckes dieser Broschüre verstarb Geheimrat Karl Binding. Hoche vermerkte dazu im Druck: *„Ich darf bekunden, dass die Fragen, mit denen unsere Abhandlung sich beschäftigt, dem Verstorbenen Gegenstand eines von lebhaftestem Verantwortungsgefühl und tiefer Menschenliebe getragenen Nachdenkens gewesen sind. Mir persönlich wird die Erinnerung an die Stunden der gemeinsamen Arbeit mit dem Feuerkopf voll kühlscharfen Verstandes immer ein wehmütig stimmender Besitz bleiben. "* **„Die Freigabe der Vernichtung lebensunwerten Lebens, 1920"**

Über den **Utilitarismus,** der damals in der Gesellschaft ein weit verbreiteter Gedanke war, ist hier folgendes vorzumerken: Es handelt sich um eine **philosophische Nützlichkeitslehre.** Sie sieht ausschliesslich im Nützlichen, resp. in der Nützlichkeit die Grundlage menschlich-sittlichen Verhaltens. Utilitaristisch ist demnach, was dem Einzelnen oder der Gemeinschaft nützt.

In den Nachkriegsjahren (ab 1918) kam in vielen europäischen Ländern eine utilitaristische Denkweise zum Ausdruck, als Erfolg (Folge) der inflationären Wirtschaftskrise und aus Erinnerung an die vergangenen ausbeuterischen Kriegsjahre durch den ersten Weltkrieg. Konkret stellten sich die Menschen praktisch täglich diese **Kosten und Nutzen-Frage** bezogen auf ihr karges Leben.

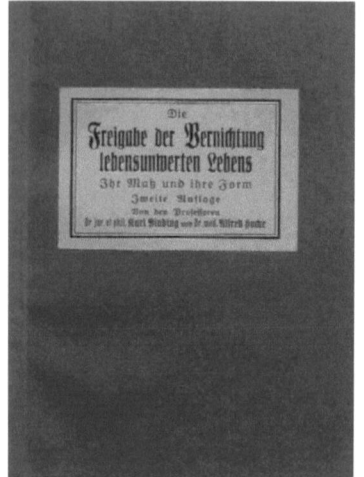

Solche Spannungszeiten, wie es diese „utilitaristischen" Jahre waren, tangierten auch immer rechtliche, religiöse, ethisch-sittliche und soziale Fragen. So stellte sich damals mancher die Frauge, was denn sein Leben für einen Wert habe. Auch der Staat fragte sich, was ihm seine Bürger Wert waren.

Bildherkunft:
https://upload.wikimedia.org/wikipedia/de/e/ea/Binding (Hoche Freigabe der Vernichtung lebensunwerten Lebens. CoverAufl22.jpg

Da war es absehbar, dass ein fatales Duo, wie Binding und Hoche es waren, in die Öffentlichkeit trat und für diese stellvertretend jene Frage der Wertigkeit der einzelnen Bürger innerhalb ihrer fatalen Broschüre stellten.

In einem ersten Teil machte sich der Jurist Karl Binding Gedanken zu den rechtlichen Ausführungen. Er stellte sich eine schwierige rechtliche Frage, die ihn, vermutlich wie viele Psychiatrieprofessoren und Anstaltsdirektoren es auch taten, seit geraumer Zeit beschäftigt hatte: *„Ich wage am Ende meines Lebens mich noch zu einer Frage zu äussern, die lange Jahre mein Denken beschäftigt hat, an der aber die meisten scheu vorübergehen, weil sie als heikel und ihre Lösung als schwierig empfunden wird, so dass nicht mit Unrecht gesagt werden konnte, es handle sich hier »um einen starren Punkt in unseren moralischen und sozialen Anschauungen:*

Sie geht dahin:

Soll die unverbotene Lebensvernichtung, wie nach heutigem Rechte - vom Notstand abgesehen -, auf die Selbsttötung des Menschen beschränkt bleiben, oder soll sie eine gesetzliche Erweiterung auf Tötungen von Nebenmenschen erfahren und in welchem Umfange?"
(**Binding&Hoche: Die Freigabe zur Vernichtung lebensunwerten Lebens, 1920**)

Er stellte sich also die Frage, ob man der Absicht und Ausführung der Selbsttötung eines lebensmüden Menschen mit ärztlichen resp. staatlichen Mitteln entgegentreten solle oder ob dieser Lebensmüde nicht ein Recht habe auf Suizid. Er erweiterte die Frage, ob ein Recht auf Selbsttötung auf den Selbstmord beschränkt bleibe oder auf andere Menschengruppen ausgedehnt werden solle.

Er fragte sich auch, ob das Recht eine **gesetzliche Erweiterung** auf Tötungen von „**Nebenmenschen**" erfahren solle. Auf die Tötung welcher Nebenmenschen? Was war für ihn ein solcher Nebenmensch? Die in Psychiatrien entrechteten Kranken?

Im Gegensatz zu Hauptmenschen (Bergwerksarbeiter, Ärzte etc.), die schwere Arbeit für den Staat verrichten, sind Nebenmenschen solche in Heimen und Anstalten, die dem Staat zur Last fallen und keiner produktiven Tätigkeit nachgehen. Man definierte den Begriff „Nebenmensch" als Menschen im Sinne von im Stammbaum neben der Gattung des Menschen angeordnet. Damit waren nach Binding **behinderte Menschen** (Idioten, Kranke, Entartete etc.) Nebenmenschen, die der Gattung des Menschen zwar zugehörig waren, aber nicht als **Hauptmenschen** galten. Eine eigene Kategorie Mensch, eben!

Nach weiteren Ausführungen über die Selbsttötung, die ja auch als Selbstmord bezeichnet wurde, kam er zum Schluss: *„1. Nach der einen ist der Selbstmord widerrechtliche Handlung, Delikt, qualitativ dem Mord und dem Totschlag aufs engste verwandt, weil Übertretung des Verbotes der Menschentötung."*

Binding kam ein erstes Mal auf den Punkt, als er die **Selbsttötung von psychisch kranken Menschen** ins Spiel brachte: „*Schon der »harte und lieblose« Name Selbstmord für die eigene Tötung ist tendenziös. Denn dem »Morde« waren stets feige Heimlichkeit und Niedertracht wesentlich. Und nun bedenke man zunächst die grosse Anzahl* **psychisch gestörter Personen,** *die Hand an sich legen!* "

Und fuhr fort: „*Ausserdem gibt es altruistische Selbsttötungen geistig völlig Gesunder, die auf der höchsten Stufe der Sittlichkeit stehen, andererseits Selbsttötungen, die bis auf den tiefsten Grad frivoler Gemeinheit oder elender Feigheit herabsinken können.* **Ja es gibt unterlassene Selbsttötungen, die gerade wegen der Unterlassung schweren sittlichen Tadel verdienen.**"

Für Nichtjuristen wird es jetzt kompliziert und verleitet womöglich zu gedanklichen Verdrehungen und Verwirrungen. Die Frage dreht sich um die Selbsttötung als Ausübung eines Tötungsrechtes, aber auch um die Frage, ob eine solche, aus welchen Gründen auch immer, nicht unbedingt verhindert werden sollte. Er drehte wiederum seine gedanklichen Ausführungen um und meinte: „*Stellt man sich aber einmal auf diesen Standpunkt der Anerkennung von der Rechtmässigkeit der Selbsttötungshandlung, so ergibt sich,* **a.** *dass niemand ein Recht besitzen kann, den Selbstmörder an seiner rechtmässigen Tat zu hindern;* **b.** *dass diesem gegen jeden Hinderungsversuch ein Notwehrrecht zusteht.* "

Im II. Kapitel ging Binding dann ‚offenbar geplant, einen Schritt weiter.

„II. Keiner besonderen Freigabe bedarf die reine Bewirkung der Euthanasie in richtiger Begrenzung.
„Scheinbar und für eine rein kausale Betrachtung ganz zweifellos eine Tötung Dritter, welche bisher nach meiner Kenntnis strafrechtlich noch nicht verfolgt worden ist, bildet die Herbeiführung der sog. **Euthanasie.***
I. Der in der neueren Literatur aufgetauchte unschöne Name der »Sterbehilfe« ist zweideutig. Völlig ausser Betracht muss hier das **schmerzstillende Mittel** *bleiben, das die wirkende Todesursache der Krankheit in ihrer Wirkung belässt. Allein bedeutsam wird für unsere Betrachtung ist die Verdrängung der schmerzhaften, vielleicht auch noch länger dauernden, in der Krankheit wurzelnden Todesursache durch eine schmerzlosere andere. Einem am Zungenkrebs furchtbar schwer Leidenden macht der Arzt oder ein anderer Hilfsreicher eine* **tödliche Morphiuminjektion, die schmerzlos, vielleicht auch rascher,** *vielleicht aber auch erst in etwas längerer Zeit* **den Tod herbeiführt.** "*

„Wer also einem Paralytiker am Anfang von dessen vielleicht auf die Dauer von Jahren zu berechnenden Krankheit auf dessen Bitte oder vielleicht sogar ohne diese die tödliche Morphiumeinspritzung macht - bei dem kann von reiner Bewirkung der Euthanasie keine Rede sein. Hier ist eine starke, auch für das Recht ins Gewicht fallende Lebensverkürzung vorgenommen worden, die ohne rechtliche Freigabe unzulässig ist. "*

In „III. Ansätze zur weiteren Freigabe" referierte Binding: *„Eine weitere Freigabe könnte also nur eine* **Freigabe der Tötung des Nebenmenschen sein.** *"* Und meinte weiter, dass angesichts der geopferten Soldaten des Krieges und des täglichen Einsatzes der Arbeiterschaft sei die Pflege von „**Nebenmenschen**" in Heimen und Anstalten **nicht mehr zu rechtfertigen.**

Und fuhr dort gleich weiter: *„Darunter ist nicht sowohl ein echtes Recht auf den Tod verstanden, sondern es soll damit nur ein rechtlich anzuerkennender Anspruch gewisser Personen auf* **Erlösung aus einem unerträglichen Leben** *bezeichnet werden."*

Als rechtlich schwachen Punkt sah Binding, dass das Gesetz nicht unterscheide zwischen der Vernichtung des lebenswerten und des lebensunwerten Lebens. Denn nun stellte sich Binding die Frage: *„Gibt es Menschenleben, die so stark die Eigenschaft des Rechtsgutes eingebüsst haben, dass ihre Fortdauer für die Lebensträger wie für die Gesellschaft dauernd allen Wert verloren hat?"* Und wurde damit zur zentralen Frage.

„Man braucht sie (die obige Frage) *nur zu stellen und ein beklommenes Gefühl regt sich in Jedem, der sich gewöhnt hat, den* **Wert des einzelnen Lebens** *für den Lebensträger und für die Gesamtheit auszuschätzen. Er nimmt mit Schmerzen wahr, wie verschwenderisch wir mit dem wertvollsten, vom stärksten Lebenswillen und der grössten Lebenskraft erfüllten und von ihm getragenen Leben umgehen, und welch Mass von oft ganz nutzlos vergeudeter Arbeitskraft, Geduld, Vermögensaufwendung wir nur darauf verwenden, um lebensunwerte Leben so lange zu erhalten, bis die Natur - oft so mitleidlos spät - sie der letzten Möglichkeit der Fortdauer beraubt."*

Und fährt mit dem Moralhammer fort: *„Denkt man sich gleichzeitig ein Schlachtfeld, bedeckt mit Tausenden toter Jugend, oder ein Bergwerk, worin schlagende Wetter Hunderte fleissiger Arbeiter verschüttet haben, und stellt man in Gedanken unsere* **Idioteninstitute** *mit ihrer Sorgfalt für ihre lebenden Insassen daneben — und man ist auf das tiefste erschüttert von diesem grellen Missklang zwischen der Opferung des teuersten Gutes der Menschheit im grössten Maßstabe auf der einen und der grössten* **Pflege nicht nur absolut wertloser, sondern negativ zu wertender Existenzen** *auf der anderen Seite."*

Ja, damals war ein Krieg ungemein wertvoller für den Staat, als die Pflege von Krüppeln in Anstalten; ein Krieg mit tausenden von toten Soldaten und Zivilisten wertvoller und erstrebenswerter als die Pflege von Irrenhäuslern, Geistesidioten

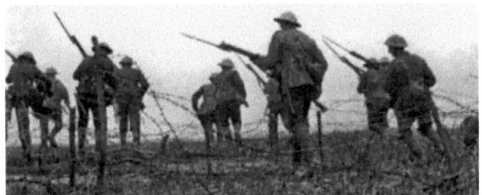

und Erbkranker. Es kann hier jedoch ruhig die Frage gestellt werden, ob ein kriegslüsterner Politiker oder Staatsführer nicht auch zu einem Geistesidioten gezählt werden darf, schickt ein solcher doch gerne Tausende gesunde Jugendliche und junge Soldaten in das aussichtslose Kampfgemetzel einer brutalen **Schutzengraben-Giftgas-Bombardierungs-Schlacht,** (siehe obiges Bild) wie erst gerade im vergangenen 1. Weltkrieg geschehen. Die Frage sei erlaubt: ‚Mit welchem Vorteil für das gewöhnliche Volk eines Staates?'

*„Dass es lebende Menschen gibt, deren Tod für sie eine Erlösung und zugleich für die Gesellschaft und den Staat insbesondere eine **Befreiung von einer Last** ist, deren Tragung ausser dem einen, ein Vorbild grösster Selbstlosigkeit zu sein, nicht den kleinsten Nutzen stiftet, lässt sich in keiner Weise bezweifeln."*

Und er sieht die in Betracht kommenden lebensunwerten Lebendigen in zwei Gruppen: *„III. Die in Betracht kommenden Menschen zerfallen nun, soweit ich zu sehen vermag, in zwei grosse Gruppen, zwischen welche sich eine Mittelgruppe einschiebt. In 1. die zufolge Krankheit oder Verwundung **unrettbar Verlorenen**, die im vollen Verständnis ihrer Lage den dringenden Wunsch nach Erlösung besitzen und ihn in irgendeiner Weise zu erkennen gegeben haben. "*

*„Die zweite Gruppe besteht aus den **unheilbar Blödsinnigen**, einerlei ob sie so geboren oder etwa wie die Paralytiker im letzten Stadium ihres Leidens so geworden sind." „**Ihr Leben ist absolut zwecklos**, aber sie empfinden es nicht als unerträglich. Für ihre Angehörigen wie für die Gesellschaft bilden sie eine furchtbar schwere Belastung. **Ihr Tod reisst nicht die geringste Lücke** - ausser vielleicht im Gefühl der Mutter oder der treuen Pflegerin."*

Waren damals alle Juristen so emotionslos? Der Tod eines unheilbar Blödsinnigen reisse nicht die geringste Lücke! Woher bezog Binding diese Sicherheit? Kannte er nicht auch Begriffe wie Nächstenliebe, Empathie, Mitleid und Erbarmen, Bedauern und Sympathie? Ethos Binding ein Fremdwort zu sein. Sittlichkeit war ihm gemäss nur auf Kriegstauglichkeit und Kampf ausgerichtet! Wer war da entartet?

Vergleichen wir doch einmal die sich im letzten Stadium ihres Leidens befindlichen Paralytiker mit denen eines an Alzheimer Erkrankten. Fielen sie heute nicht auch unter die Binding&Hochsche „**Freigabe der Vernichtung lebensunwerten Lebens**"? Entscheidend ist die Antwort: Das Klientel resp. die Zielgruppe von Binding&Hoche war im Grunde genommen nicht nur der unheilbar Blödsinnige, sondern die **gesamt deutsche Bevölkerung**! Dieser Rassismus galt dem eigenen deutschen Volke! Leider war das nicht allen Lesenden klar geworden.

Aber Binding meinte nur: *„Wieder finde ich weder vom rechtlichen, noch vom sozialen, noch vom sittlichen, noch vom religiösen Standpunkt aus schlechterdings keinen Grund, die Tötung dieser Menschen, die das furchtbare Gegenbild echter Menschen bilden und **fast in Jedem** Entsetzen erwecken, der ihnen begegnet, freizugeben."*

Binding war der Meinung, dass dieses Recht (des Antrages) zur Tötung in erster Linie an die Angehörigen oder an den Vormund dieser Idioten gehe, die die ganze Last des Pfleglings zu tragen hätten. Er meinte weiter, dass den Vorstehern der Anstalten, etwa den Direktoren von Irrenanstalten, dieses Antragsrecht auf Tötung wohl nicht zugestanden werde und machte eine zweite Ausnahme: *„Auch würde ich meinen, der Mutter, die trotz des Zustandes ihres Kindes sich die Liebe zu ihm nicht hat nehmen lassen, sei ein Einspruch freizugeben, falls sie die Pflege selbst übernimmt oder dafür aufkommt.“*

Ein edler Zug! Aber nur, wenn sie für ihr idiotisches Kind selber, auch finanziell aufkommt und die Pflege persönlich, ohne jede staatliche Unterstützung leistet!

Die oben erwähnte dritte Gruppe sah Binding in zwar geistig gesunden Persönlichkeiten, die durch irgend ein Ereignis, etwa eine tödliche Verwundung, bewusstlos geworden sind und die, wenn sie aus ihrer Bewusstlosigkeit noch einmal erwachen sollten, zu einem namenlosen Elend erwachen würden.

In heutiger Zeit entspräche diese Gruppe vielen Menschen mit z.B. schweren Schädel-Hirn-Verletzungen, deren Rehabilitationsversuche durch die Freigabe im Keime erstickt würde.

Im Kapitel V schwadronierte Binding über die Entscheidungsträger, die die Freigabe erzielen könnten. Nochmals meinte er, dass die Voraussetzungen der Freigabe immer der pathologische Zustand dauernder tödlicher Krankheit oder unrettbares Idiotentum bilde. Entscheidungsträger seien nach nötiger und sorgfältiger Vorprüfung: *„1. Die Freigabe durch eines Staatsbehörde“. Und „2. In der Form des Antrags auf Freigabe bestimmten Antragsberechtigten zu überweisen sei.“*

Dies könne der tödlich Kranke selbst sein oder sein Arzt. Oder jeder andere, den er mit der Antragstellung betraut hat, insbesondere einer seiner nächsten Verwandten. Der z.B. von der Mutter, dem Vater, einem Bruder etc. gestellte Antrag ist dann an die Staatsbehörde zu richten, deren Aufgabe darin bestehe, die Voraussetzungen zur Freigabe der Tötung festzustellen. Also um die Feststellung, dass es sich hierbei wirklich um eine unrettbare Krankheit oder um unheilbaren Blödsinn handle und der Antrag juristisch in Ordnung sei.

Diese Staatsbehörde hätte sich aus einem Arzt, einem Psychiater oder Arzt, der mit dem Geisteskranken vertraut ist und einem Juristen zusammen zu setzen. Beinahe wohlwollend formulierte er dann: *„Niemandem darf ein **Recht zur Tötung**, noch viel weniger jemandem eine **Pflicht zur Tötung** eingeräumt werden - auch dem Antragsteller nicht. Die Ausführungstat muss Ausfluss freien Mitleids mit dem Kranken sein.“*

Ausfluss freien Mitleids mit dem Kranken! Ausfluss: da floss etwas ganz Besonderes aus dem Hirn dieses Juristenprofessors!

„Es dürfte sich empfehlen, im Anschluss an den Befund des Einzelfalles das in diesem Falle geeignetste Mittel der Euthanasie zu bezeichnen. Denn unbedingt schmerzlos muss die Erlösung erfolgen."

Die Frage eines möglichen Irrtums bei der Beurteilung durch die Staatsbehörde, kontert er mit dem Satz: *„Die Möglichkeit des Irrtums bei der Freigabebehörde ist trotz der geforderten Einstimmigkeit unleugbar. Nur bei den dauernden Idioten dürfte er fast ausgeschlossen sein. "*

Und: *„Das Gute und das Vernünftige müssen geschehen trotz allen Irrtumsrisikos. Nimmt man aber auch den Irrtum einmal als bewiesen an, so zählt die Menschheit jetzt ein Leben weniger. Dies Leben hätte vielleicht nach glücklicher Überwindung der Katastrophe noch sehr kostbar werden können: meist aber wird es kaum über den mittleren Wert besessen haben. Für die Angehörigen wiegt natürlich der Verlust sehr schwer. Aber die Menschheit verliert infolge Irrtums so viele Angehörige, dass einer mehr oder weniger wirklich kaum in die Waagschale fällt. "*

Zynischer ging es wohl nicht mehr.

Abschliessend meinte er noch: *„Unser Mitleiden steigert sich über sein richtiges Mass hinaus bis zur Grausamkeit. Dem Unheilbaren, der den Tod ersehnt, nicht die Erlösung durch sanften Tod zu gönnen, das ist kein Mitleid mehr, sondern sein Gegenteil."*

Seine Überlegungen zur „Euthanasie" schrieb Binding bereits im Jahre 1913 nieder, also kurz vor Beginn des Ersten Weltkrieges. Der Psychiater Hoche ergänzte die abstrusen Thesen Bindings erst Jahre später aus seiner Sicht als Arzt.

Denn im zweiten Teil machte sich dann der **Psychiater Alfred Hoche** Gedanken zur Freigabe der Vernichtung lebensunwerten Lebens. Ihm als Arzt war anfänglich wichtig zu erörtern, wie das Verhältnis des Arztes zum Töten sei.

II Ärztliche Bemerkungen
von
Prof. Dr. A. Hoche, Freiburg i. Br.

Weil ja weltweit Ärzte ausgebildet wurden, um Leben zu retten und nicht, um es zu vernichten, sah sich Hoche zu einigen einführenden Sätzen veranlasst. Er meinte, dass das Verhältnis des Arztes zum Töten im allgemeinen daher einer besonderen Erörterung bedürfe. Schien logisch, wenn er doch den Hauptzweck eines Arztes in sein Gegenteil verkehren will.

„Tatsächlich ist aber sein Handeln auf diesem Gebiete ein Ausfluss seiner besonderen ärztlichen Sittenlehre. Es kommt der Allgemeinheit für gewöhnlich kaum zum Bewusstsein, dass diese ärztliche Sittenlehre nirgends fixiert ist. … aber es gibt kein in Paragraphen lebendes ärztliches Sittengesetz, keine moralische Dienstanweisung. … Nicht einmal der Doktoreid der früheren Zeit mit einigen allgemeinen Bindungen ist mehr vorhanden."

Also kein Wort etwa zu Hippokrates und dessen Eid. Und da kein sittliches Einschränken das Handeln eines Arztes am Töten hindert, meinte Hoche weiter: „Der Arzt ist praktisch genötigt, Leben zu vernichten (Tötung des lebenden Kindes bei der Geburt im Interesse der Erhaltung der Mutter, Unterbrechung der Schwangerschaft aus gleichen Gründen). Diese Eingriffe sind nirgends ausdrücklich erlaubt; sie bleiben nur straflos von dem Gesichtspunkte aus, dass sie im Interesse der Sicherung eines **höheren Rechtsgutes** erfolgen… "

Dann schwadroniert der Psychiater Hoche weiter über die Tätigkeiten des Chirurgen, der ja auch Körperverletzungen, manchmal mit Todesfolge, bei der Operation eines Kranken begehe. Und sie blieben nur straflos, wenn in bezug auf Prüfung der Notwendigkeit und Sorgfalt der Ausführung die Kunstregeln beachtet wurden. Der Arzt also war für ihn auch einer, der tötete.

Dann führte er weiter ins Felde, dass von Angehörigen in Fällen unheilbarer Krankheit oder unheilbarer geistiger Defektzustände (Idiotie) oft der Wunsch geäussert würde „dass es bald zu Ende sein möchte. "

Dann fügte er, um seiner noch etwas versteckten Forderung um Erweiterung der Freigabe der Vernichtung lebensunwerten Lebens Nachdruck zu verleihen, ein eigenes Erlebnis bei: „Vor kurzem erst haben mich Angehörige einer in schwerer Bewusstlosigkeit liegenden Selbstmörderin, die das »schwarze Schaf« der Familie war, ersucht, doch ja nichts zur Wiederbelebung zu tun. Es kommt auch vor, dass die Familie im Affekt sich dazu versteigt, dem Arzte Vorwürfe zu machen, wenn er die aktive Verkürzung eines verlorenen evtl. schmerzensreichen Lebens ablehnt."

Um kurz darauf ein weiteres Beispiel anzufügen, aus dem ersichtlich wird, dass er auch ein Herz habe und, obwohl es ihn gereizt hätte, eine Autopsie vorzunehmen, um seine Diagnose bestätigt zu wissen, auf diese edelmütig verzichtet habe: „Ein Kind mit einer seltenen und wissenschaftlich interessanten Hirnerkrankung lag im Sterben, und der Zustand war so, dass mit Sicherheit im Laufe der nächsten 24 Stunden das Ende zu erwarten war.
Wenn das Kind im Krankenhause starb, waren wir in der Lage, durch die Autopsie den erwünschten Einblick in den Befund zu erhalten. Nun erschien der Vater mit dem dringenden Verlangen, das Kind mit nach Hause zu nehmen; damit ging uns die Möglichkeit der Sektion verloren, die uns sicher war, wenn der Tod vor der Abholung eintrat.

Es wäre ein Leichtes gewesen und hätte in keiner Weise festgestellt werden können, wenn ich damals durch eine **Morphiumeinspritzung** *den so wie so mit absoluter Sicherheit nahen Tod um einige Stunden verfrüht hätte. Ich habe schliesslich doch nichts getan, weil mein persönlicher Wunsch nach wissenschaftlicher Erkenntnis mir kein genügend schwerwiegendes Rechtsgut sein durfte gegenüber der ärztlichen Pflicht, keine Lebensverkürzung vorzunehmen. "*

Und dann erläuterte er, ob ein Arzt nicht vor der Frage stehe, durch ein passives Geschehenlassen, durch Unterlassen der entsprechenden Eingriffe, dem Tode freie Bahn öffnen solle in Fällen, in denen Kranke freiwillig das Leben zu verlassen wünschen, die sich selbst auf dem Wege eines Selbsttötungsversuches, in einen schwer gefährdeten Zustand versetzt hätten.

Also einem Selbstmordversuchenden auf der Intensivstation keine ärztliche Hilfestellung gewähren, um den Selbstmordversuchenden in einen vollendeten Selbstmord zu überführen? Im Sinne der Meinung, ein Selbstmörder habe ein Recht zu sterben, also lassen wir ihn und verweigern ihm die ärztliche Hilfestellung, auch wenn er vorgängig durch eine Ambulanz mit Blaulicht ins Intensiv eines Spitales verbracht wurde?

So und mit weiteren Überlegungen versuchte Hoche den ärztlichen, aber auch den nichtärztlichen Leser, auf seine Seite zu ziehen.

Er verstieg sich in immer bedenklichere Meinungen, wenn er schrieb: *„Die Ärzte würden es z. B. zweifellos als eine Entlastung ihres Gewissens empfinden, wenn sie in ihrem Handeln an Sterbebetten nicht mehr von dem kategorischen Gebote der unbedingten Lebensverlängerung* **eingeengt und bedrückt** *würden. "*

Dann die alles entscheidende Frage: *„Gibt es Menschenleben, die so stark die Eigenschaft des Rechtsguts eingebüsst haben, dass ihre Fortdauer für die Lebensträger wie für die Gesellschaft dauernd allen* **Wert** *verloren hat?"*

Und gab sich gleich die Antwort. Denn nach ihm iwar diese Frage mit Bestimmtheit zu bejahen. Bezog sich auf den juristischen Teil und machte aufmerksam auf die dort angeführten zwei Gruppen von **unheilbar Blödsinnigen.**
„Man trennt sie zweckmässigerweise in zwei grosse Gruppen:
1. in diejenigen Fälle, bei denen der geistige Tod im späteren Verlaufe des Lebens nach vorausgehenden Zeiten geistiger Vollwertigkeit, oder wenigstens Durchschnittlichkeit erworben wird;
2. in diejenigen, die auf Grund angeborener oder in frühester Kindheit einsetzender Gehirnveränderungen entstehen. "
Somit zielte er also auf die Irren und Blödsinnigen, aber auch auf Menschen mit erworbener Krankheit.

Zur ersten Gruppe zählte er:

- Greisenveränderungen des Gehirns (Hochbetagte)
- Hirnerweichung bei Dementia paralytica (Syphilis im letzten Stadium)
- Arteriosklerotische Veränderungen im Gehirn (Alterssenilität)
- Grosse Gruppe der jugendlichen Verblödungsprozesse (Dementia praecox, Hebephrenie)

Zur zweiten Gruppe zählte er:

- Grobe Missbildungen des Gehirns, Fehlen einzelner Hirnteile und Hemmungen der Entwicklung während der Existenz im Mutterleib (die Idioten oder Blödsinnigen)

Dann verstieg er sich in die Behauptung, dass bei manchen, bei der Geburt bereits Blödsinnigen niemals ein geistiger Rapport mit der Umgebung bestanden habe, was aus heutiger Sicht absoluter Unsinn ist. Aber um sich und seiner Absicht Nachdruck zu verschaffen, griff er gerne in die Kiste der Unwahrheiten. Er meinte, solche Behinderten und Blödsinnigen hätten nie einen „Affektionswert" erworben.

Dann wurde Hoche hoch wirtschaftlich und machte sich Sorgen um die Kosten, die solche Blödsinnigen und Hirnkranken (gemeint sind sicherlich auch Psychischkranke jedweder Art, A.d.A.) dem Staate bereiten würden:

„Auch in bezug auf die wirtschaftliche und moralische Belastung der Umgebung, der Anstalten, des Staates usw. bedeuten die **geistig Toten** *keineswegs immer das gleiche. Die geringste Belastung in dieser Richtung wird durch die Fälle von* **Hirnerweichung** *der einen oder anderen Art gegeben, die von dem Momente an, in welchem von geistigem völligem Tode gesprochen werden kann, in der Regel nur noch eine Lebensspanne von wenigen Jahren (höchstens) vor sich haben. Einen ein wenig weiteren Spielraum finden wir bei den Fällen von* **Greisenblödsinn.** *Die durch die jugendlichen Prozesse geistig Veröddeten können unter Umständen in diesem Zustande noch 20 oder 30 Jahre leben, während bei den Fällen von* **Vollidiotie** *auf Grund allerfrühester Veränderungen eine Lebensdauer und damit die Notwendigkeit fremder Fürsorge von zwei Menschenaltern und darüber erwachsen kann. "*

„In wirtschaftlicher Beziehung würden also diese Vollidioten, ebenso wie sie auch am ehesten alle Voraussetzungen des vollständigen geistigen Todes erfüllen, gleichzeitig diejenigen sein, deren Existenz am schwersten auf der Allgemeinheit lastet."

„Ich habe es mir angelegen sein lassen, durch eine Rundfrage bei sämtlichen deutschen in Frage kommenden Anstalten mir hierüber brauchbares Material zu verschaffen. Es ergibt sich daraus, dass der durchschnittliche Aufwand pro Kopf und Jahr für die Pflege der Idioten bisher 1300 M (Mark). betrug. Wenn wir die Zahl der in Deutschland zurzeit gleichzeitig vorhandenen, in

*Anstaltspflege befindlichen Idioten zusammenrechnen, so kommen wir schätzungsweise etwa auf eine Gesamtzahl von 20'000-30'000. Nehmen wir für den Einzelfall eine durchschnittliche Lebensdauer von 50 Jahren an, so ist leicht zu ermessen, **welches ungeheure Kapital in Form von Nahrungsmitteln, Kleidung und Heizung, dem Nationalvermögen für einen unproduktiven Zweck entzogen wird.***"

Riesige Anstaltsgebäude, sowie auch Volksvermögen in Form von Nahrungsmitteln, Kleidern und Heizenergie wie Kohle, Holz oder Oel als verschwendetes Kapital für unproduktive Zwecke? Man solle, nach Hoche, doch diese wertvollen Anstaltsgebäude doch von den Unproduktiven und Idioten räumen und für verletzte Soldaten freimachen, die darin liebevoll gepflegt werden könnten... ausser sie fallen auch unter:

- Grobe Missbildungen des Gehirns, Fehlen einzelner Hirnteile und Hemmungen der Entwicklung ...

Denn unter „Fehlen einzelner Hirnteile etc". könnten viele dieser Soldaten fallen, deren Hirne oder Gesichtshälften durch Bomben zerfetzt wurden und die nie wieder einer geregelten und produktiven Arbeit mehr nachgehen können, weil ihnen Arme oder Beine oder Schultern abgetrennt wurden im Bombenhagel des Krieges.

Vielleicht wären auch durch Nervengifte (Senfgas), die ja im ersten Krieg bereits verwendet wurden, nur ihre Gehirne verblödet und ihre Augen geblendet worden. Wie lange hätte es gedauert, bis man dies erkannt und korrigiert hätte, in Anbetracht dessen, dass ein solcher verletzter Soldat nie wieder zurück an die Front gestellt und somit als Menschenmaterial unbrauchbar und zur Ballastexistenz geworden war!

Professor Hoche fuhr weiter:

*„Die Anstalten, die der Idiotenpflege dienen, werden anderen Zwecken entzogen; soweit es sich um Privatanstalten handelt, muss die Verzinsung berechnet werden; ein Pflegepersonal von vielen tausend Köpfen wird für **diese gänzlich unfruchtbare Aufgabe** festgelegt und **fördernder** Arbeit entzogen; es ist eine peinliche Vorstellung, dass ganze Generationen von Pflegern neben diesen **leeren Menschenhülsen** dahinaltern, von denen nicht wenige 70 Jahre und älter werden.*

*Die Frage, ob der für diese Kategorien von **Ballastexistenzen** notwendige Aufwand nach allen Richtungen hin gerechtfertigt sei, war in den verflossenen Zeiten des Wohlstandes nicht dringend; jetzt ist es anders geworden, und wir müssen uns ernstlich mit ihr beschäftigen. Unsere Lage ist wie die der Teilnehmer an einer schwierigen Expedition, bei welcher die grösstmögliche Leistungsfähigkeit Aller die unerlässliche Voraussetzung für das Gelingen der Unternehmung bedeutet, und bei der **kein Platz ist für halbe, Viertels- und Achtels-Kräfte.***

Unsere deutsche Aufgabe wird für lange Zeit sein:
Eine bis zum höchsten gesteigerte Zusammenfassung aller Möglichkeiten, ein Freimachen jeder verfügbaren Leistungsfähigkeit für fördernde Zwecke. Der Erfüllung dieser Aufgabe steht das moderne Bestreben entgegen, möglichst auch die Schwächlinge aller Sorten zu erhalten, allen, auch den zwar nicht geistig toten, aber doch **ihrer Organisation nach minderwertigen Elementen** *Pflege und Schutz angedeihen zu lassen - Bemühungen, die dadurch ihre besondere Tragweite erhalten, dass es bisher nicht möglich gewesen, auch nicht im Ernste versucht worden ist, diese* **Defektmenschen von der Fortpflanzung auszuschliessen**. "

Hoche verstieg sich auch in die Meinung, dass wir: „*eines Tages zu der Auffassung heranreifen, dass die Beseitigung der geistig völlig Toten kein Verbrechen, keine unmoralische Handlung, keine gefühlsmässige Rohheit, sondern einen erlaubten nützlichen Akt darstellt.* "

Bezogen auf den geistig Toten meinte er:
„*Das Wesentlichste aber ist (bei den Idioten) das Fehlen der Möglichkeit, sich der eigenen Persönlichkeit bewusst zu werden, das Fehlen des Selbstbewusstseins. Die geistig Toten stehen auf einem intellektuellen Niveau, das wir erst tief unten in der Tierreihe wieder finden, und auch die Gefühlsregungen erheben sich nicht über die Linie elementarster, an das animalische Leben gebundener Vorgänge.* "

Soviel zu diesem fatalen Buch von Binding&Hoche „**Die Freigabe der Vernichtung lebensunwerten Leben**s", erschienen bereits 1920, lange vor der eigentlichen Zeit der Nationalsozialisten, von denen nachfolgend noch zu berichten sein wird.

Hoche räumte 1933 seinen Lehrstuhl der Psychiatrie (Freiburg i.Br.) und verurteilte später die Euthanasie der Nazis. Er selbst wurde zum Opfer seiner unmenschlichen Denkweise, indem er nämlich eine ihm nahestehende Verwandte verlor, die um etwa 1940 durch die Nationalsozialisten emotionslos eutanasiert wurde.

Ernst Rüdin (Ziehsohn von Forel)

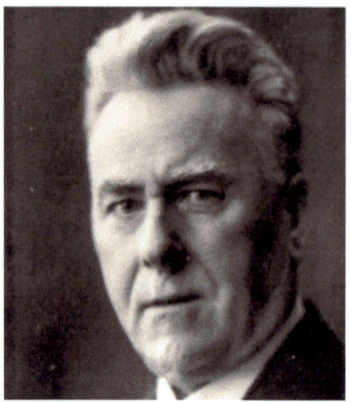

Ernst Rüdin (1874-1952)
Bild: Wikipedia.org

Ernst Rüdin war ein schweizerisch-deutscher Psychiater, Humangenetiker und Rassenhygieniker.

Bedeutender Degenerationsexperte und Eugeniker. Mitverfasser des Gesetz zur Verhütung erbkranken Nachwuchses vom 14. Juli 1933

Geboren: 19. April 1874, St. Gallen, Schweiz
Gestorben: 22. Oktober 1952, München, Deutschland

Aus: Wikipedia

Eugeniker und Rassenhygieniker wie Rüdin wussten sich in guten Händen. Bereits im Altertum machten sich kluge Gelehrte Gedanken zur **Erbgesundheitspflege,** resp. **Erbgesundheitslehre.** In diesem Sinne wurde der Begriff „Eugenik" eigentlich erst durch das Nazi-Deutschland schwer belastet. So, wie sie heute dasteht, gesellen sich nun auch Begriffe wie „ Euthanasie" und „Rassenhygiene" dazu.

Die Verbindung des Begriffs mit den Grausamkeiten des Hitler-Deutschland, mit der Euthanasie und brutalen **Ermordung von Millionen** von Menschen, inklusive Hunderttausenden geistig und psychisch Behinderten und Kranken, machten aus diesem an und für sich unschuldigen Wortbegriff erst heute ein wahres Monstrum. Die Greueltaten des nationalrassistischen, deutschen Regimes klebten und kleben noch heute unlösbar an diesem Terminus.

Aber Eugenik kam weltumfassend vor. In der Zeit zwischen 1900 bis 1985 führte man in Amerika, in Kanada, Grossbritannien, wie in Skandinavien, in der Schweiz und in Deutschland staatlich-gesetzliche eugenische Massnahmen durch. In der Schweiz wurden diese erst im Jahre 1985 aufgehoben.

Somit ist auch in Europa die Ideengeschichte der Eugenik bereits Jahrhunderte alt. Sie geht sogar zurück auf die griechischen Gesetzgeber wie etwa **Platon** oder auf die Staatslehre eines **Aristoteles.** Auch in ihnen finden sich etliche eugenische Vorschriften.

Charles Darwins Lebenswerk hatte einen ungeheuren Einfluss auf die Wissenschaften seiner Zeit und auch auf nachfolgende Generationen und löste eine eigentliche eugenische Bewegung aus. **Francis Galton** gilt als der Namensgeber der Eugenik.

Bemerkenswert ist, dass diese Eugeniker in allen politischen und religiösen Parteien und Gruppierungen zu finden waren und auch nicht vor dem Geschlecht Halt machten: Darunter waren Sozialisten, Freimaurer, Liberale, Monarchen, Katholiken, Protestanten, Quäker, Philosophen, Ärzte und Psychiater undnicht nur männliche: auch Frauen waren überzeugte Anhängerinnen der Eugenik.

Um nur einige zu nennen:
Aristoteles (384–322 v. Chr.)
Platon (428–348 v. Chr.)
Thomas Morus (1478–1535
Francis Bacon (1561–1626)
Charles Darwin (1809–1882)
Francis Galton (1822–1911)
Karl Binding (1841–1920)
Friedrich Nietzsche (1844–1900)
Auguste Forel (1848–1931)
Nikola Tesla (1856–1943)
Eugen Bleuler (1857–1939)
Beatrice Webb (1858–1943)
Alfred Ploetz (1860–1940)
Alfred Hoche (1865–1943)
Helene Stöcker (1869–1943)
Bertrand Russel (1872–1970)
John Maynard Keynes (1883–1946)
Adolf Hitler (1889–1945)

Auffällig war die Anzahl von Ärzten(!), die sich mit Eugenik und in maniformen Fällen mit Euthanasie beschäftigten. Den Medizinern, die sich ja mit Gesundheit und Krankheit, mit Leben schlechthin beruflich auseinander setzten, war die Nähe zur Eugenik offenbar bereits durch ihr Studium und danach durch ihre praktische Tätigkeit mit dem werdenden und sterbenden Leben gegeben.

Aber was eigentlich wäre Eugenik in seiner reinsten Form? Mit „reinster Form" gemeint ist jegliches Fehlen von Gedanken an Euthanasie und Rasse (Religion, Geschlecht, Volkszugehörigkeit.) Aber kann Eugenik getrennt werden von Gedanken an Rasse, Euthanasie, Geschlecht und von Vererbung und Krankheit?

Was also ist Eugenik?

Eugenik: (Altgriechisch *eû* ‚gut', und γένος *génos* ‚Geschlecht')

Das ist Erbgesundheitsforschung und Erbgesundheitslehre mit dem Ziel, erbschädigende Einflüsse und die Verbreitung von Erbkrankheiten zu verhüten. Positiveugenik hat zum Ziel, den Anteil positiver Erbanlagen zu vergrössern, während die Negativeugenik das Ziel verfolgt, **negativ bewertete** Erbanlagen zu verringern.

Francis Galton prägte den Begriff. Er wollte durch sie eigentlich nur die angeborenen Eigenschaften einer Volksrasse verbessern.

Der Begriff flammte auf im Übergang vom 19. auf das 20. Jahrhundert und wurde breit diskutiert. Die Rassenhygiene der Nationalsozialisten aber diente dann zur Rechtfertigung der Morde im Rahmen der Vernichtung lebensunwerten Lebens, beispielsweise in der Psychiatrie und in Kinderheimen. Die „reine" Eugenik wurde durch sie „entartet".

Am Ende des 20. Jahrhunderts wurde angesichts der Fortschritte in der Genetik und der **Reproduktionsmedizin** die ethische und moralische Bedeutung eugenischer Fragestellungen wieder vermehrt diskutiert.

Der Begriff der **WERTIGKEIT DES MENSCHLICHEN LEBENS** spielt dabei eine zentrale Rolle. In der heutigen Gesetzespraxis beim Thema Abtreibung kommt diese Wertigkeit beispielsweise in der Frage zum Ausdruck, ob ein mit Trisomie 21 diagnostizierter Fötus abgetrieben werden soll/kann oder nicht.

Heute halten mehrheitlich die **Frauen** die Macht der Entscheidung zur Abreibung (in liberalen Gesellschaften), sprich die Eugenik ganz nach persönlichem Gutdünken in ihren Händen. Und zwar ohne strafrechtlich belangt zu werden, wenn sie sich an die gesetzlichen Vorschriften, Termine und Vorgaben ihres Landes halten. Dies ist ein in jeder Hinsicht doch eher fragwürdiger Zustand, werden dabei die zeugenden **Männer** von der Abtreibungsfrage rechtlich gesehen ausgeschlossen.

Von Auguste Forel - seinem Schwager - beeinflusst, wandte sich Rüdin bereits früh der Rassenhygiene und der Abstinenzbewegung zu. Auch er wollte Arzt werden und absolvierte sein Studium an verschiedenen Universitäten: Genf, Lausanne, Neapel, Heidelberg, Berlin, Dublin und Zürich.

1898 absolvierte er dann sein Staatsexamen und bereits ein Jahr später (1899) wurde er Assistent an der Uniklinik Burghölzli in Zürich unter dem neuen Direktor **Eugen Bleuler**, der kürzlich die Nachfolge von **Auguste Forel** angetreten hatte.

1900 wurde er für ein Jahr Assistenzarzt bei **Emil Kraeplin**, einem berühmten Psychiater in Heidelberg, kehrte dann nach Zürich zurück, wo er eine Promotionsarbeit mit dem interessanten Thema „**Über die klinischen Formen der Gefängnispsychosen**" schrieb. Er erhielt dadurch die Doktorwürde.

Ernst Rüdin forderte als damaliger Assistenzarzt unter Eugen Bleuler in der Universitätsklinik Burghölzli bereits 1903 die **Sterilisierung von schweren Alkoholikern** und plädierte für staatliche Eingriffe in der Fortpflanzung unter eugenischen Gesichtspunkten.

1905 wurde er Gründungsmitglied der von **Alfred Ploetz** präsidierten Gesellschaft für Rassenhygiene.

1907 folgte er wieder einer Einladung Ernst Kraepelins nach München, wo er dann 1909 für das Fach Psychiatrie habilitierte, also die Lehrberechtigung an Universitäten erwarb resp. erhielt. Seine Habilitationsschrift hiess: „**Über die klinischen Formen der Seelenstörungen bei zu lebenslänglicher Zuchthausstrafe Verurteilten**".

1909 wurde er zum Oberarzt befördert.

1912 Einbürgerung in Deutschland.

1915 Ernennung zum ausserordentlichen Professor für Psychiatrie.

1916 erschien die Studie „**Zur Vererbung und Neuentstehung der Dementia Praecox**", in der er eine statistische **Methode der empirischen Erbprognose** entwickelte, die ihn wissenschaftlich bekannt machte.

1917 Ernennung zum Leiter der genealogisch-demografischen Abteilung an der DFA in München (DFA = Deutsche Forschungsanstalt für Psychiatrie)

1925 Übernahme des Lehrstuhles für Psychiatrie an der Universitätsklinik Basel. Dieses Amt war verbunden mit der Übernahme der Leitung (Direktor) der **Heil- und Pflegeanstalt Friedmatt**, Basel. Er blieb Leiter der Münchner Abteilung der DFA.

1928, zwei Jahre nach Kraepelins Tod, kehrte Rüdin an die Deutsche Forschungsanstalt für Psychiatrie zurück.

1931 wurde er zum geschäftsführenden Direktor der DFA ernannt.

1932 wurde er zum Präsidenten der International Federation of Eugenic Organizations gewählt.

1933 Eintritt in die NSDAP, Präsident und Reichsführer der Gesellschaft Deutscher Neurologen und Psychiater.

1933 Obmann der Arbeitsgemeinschaft für Rassenhygiene und Rassenpolitik des Sachverständigen-Beirats für Rassen- und Bevölkerungspolitik beim Reichsminister des Innern.

1933 Inkrafttreten des „Gesetzes zur Verhütung erbkranken Nachwuchses" (14.7.1933). Durch dieses Gesetz sollte biologisch minderwertiges Erbgut durch die **ZWANGS-STERILISATION** ausgeschaltet werden. Dieses Gesetz basierte auch auf Rüdins „Erbprognosen".

Im gleichen Jahr verfasste er zusammen mit **Arthur Gütt** und **Falk Ruttke** den amtlichen Kommentar zum obig erwähnten Gesetz.

1930 erhielt Rüdin von Adolf Hitler die Goethe-Medaille für Kunst und Wissenschaft.

1939-1954 unternahm Rüdin im Auftrag der Deutschen Luftwaffe Forschungen über das chemische Verhalten des Hirnparenchyms und des Liqoursystems bei Sauerstoffmangel. Damit wollte man Kenntnisse erlangen, wie sich dieser Luftmangel bei Kampfpiloten auswirkte und wie man ihn allenfalls beheben könnte. Diese Forschungen beruhte auf Versuchen an Menschen, u.a. an Inhaftierten aus den Konzentrationslagern.

Rüdin stand im Kontakt mit den Koordinatoren der Patientenmorde und war über die „Aktion T4" bestens informiert.

1942 schrieb er an den Reichsforschungsrat, dass „einwandfrei als minderwertig klassifizierte Kinder eliminationswürdig seien".

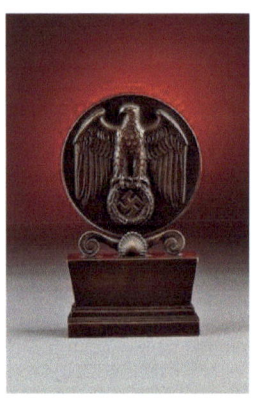

1944 erhielt er den Adlerschild, eine nichttragbare Auszeichnung des Deutschen Reiches. Es war die höchste Ehrengabe während der Weimarer Republik, die während des Dritten Reiches verliehen wurde.

1945 entzog ihm die Schweiz das Bürgerrecht. Das US-Militär enthob ihn seiner Ämter, wurde bald aber nur als Mitläufer klassifiziert und 1946 wieder in das Amt des Direktors der DFA erhoben. Rüdin verteidigte sich gegenüber den Anschuldigungen der Alliierten (**Entnazifizierungsverfahren**) mit der damals von Wissenschaftlern oft erwähnten Schutzbehauptung, er habe rein als Wissenschaftler gehandelt und dies ohne jede ideologische Absicht. Durch entlastende Aussagen von Max Planck wurde er schliesslich als „Mitläufer" eingestuft und so freigesprochen.

1952 starb Rüdin.

Soviel zu Rüdins Leben in kurzem Überblick. Wichtiger als seine ihm verliehenen Medaillen war seine massgebende Beteiligung am Gesetz zur Verhütung erbkranken Nachwuchses, welches er zusammen mit Dr. Arthur Gütt und Dr. jur. Falk Ruttke im Jahre 1933 verfasste.

Gesetz zur Verhütung erbkranken Nachwuchses

vom 14. Juli 1933

mit Auszug aus dem Gesetz gegen gefährliche Gewohnheitsverbrecher und über Maßregeln der Sicherung und Besserung vom 24. Nov. 1933

Bearbeitet und erläutert von

Dr. med. Arthur Gütt
Ministerialdirektor
im Reichsministerium des Innern

Dr. med. Ernst Rüdin
o. ö. Professor für Psychiatrie an der Universität und Direktor des Kaiser Wilhelm-Instituts für Genealogie und Demographie der Deutschen Forschungsanstalt für Psychiatrie in München

Dr. jur. Falk Ruttke
Geschäftsführer des Reichsausschusses für Volksgesundheitsdienst beim Reichsministerium des Innern

Mit Beiträgen:

Die Eingriffe zur Unfruchtbarmachung des Mannes und zur Entmannung
von Geheimrat Prof. Dr. med. Erich Lexer, München

Die Eingriffe zur Unfruchtbarmachung der Frau
von Geheimrat Prof. Dr. med. Albert Döderlein, München

Mit 15 zum Teil farbigen Abbildungen

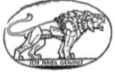

J. F. Lehmanns Verlag / München 1934

Titelblatt von: Arthur Gütt/ Ernst Rüdin/ Falk Ruttke: „**Gesetz zur Verhütung erb-kranken Nachwuchses**" *vom 14. Juli 1933.*

Der Reichsminister des Innern   Berlin NW 40, den 12.Juli 1933.   306

II A 1079/6.7.

<u>Schnellbrief!</u>

An

den Herrn Staatssekretär
in der Reichskanzlei.

Betrifft: Gesetz zur Verhütung erbkranken
Nachwuchses.

Im Einvernehmen mit dem Herrn Reichsminister der
Justiz beehre ich mich den anliegenden Entwurf eines "Gesetzes zur Verhütung erbkranken Nachwuchses" nebst Begründung mit der Bitte zu übersenden, ihn noch auf die Tages-
ordnung der Kabinettssitzung am Freitag, den 14.Juli, zu
setzen.

30 Abdrucke des Schreibens und seiner Anlage sind bei-
gefügt.

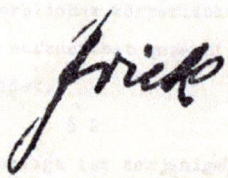

307

Gesetz
zur Verhütung erbkranken Nachwuchses.

Vom .....Juli 1933.

Die Reichsregierung hat das folgende Gesetz beschlossen, das hiermit verkündet wird:

§ 1

(1) Wer erbkrank ist, kann durch chirurgischen Eingriff unfruchtbar gemacht (sterilisiert) werden, wenn nach den Erfahrungen der ärztlichen Wissenschaft mit großer Wahrscheinlichkeit zu erwarten ist, daß seine Nachkommen an schweren körperlichen oder geistigen Erbschäden leiden werden.

(2) Erbkrank im Sinne dieses Gesetzes ist, wer an einer der folgenden Krankheiten leidet:

1. angeborenem Schwachsinn,

2. Schizophrenie,

3. zirkulärem (manisch-depressivem) Irresein,

4. erblicher Fallsucht,

5. erblichem Veitstanz (Huntingtonsche Chorea),

6. erblicher Blindheit,

7. erblicher Taubheit,

8. schwerer erblicher körperlicher Mißbildung.

(3) Ferner kann unfruchtbar gemacht werden, wer an schwerem Alkoholismus leidet.

§ 2

(1) Antragsberechtigt ist derjenige, der unfruchtbar gemacht werden soll. Ist dieser geschäftsunfähig oder wegen Geistesschwäche entmündigt oder hat er das achtzehnte Lebensjahr

noch

noch nicht vollendet, so ist der gesetzliche Vertreter
antragsberechtigt; er bedarf dazu der Genehmigung des Vor-
mundschaftsgerichts. In den übrigen Fällen beschränkter
Geschäftsfähigkeit bedarf der Antrag der Zustimmung des
gesetzlichen Vertreters. Hat ein Volljähriger einen Pfleger für seine Person erhalten, so ist dessen Zustimmung
erforderlich.

(2) Dem Antrag ist eine Bescheinigung eines für das
Deutsche Reich approbierten Arztes beizufügen, daß der
Unfruchtbarzumachende über das Wesen und die Folgen der
Unfruchtbarmachung aufgeklärt worden ist.

(3) Der Antrag kann zurückgenommen werden.

§ 3

Die Unfruchtbarmachung können auch beantragen

1. der beamtete Arzt,

2. für die Insassen einer Kranken-, Heil- oder
   Pflegeanstalt oder einer Strafanstalt der Anstaltsleiter.

§ 4

Der Antrag ist schriftlich oder zur Niederschrift der
Geschäftsstelle des Erbgesundheitsgerichts zu stellen.
Die dem Antrag zu Grunde liegenden Tatsachen sind durch
ein ärztliches Gutachten oder auf andere Weise glaubhaft
zu machen. Die Geschäftsstelle hat dem beamteten Arzt von
dem Antrag Kenntnis zu geben.

§ 5

Zuständig für die Entscheidung ist das Erbgesundheitsgericht, in dessen Bezirk der Unfruchtbarzumachende

seinen

seinen allgemeinen Gerichtsstand hat.

§ 6

(1) Das Erbgesundheitsgericht ist einem Amtsgericht anzugliedern. Es besteht aus einem Amtsrichter als Vorsitzenden, einem beamteten Arzt und einem weiteren für das Deutsche Reich approbierten Arzt, der mit der Erbgesundheitslehre besonders vertraut ist. Für jedes Mitglied ist ein Vertreter zu bestellen.

(2) Als Vorsitzender ist ausgeschlossen, wer über einen Antrag auf vormundschaftsgerichtliche Genehmigung nach § 2 Abs.1 entschieden hat. Hat ein beamteter Arzt den Antrag gestellt, so kann er bei der Entscheidung nicht mitwirken.

§ 7

(1) Das Verfahren vor dem Erbgesundheitsgericht ist nicht öffentlich.

(2) Das Erbgesundheitsgericht hat die notwendigen Ermittelungen anzustellen; es kann Zeugen und Sachverständige vernehmen sowie das persönliche Erscheinen und die ärztliche Untersuchung des Unfruchtbarzumachenden anordnen und ihn bei unentschuldigtem Ausbleiben vorführen lassen. Auf die Vernehmung und Beeidigung der Zeugen und Sachverständigen sowie auf die Ausschließung und Ablehnung der Gerichtspersonen finden die Vorschriften der Zivilprozeßordnung sinngemäße Anwendung. Ärzte, die als Zeugen oder Sachverständige vernommen werden, sind ohne Rücksicht auf das Berufsgeheimnis zur Aussage verpflichtet. Gerichts- und Verwaltungsbehörden sowie Krankenanstalten haben dem Erbgesundheitsgericht auf Ersuchen Auskunft zu erteilen.

§ 8

§ 8

Das Gericht hat unter Berücksichtigung des gesamten Ergebnisses der Verhandlung und Beweisaufnahme nach freier Überzeugung zu entscheiden. Die Beschlußfassung erfolgt auf Grund mündlicher Beratung mit Stimmenmehrheit. Der Beschluß ist schriftlich abzufassen und von den an der Beschlußfassung beteiligten Mitgliedern zu unterschreiben. Er muß die Gründe angeben, aus denen die Unfruchtbarmachung beschlossen oder abgelehnt worden ist. Der Beschluß ist dem Antragsteller, dem beamteten Arzt sowie demjenigen zuzustellen, dessen Unfruchtbarmachung beantragt worden ist, oder, falls dieser nicht antragsberechtigt ist, seinem gesetzlichen Vertreter.

§ 9

Gegen den Beschluß können die im § 8 Satz 4 bezeichneten Personen binnen einer Notfrist von einem Monat nach der Zustellung schriftlich oder zur Niederschrift der Geschäftsstelle des Erbgesundheitsgerichts Beschwerde einlegen. Die Beschwerde hat aufschiebende Wirkung. Über die Beschwerde entscheidet das Erbgesundheitsobergericht. Gegen die Versäumung der Beschwerdefrist ist Wiedereinsetzung in den vorigen Stand in entsprechender Anwendung der Vorschriften der Zivilprozeßordnung zulässig.

§ 10

(1) Das Erbgesundheitsobergericht wird einem Oberlandesgericht angegliedert und umfaßt dessen Bezirk. Es besteht aus einem Mitglied des Oberlandesgerichts, einem beamteten Arzt und einem weiteren für das Deutsche Reich approbier-

approbierten Arzt, der mit der Erbgesundheitslehre besonders
vertraut ist. Für jedes Mitglied ist ein Vertreter zu bestellen. § 6 Abs.2 gilt entsprechend.

(2) Auf das Verfahren vor dem Erbgesundheitsobergericht
finden §§ 7,8 entsprechende Anwendung.

(3) Das Erbgesundheitsobergericht entscheidet endgültig.

§ 11

(1) Der zur Unfruchtbarmachung notwendige chirurgische
Eingriff darf nur in einer Krankenanstalt von einem für das
Deutsche Reich approbierten Arzt ausgeführt werden.Dieser
darf den Eingriff erst vornehmen, wenn der die Unfruchtbarmachung anordnende Beschluß endgültig geworden ist. Die
oberste Landesbehörde bestimmt die Krankenanstalten und Ärzte,
denen die Ausführung der Unfruchtbarmachung überlassen werden darf. Der Eingriff darf nicht durch einen Arzt vorgenommen
werden, der den Antrag gestellt oder in dem Verfahren als
Beisitzer mitgewirkt hat.

(2) Der ausführende Arzt hat dem beamteten Arzt einen
schriftlichen Bericht über die Ausführung der Unfruchtbarmachung
unter Angabe des angewendeten Verfahrens einzureichen.

§ 12

(1) Hat das Gericht die Unfruchtbarmachung endgültig beschlossen, so ist sie auch gegen den Willen des Unfruchtbarzumachenden auszuführen, sofern nicht dieser allein den Antrag
gestellt hat. Der beamtete Arzt hat bei der Polizeibehörde
die erforderlichen Maßnahmen zu beantragen. Soweit andere Maßnahmen nicht ausreichen, ist die Anwendung unmittelbaren Zwan-
ges zulässig.

(2) Ergeben sich Umstände, die eine nochmalige **Prüfung**

des

des Sachverhalts erfordern, so hat das Erbgesundheitsgericht
das Verfahren wieder aufzunehmen und die Ausführung der Unfruchtbarmachung vorläufig zu untersagen.War der Antrag
abgelehnt worden,so ist die Wiederaufnahme nur zulässig,
wenn neue Tatsachen eingetreten sind, welche die Unfruchtbarmachung rechtfertigen.

§ 13

(1) Die Kosten des gerichtlichen Verfahrens trägt die
Staatskasse.

(2) Die Kosten des ärztlichen Eingriffs trägt bei den
der Krankenversicherung angehörenden Personen die Kranken-
kasse, bei anderen Personen im Falle der Hilfsbedürftig-
keit der Fürsorgeverband. In allen anderen Fällen trägt
die Kosten bis zur Höhe der Mindestsätze der ärztlichen
Gebührenordnung und der durchschnittlichen Pflegesätze
in den öffentlichen Krankenanstalten die Staatskasse,dar-
über hinaus der Unfruchtbargemachte.

§ 14

Eine Unfruchtbarmachung,die nicht nach den Vorschriften dieses Gesetzes erfolgt, sowie eine Entfernung der
Keimdrüsen sind nur dann zulässig, wenn ein Arzt sie nach
den Regeln der ärztlichen Kunst zur Abwendung einer ernsten
Gefahr für das Leben oder die Gesundheit desjenigen, an
dem er sie vornimmt, und mit dessen Einwilligung voll-
zieht.

§ 15

(1) Die an dem Verfahren oder an der Ausführung des chirurgischen Eingriffs beteiligten Personen sind zur Ver-

schwiegen-

schwiegenheit verpflichtet.

(2) Wer der Schweigepflicht unbefugt zuwiderhandelt, wird mit Gefängnis bis zu einem Jahre oder mit Geldstrafe bestraft. Die Verfolgung tritt nur auf Antrag ein. Den Antrag kann auch der Vorsitzende stellen.

§ 16

(1) Der Vollzug dieses Gesetzes liegt den Landesregierungen ob.

(2) Die obersten Landesbehörden bestimmen, vorbehaltlich der Vorschriften des § 6 Abs.1 Satz 1 und des § 10 Abs.1 Satz 1, Sitz und Bezirk der entscheidenden Gerichte. Sie ernennen die Mitglieder und deren Vertreter.

§ 17

Der Reichsminister des Innern erläßt im Einvernehmen mit dem Reichsminister der Justiz die zur Durchführung dieses Gesetzes erforderlichen Rechts- und Verwaltungsvorschriften.

§ 18

Dieses Gesetz tritt am 1.Januar 1934 in Kraft.

Der Reichskanzler

Der Reichsminister des Innern

Der Reichsminister der Justiz.

Im nachfolgenden Abschnitt hier einige Eindrücke der in diesem Buch angegeben-
en Erläuterungen sowie eine Inhaltsübersicht:

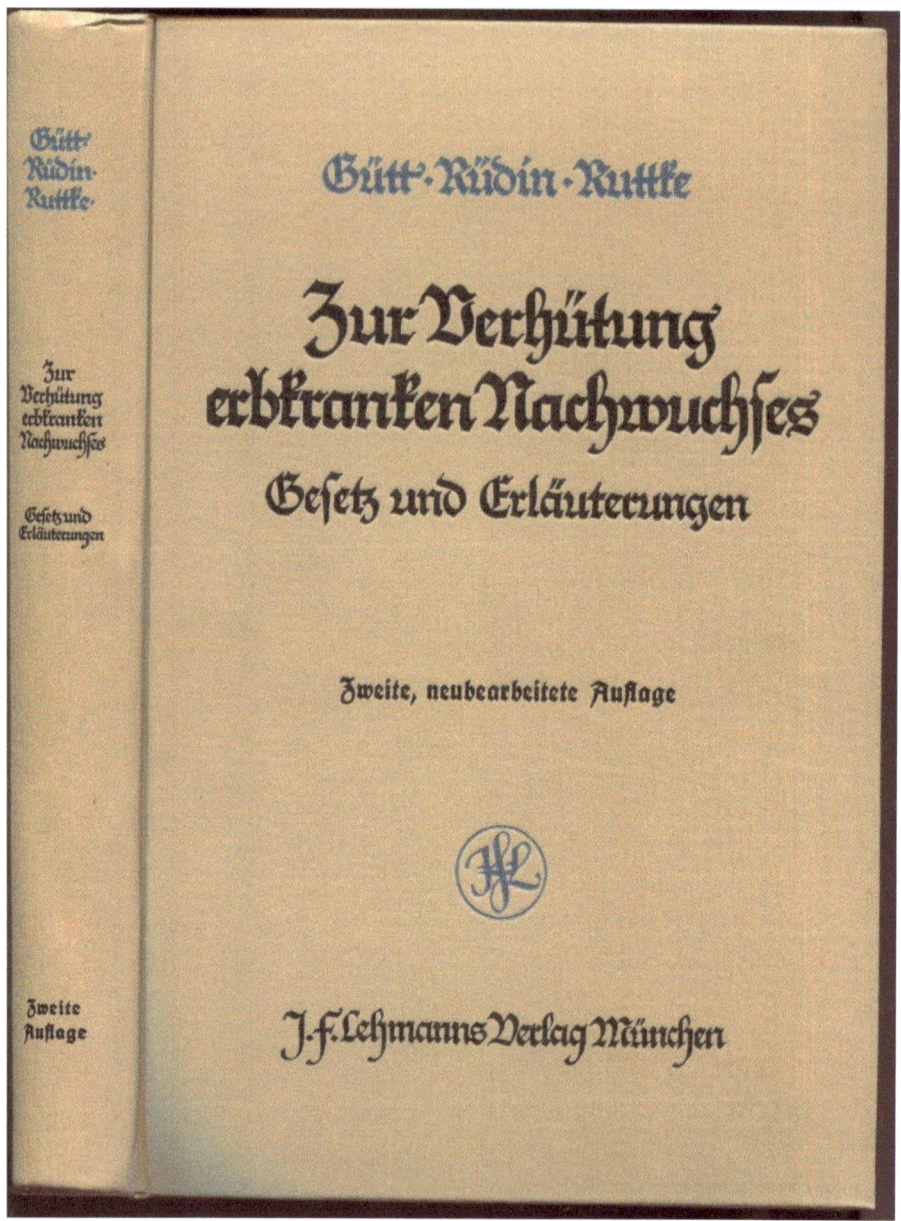

So heisst es in der amtlichen Begründung des Gesetzes u.a.: „*Der fortschreitende Verlust wertvoller Erbmasse muss eine schwere Entartung aller Kulturvölker zur Folge haben. Von weiten Kreisen wird heute die Forderung gestellt, durch Erlass eines Gesetzes zur Verhütung erbkranken Nachwuchses das biologisch minderwertige Erbgut auszuschalten. So soll die Unfruchtbarmachung eine allmähliche Reinigung des Volkskörpers und die Ausmerzung von krankhaften Erbanlagen bewirken.* "

Arthur Gütt, Ernst Rüdin, Falk Ruttge
Zur Verhütung erbkranken Nachwuchses
Gesetz und Erläuterungen

Inhaltsübersicht:
1. Anatomische Verhältnisse des Samenstranges nach der Spaltung der Tunica com.
2. Anatomische Verhältnisse bei vorhandenem kleinem Leistenbruch
3. Anästhesierende Einspritzung in die Umgebung des umfassten Vas deferens
4. Die Entfernung des Hodens.

„*Der allseitig von seinen Hüllen befreite Samenstrang wird mit einer Gazeschlinge vorsichtig emporgehoben und der Testikel aus dem Hodensack vorgezogen, Hodensackhaut dadurch eingezogen.* "

Ausserdem mit zwei Beiträgen:
"Die Eingriffe zur Unfruchtbarmachung des Mannes und zur Entmannung", von Geheimrat Prof. Dr. med. Erich Lexer / München und
"Die Eingriffe zur Unfruchtbarmachung der Frau", von Prof. Dr. med. Heinrich Eymer / München.

- Vorwort
- Verzeichnis der Abkürzungen
- Einführung
- Gesetzestext
- Begründung
- Ausführungsverordnung (Text)
- Gesetz und Ausführungsverordnung mit Erläuterungen
- Ausblick und Überleitung
- Gesetz gegen Gewohnheitsverbrecher
- Ausführungsgesetz gegen Gewohnheitsverbrecher
- Zusammenfassung
- Beschreibung des Eingriffs beim Mann (Unfruchtbarmachung und Entmannung)
- Beschreibung des Eingriffs bei der Frau (Unfruchtbarmachung)
- Diagnosentabelle des Deutschen Vereins für Psychiatrie
- Erläuterung medizinischer Fremdwörter
- Verordnungen usw. der Landesregierungen
- Verzeichnis der Erbgesundheitsgerichte und Obergerichte
- Schrifttumsverzeichnis
- Schlagwörterverzeichnis

Aus dem Vorwort:

"Mit Annahme des Gesetzes zur Verhütung erbkranken Nachwuchses hat die nationalsozialistische deutsche Reichsregierung einen bedeutungsvollen Schritt für die Zukunft unseres Volkes getan. Unsere früheren Regierungen konnten ihrer ganzen Einstellung und Zusammensetzung nach zu einem Entschluss in dieser Frage nicht kommen, wie überhaupt der deutsche Parlamentarismus sich als unfähig erwiesen hat, grundsätzlich neue Wege zur Rettung unseres Volkes zu beschreiten. Sie korrigierten an Einzelerscheinungen der sozialen oder wirtschaftlichen und staatspolitischen Mißstände herum, ohne dem Übel auf den Grund zu gehen. Dies blieb dem Nationalsozialismus vorbehalten, der sich die Denkweise des Führers zu eigen gemacht hat, in die Tiefe und das Wurzelhafte des Wesens der Dinge und des völkischen Geschehens einzudringen. Erst die nationalsozialistische Weltanschauung hat den Blick unseres Volkes in die Zukunft gerichtet . . .".

Ergänzt wurde das Gesetz bereits ein Jahr später, also 1935, durch das „Gesetz zur Änderung des Gesetzes zur Verhütung erbkranken Nachwuchses", in dem nun auch ein Schwangerschaftsabbruch legalisiert wurde, wenn eine diagnostizierte Erbkrankheit vorlag.

1938 wurde das Gesetz erneut erweitert. Neben den medizinischen Indikationen kamen jetzt „rassische Indikationen" und 1943 dann auch noch „ethische Indikationen" hinzu.

Dieses ganz zu Beginn der Nazi-Zeit erlassene Gesetz bildete schliesslich die wichtigste Grundlage für die kommenden Zwangssterilisationen an vermutlich gegen **350'000 – 400'000 psychisch kranken und geistig behinderten Menschen**, aber auch **minderwertigen Vagabunden, langjährigen Psychiatriepatienten, Jenischen, Landstreichern, Alkoholikern** und **politischen Häftlingen**. Diese geschätzte Zahl gilt nur für die Zeit zwischen 1934 bis 1939. Nach 1939 kamen noch Millionen dazu.

Den vielen Zwangssterilisationen im Besonderen waren meist jüngere Frauen ausgeliefert gewesen, sie bildeten den Hauptteil. (!) Von ihnen starben während oder nach dem Eingriff etwa 5500, wobei ihnen nur etwa 600 Männer gegenüber standen. Diese damals nicht ungefährlichen Eingriffe wurden teils in Irrenanstalten durchgeführt. Kaum eine Anstalt war dazu medizinisch genügend ausgerüstet.

Diskutiert wurde, ob dieses im Jahre 1933 erlassene Gesetz auch zu den späteren im Weltkrieg begangenen Krankenmorden und zur Ausmerzung, sprich Euthanasie, resp. Vergasung von Hunderttausenden von psychisch Kranken und geistig behinderten Menschen und zu den Deportationen von rund 6 Millionen Juden und Oppositionellen in die Gaskammern geführt hat. Gab es da einen Zusammenhang?

Sicher ist, dass man sich im Jahre 1933 noch nicht im Krieg befand. Dem Gesetz kam jedoch mit Gewissheit **eine vorbereitende Rolle** zu, auch wenn es mit der künftigen Aktion T4 zu dieser Zeit noch nichts gemein hatte. Aber das Thema der Verhütung erbkranken Nachwuchses gelangte offiziell in juristische und ärztliche Kreise, wobei zu sagen ist, dass diese Akademikerberufe, neben den höheren Beamten und Räten, schon damals die Classe Politique bildeten.

Gesetzliche Grundlagen der Nationalsozialistischen Euthanasie		
Gesetz	**Datum**	**Inhalt/Folge**
Gesetz zur Verhütung erbkranken Nachwuchses	14. Juli 1933	Zwangssterilisationen von vermeintlich Erbkranken, 4 Mio. Männer und Frauen, 6000 Tote, vor allem Frauen
Ergänzung des Gesetzes	26. Juni 1935	Legalisierter Schwangerschaftsabbruch bei diagnostizierter Erbkrankheit
Gesetz zum Schutz des deutschen Blutes und der deutschen Ehre	19. Sept. 1935	Heirat und ausserehelicher Verkehr mit „artfremden" Partnern wird verboten
Ehegesundheitsgesetz	18. Okt. 1935	Eheschliessungen mit Erbkranken und geistig Behinderten wird verboten
Geheimer Führererlass	1939	Ermächtigung zur Durchführung der Euthanasie

Nach der Machtübernahme Hitlers kam es zu einer engeren Zusammenarbeit der neuen Machthaber mit dem hoch gehandelten Wissenschaftler Rüdin, der damals immerhin bereits Vorsitzender der Gesellschaft Deutscher Neurologen und Psychiater war. Es spielte sicherlich auch eine Rolle, dass seine Abteilung bei der Deutschen Forschungsanstalt für Psychiatrie (DFA) mit Mitteln der Reichskanzlei direkt unterstützt wurde.

Schon 1903 hatte Rüdin für staatliche Eingriffe in die Fortpflanzung der Bürger unter eugenischen Gesichtspunkten plädiert. Das Gesetz wurde quasi zur Krönung dieser Gedanken von ihm und den Mitautoren im Jahre 1933 ins Leben gerufen.

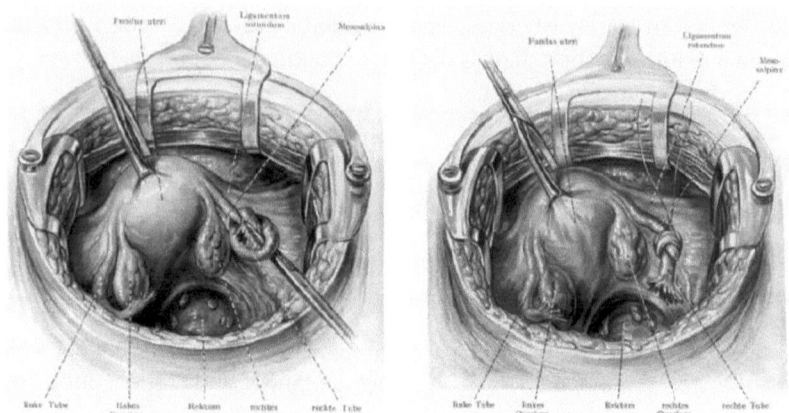

Obwohl eine Vererbbarkeit wissenschaftlich nur zum geringsten Teil nachgewiesen war, galten z.B. Schwachsinn, Schizophrenie, manisch-depressives Irresein und schwerer Alkoholismus als Erbkrankheiten im Sinne des Gesetzes.
(Foto und Text aus. http://www.lebensunwert.at/ns-euthanasie/-kindereuthanasie-.html)

Dies alles machte Rüdin - wenn vielleicht zu diesem Zeitpunkt (1933) noch nichts ahnend – zum **Wegbereiter** der Aktion T4, der Vernichtung unwerten Lebens in den dazu geschaffenen KZ und Verbrennungs- und Vergasungseinrichtungen und zwar zumindest auf der ideologischen Ebene. Mit seinem unbedingten Willen, diese Geister bereits 1903 zu rufen, wurde er sie im Nationalsozialismus nicht mehr los. Hier forderte die Degenerationslehre, wie die Eugenik und die Rassentheorie ihren ideologischen Tribut.

Mit Sicherheit kannte Rüdin auch das berühmt-berüchtigte Werk von Karl Binding und Alfred E. Hoche, ‚**Die Freigabe der Vernichtung lebensunwerten Lebens – Ihr Mass und ihre Form, Leipzig 1920'** und deren ideologische Sprache. Bereits im Jahre 1920 eröffnete das Buch eine grosse Debatte über die „**Vernichtung lebensunwerten Lebens".** Rüdins Gesetz schaffte immerhin bereits die Voraussetzung für Sterilisationen.

Schliesslich waren einige der im Kriege „ermordeten" Euthanasie-Opfer, auf Grund dieses Gesetzes von Gütt, Rüdin und Ruttke, bereits früher zwangssterilisiert worden, wobei es nicht ganz klar ist, wie viele es betroffen hatte. Einige dieser Zwangssterilisierten traf dann die später ins Leben gerufene T4-Aktion der Nationalsozialisten nochmals mit aller Grausamkeit und Härte. Diesmal jedoch nicht in Form „nur" einer Sterilisation oder Kastration, also beispielsweise der Entfernung der Gebärmutter oder der Unterbrechung der Eileiter resp. der Herausschälung der Hoden, sondern durch den Vergasungstod mit nachfolgender Verbrennung in den Öfen oder, in nicht wenigen Fällen, einfach durch **Verhungern in Heimen und Anstalten**. Direkt jedoch war das nicht Rüdins Werk.

Auch gab es noch einen wichtigen Unterschied. Das „Gesetz zur Verhütung erbkranken Nachwuchses" entstand und verwirklichte sich hoch offiziell und gesetzeskonform, also **formaljuristisch abgesichert**, während die Vernichtung von unheilbar kranken „**Ballastexistenzen**" innerhalb der T4-Aktion unter höchster Geheimhaltung, quasi inoffiziell und unter einer komplexen Verschleierungstaktik des Naziregimes erfolgte.

Für die Tötung der „Ballastexistenzen", z.B. von psychisch Kranken aus Irrenanstalten, gab es auf den ausdrücklichen Wunsch Adolf Hitlers keine formaljuristische Gesetzesgrundlage, sondern nur ein auf den 1. Sept. 1939 rückdatiertes **Ermächtigungsschreiben**.

Auch wenn Rüdin im Jahre 1933 vermutlich noch keine Ahnung hatte, wohin der Nationalsozialismus unter Hitler und seinen Schergen einst genau führen würde, so muss sein einschlägiges Gesetzeswerk und sein ganz persönliches Denken heute zumindest **als ideologisch wegbereitend** betrachtet werden. Genauso wie das Werk von Binding&Hoche es war. Daran darf kein Zweifel aufkommen.

Ernst Rüdin war sicherlich auch ein renommierter Wissenschaftler für seine Zeit. Aber er war ebenso ein radikaler Rassenhygieniker.

Die Zukunft ist manchmal nicht nur fair und klar im Umgang mit wissenschaftlichem Ruf, sondern auch hart, was Ideologie betrifft. So blieb von Rüdin nicht allein nur die wissenschaftliche Renommiertheit in Erinnerung und Würdigung, sondern ebenso auch seine radikale Rassenideologie.

Dasselbe ist zu sagen auch von einem August Forel oder einem Eugen Bleuler. Ihr rassistischer Impetus überstrahlt allemal und salopp ihren wissenschaftlichen Ruf. Das konnte damals vielen Psychiatern passieren!

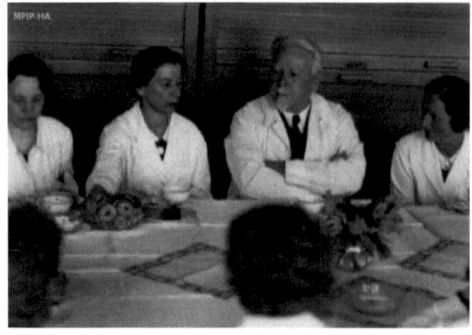

Mit der Machtübernahme der Natio-nalsozialisten bot sich Rüdin die lange ersehnte Möglichkeit, seinen Ideen endlich gebührenden Nachdruck zu verleihen. Er verfasste 1934 das Büch-lein: „**Rassenhygiene im völkischen Staat**" mit grossem Eifer.

Während der Weimarer Republik war sein Anliegen immer wieder an den poli-tischen Mehrheitsverhältnissen und am Widerstand konkurrierender Interessen-gruppen gescheitert und das war ihm leid. Nun stellte er als Anhänger eugenischer Zwangsmassnahmen mit Begeisterung fest, dass die Rassenhygiene im Zentrum nationalsozialistischen Denkens stand. Autorisiert durch den Führer.

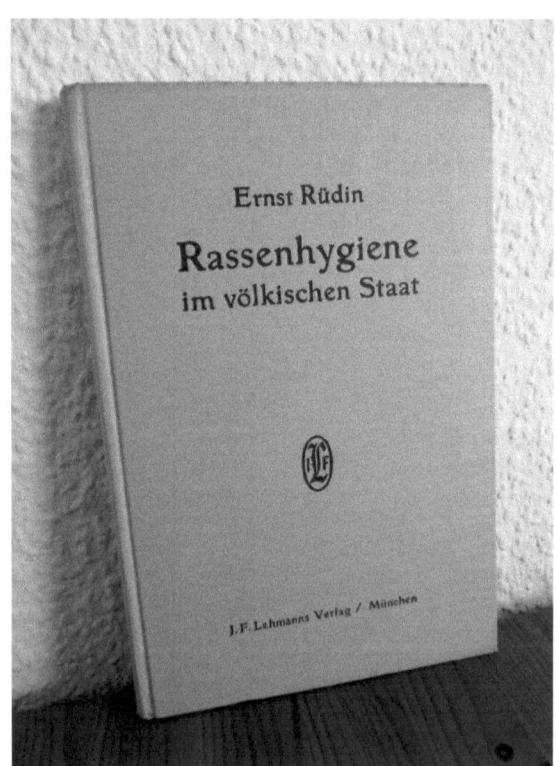

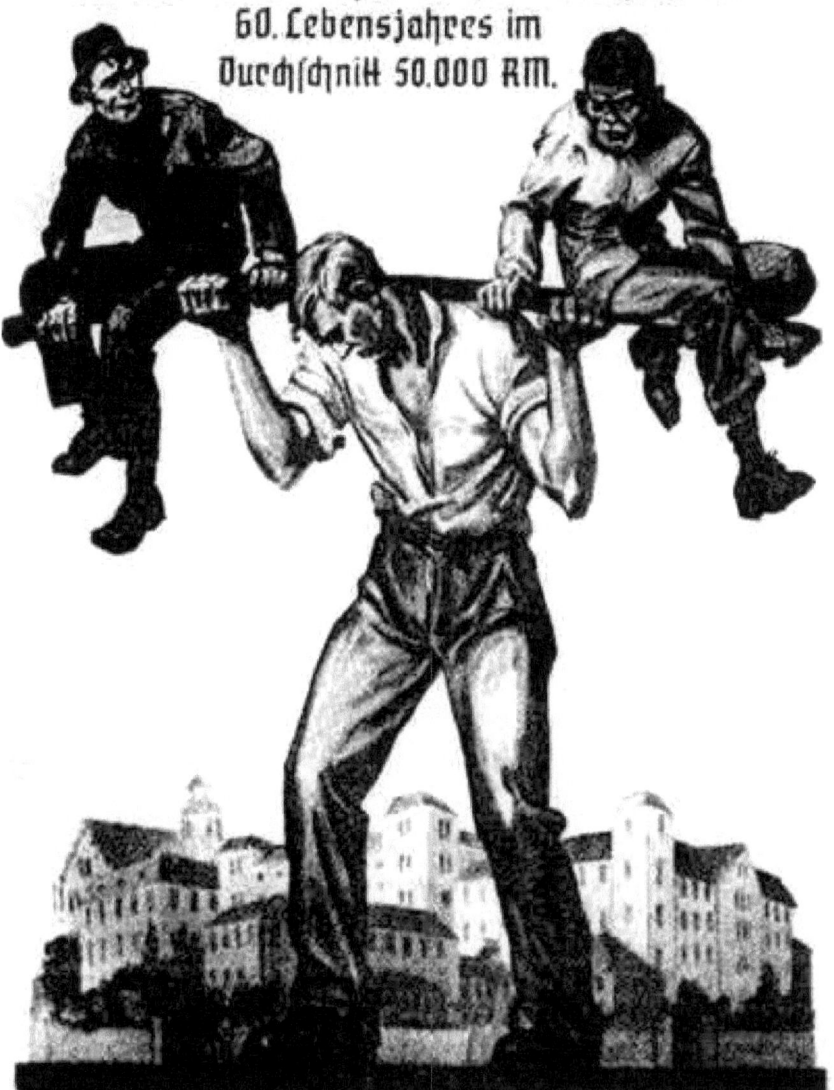

Plakat aus der Nazizeit

Der Nationalsozialismus (1933 – 1945)

Der Nationalsozialismus war eine nach dem Ersten Weltkrieg in Deutschland auf-
gekommene, extrem nationalistische, imperialistische und rassistisch-politische
Bewegung oder auch eine politische Ideologie resp. eine faschistische Herrschaft
unter einem einzigen, absoluten Führer namens Adolf Hitler in der Zeit zwischen
1933 bis 1945. Er war stark antisemitisch ausgelegt.

Der Nationalismus war ein starkes, oft intolerantes und übersteigertes, völkisch
orientiertes Nationalbewusstsein, das Macht und Grösse der eigenen Nation als
höchsten Wert erachtete und sich nicht scheute, diese hehren Macht- und
Grössenansprüche auch kriegerisch durchzusetzen.

Der Begriff **Patriotismus** unterscheidet sich insofern vom Nationalismus, als es
hier sich eher um eine kräftige Form der Heimatliebe handelt, um die Liebe zu
Traditionen und Kulturformen der Heimat, eine Liebe zum Vater- resp. Heimatland
oder auch ein heimatlich gesinntes Gefühl der Zugehörigkeit zu einer (sprach-
lichen, kulturellen, sozialen, religiösen, traditionsgeformten) Nation.

Der Patriotismus führt in der Regel nicht zum Krieg oder zur Ausmerzung (z.B.
Euthanasie durch rassistische Gesetze) anders denkender Mitmenschen oder
Menschen anderer Landesherkunft in derselben Heimat: Aber Patriotismus und
Nationalismus können eine Art von unheilvoller Bruder- oder Schwesternschaft
eingehen. Die Übergänge von der einen zur anderen Form sind oft fliessend und
tauschen sich gerne zum Zwecke ihres Daseins gegenseitig aus.

Hier sprechen wir also einseitig von Nationalismus und im Besonderen vom
Nationalsozialismus und zwar vom deutschen. Offizieller Beginn: die Machtübernahme Adolf Hitlers am 30. Januar 1933, als der Führer zum Reichskanzler aus-
gerufen wurde.

Die Ideologie der Nazi-Zeit, wie sie auch genannt wird, war **extrem antisemitisch,
rassistisch, nationalistisch, völkisch, sozialdarwinistisch, antikommunistisch, anti-
liberal** und **antidemokratisch**. In einem gewissen Sinne auch **frauenfeindlich**. Es
fehlt in dieser Definition der Begriff des Patriotismus!

Wie früher bereits beschrieben, wurde im Jahre 1920 die NSDAP, die Nationalsozialistische Deutsche Arbeiterpartei gegründet, die unter ihrem sich aus ihr heraus-
kristallisierenden Führer Adolf Hitler, im Jahre 1933 endgültig an die Macht gelangte. Ideologisch lösten die Nazis die vormalige Weimarer Republik ab und wan-

delte sich zu einer **Diktatur** um. Im Jahre 1939 löste sie mit dem Überfall auf das benachbarte Polen den Zweiten Weltkrieg aus.

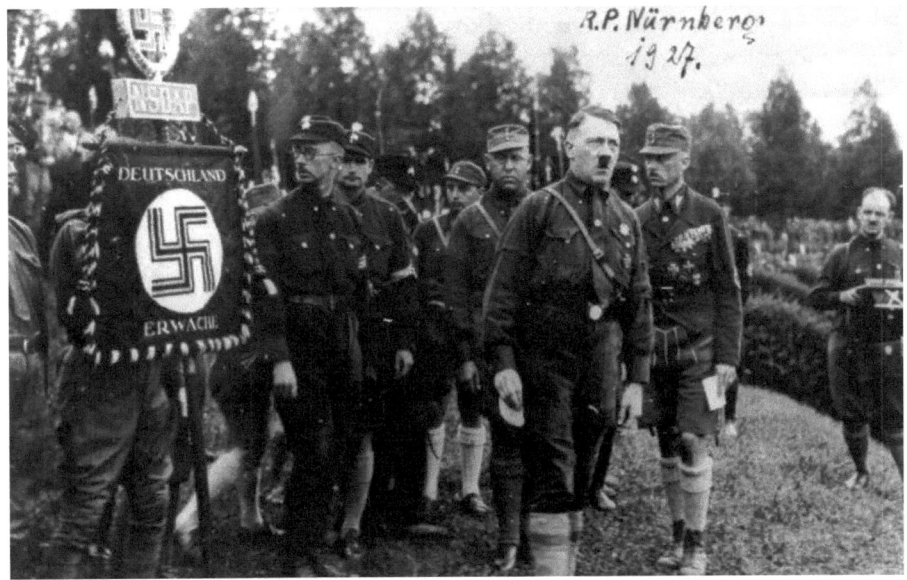

Bundesarchiv_Bild_146-1969-054-53A,_Nürnberg,_Reichsparteitag.jpg

In der Namensgebung der Partei hatten es die Österreicher den deutschen Nationalsozialisten vorgemacht: die im Jahre 1903 gegründete Deutsche Arbeiterpartei Österreichs wurde im Jahre 1918 umbenannt in die „Deutsche Nationalistische Arbeiterpartei (Abkürzung: DNSAP). Analog dazu rund zwei Jahre später tauften die Nazis ihre Partei in die NSDAP um. Sie sprachen speziell die Arbeiterbewegung an, warb die Arbeiterklasse aus der damaligen Sozialdemokratie ab und bot ihr eine parteiliche Alternative, die der Kapitalismusfeindlichkeit der Arbeiterschaft und auch Teilen der Mittelschicht entgegen kam.

Im Krieg zwischen 1939 und 1945 verübten die Nazis zahlreiche Kriegsverbrechen. Nebst den vielen Kriegsopfern geschahen Massenmorde wie der Holocaust an den **Juden** und an den europäischen **Roma**.

Dieses Kapitel, in dem wir uns befinden, beinhaltet Ausführungen zur Geschichte des Nationalsozialismus mit dem Fokus der **Euthanasie von psychisch kranken und geistig behinderten Menschen**. Sie wurden aus Irrenanstalten, aber auch von zu Hause durch einen sog. „Meldebogen" ausgesondert und in spezielle, für die

Liquidierung eingerichtete **Vernichtungslager** deportiert und mittels **Giftinjektionen** oder **Gaskammern** und **Verbrennungsöfen** „euthanasiert".

Stichworte: **Aktion T4, Kindereuthanasie, Zwangssterilisation, Zwangsabtreibungen, Medizinversuche.** Diese Gräueltaten richteten sich in erster Linie gegen die Bürger des eigenen Volkes: Psychisch Kranke, Kinder mit körperlichen und/oder geistigen Mängeln, Krankheitsbilder auf Grund des Alkoholismus oder der Syphilis.

Über die **eugenische Idee der Menschenzucht** wurde bereits berichtet, auch einige geistige Väter und Vordenker rassenhygienischer Gedanken wurden erwähnt. Die Degenerationslehre, die dem Holocaust den Weg bereitete, wurde auch schon besprochen. Buchwerke wie das von „**Binding&Hoche – Die Freigabe der Vernichtung lebensunwerten Lebens**" oder wie das von „**Gütt, Rüdin und Ruttke – Zur Verhütung erbkranken Nachwuchses**" sind ebenfalls bereits besprochen worden. Hitlers rückwirkender geheime Führererlass des Jahres 1939, die Ermächtigung zur Durchführung der Euthanasie, resp. zur Tötung von mehrerer Hunderttausend „geistig Toter", „erbkranker", „verblödeter" resp. „idiotischer" Deutscher Staatsbürger wurde ebenfalls erwähnt. Wir erinnern uns:

Geheimer Führererlass	1939	Ermächtigung zur Durchführung der Euthanasie

Zwischen 1933 und 1945 wurden unzählige Sterilisationen und Kastrationen vorgenommen, man schätzt die Zahl auf bis zu 300'000. Die Häufigkeit der Sterilisationen und Zwangskastrationen jedoch mochten ab 1939 etwas abgenommen haben, da an ihrer Stelle nun die Euthanasie, also die Vernichtung lebensunwerten Lebens und nicht „nur" deren Sterilisation trat. Da war es nicht mehr erforderlich, die zu euthanasierenden Menschen vorgängig noch zu sterilisieren resp. zu kastrieren. In der Euthanasie wurde nicht nur die Vernichtung des lebensunwerten Lebens vorgenommen, sondern zusätzlich auch die Möglichkeit der Verhütung erbkranken Nachwuchses erfüllt.

Zum Zwecke der Sterilisation resp. Kastration musste erst ein **Antrag auf Unfruchtbarkeit** gestellt werden. Dazu musste eine zu sterilisierende Person, die gesetzlich in Betracht gezogen werden konnte, zur Anzeige gebracht werden. Dies erfolgte mit einem entsprechenden, vorgedruckten Formular, wie es auf der folgenden Seite abgebildet ist. Erst nach der Anzeige konnte in einem nächsten Schritt ein Antrag auf Unfruchtbarmachung gestellt werden. (Darstellung übernächste Seite.)

Das Gesetz zur Verhütung erbkranken Nachwuchses wurde mehrfach revidiert und ergänzt. So etwa im Zweiten Gesetz zur Änderung des Gesetzes zur Verhütung erbkranken Nachwuchses vom 4. 2. 1936. Darin wurden die Sterilisationsmethoden erweitert um die Unfruchtbarmachung durch **Röntgen- oder Radiumbestrahlung,** vor allem hier bei Frauen über 38 Jahren.

„Als radioaktive Substanzen dienten Radium, Mesothorium oder Radiumemanation. Diese wurden intrauterin angewandt. Das heisst, sie mussten in die Gebärmutter direkt eingebracht werden, um ihre Wirkung zu entfalten. Die radioaktive Strahlung bewirkte eine solche Änderung der Beschaffenheit der Uterusschleimhaut, dass diese funktionsunfähig wurde. Durch die Strahlenmethoden wurde die Funktion der Eierstöcke mehr oder weniger vollkommen unterbunden. Es lässt sich festhalten, dass die Auswirkungen dieser Methoden der chirurgischen Kastration gleichgesetzt werden können." (S. 34)

Aus:
Das nationalsozialistische „**Gesetz zur Verhütung erbkranken Nachwuchses**" am Beispiel der 1939 an der Psychiatrie Tübingen durchgeführten Sterilisationsgutachten - Inaugural-Dissertation - zur Erlangung des Doktorgrades der Medizin der Medizinischen Fakultät der Eberhard Karls Universität zu Tübingen, vorgelegt von Hannelore Maria Schneider, geb. Nägele aus Bissingen an der Teck 2014

Anzeige

(gemäß Artikel 3 Abs. 4 der Verordnung zur Ausführung des Gesetzes zur Verhütung erbkranken Nachwuchses vom 5. Dezember 1933 — Reichsgesetzbl. I S. 1021)

Der[1]) — Die —

(Familienname)

(Vorname)

geboren am

in   Kreis

derzeitiger Aufenthaltsort:

leidet an[1]) — ist verdächtig zu leiden an — angeborenem Schwachsinn — Schizophrenie — zirkulärem (manisch-depressivem) Irresein — erblicher Fallsucht — erblichem Veitstanz (Huntingtonsche Chorea) — erblicher Blindheit — erblicher Taubheit — schwerer erblicher körperlicher
Mißbildung — schwerem Alkoholismus —

Ort: , den   19

Straße:

                                        Name:

                                        Stand:

        An
den Herrn[2])

        in _____

Antrag auf Unfruchtbarmachung

Auf Grund der §§ 1 bis 3 des Gesetzes zur Verhütung erbkranken Nachwuchses vom 14. Juli 1933 (Reichs-

gesetzbl. I S. 529) beantrage ich — meine Unfruchtbarmachung —¹)

die Unfruchtbarmachung — des — der —

zur Zeit wohnhaft in

Ich — Der — Die — Genannte leide(t) an

Zur Glaubhaftmachung der vorstehenden Angabe beziehe ich mich — auf $\frac{das}{mein}$ anliegende(s) ärztliche —

amtsärztliche — Gutachten — auf das Zeugnis der nachbezeichneten Personen:

Ort: , den   19

Des Antragstellers
{
Name und Vorname

Stand

Wohnort

Straße
}

An

die Geschäftsstelle des Erbgesundheitsgerichts

in

---

¹) Nichtzutreffendes ist jeweils zu durchstreichen.

Reichsgesetzbl. 1933 I   276

Ab 1939 änderte sich die Praxis der Sterilisationen und Kastrationen dahingehend, dass viele Menschen, die unter das Gesetz zur Verhütung erbkranken Nachwuchses fielen, jetzt euthanasiert wurden. Dies verringerte die Anzahl an Operationen zur Sterilisierung oder Kastration.

Der geheime Führererlass zur Ermächtigung zur Durchführung der Euthanasie von 1939 wurde in die Praxis umgesetzt. Daher soll im nächsten Abschnitt die Praxis der nationalsozialistischen Kindereuthanasie näher beleuchtet werden.

Dieser **Führererlass** war wie gesagt **streng geheim** und durfte unter keinen Umständen der Öffentlichkeit bekannt werden. Er unterlag daher der „**Kanzlei des Führers**". Es gab keine weiteren juristisch abgesicherten Gesetzeserlasse, ausser den bisherigen, wie etwa das Gesetz zur Verhütung erbkranken Nachwuchses und deren Ergänzungen resp. Erweiterungen. Die ganze Euthanasie-Aktion wurde also dem Volke gegenüber vollkommen geheim gehalten und einige Zeit lang bemerkte man deswegen auch nichts.

Kindereuthanasie
Insgesamt wurden nach Schätzungen etwa 5'000 **behinderte Kinder** (nichtjüdische, sondern rein deutsche) euthanasiert. Diese entstammten nicht nur aus Heimen oder Anstalten, sondern wurden auch ganz einfach von zu Hause via Hebamme oder Geburtsarzt den Behörden zur Anzeige gebracht und heimlich getötet.

Eine Widersetzung der Anzeigepflicht konnte unter Strafe gestellt werden, so dass Ärzte und Hebammen, wie Anstaltsdirektoren dem Drucke oft aus Angst vor dem Kerker oder vor dem KZ nachgaben und die Anzeigen pflichtgemäss ausfüllten.

Darunter vielen Kinder mit z.B. folgenden Krankheitsbildern:
- **Angeborener und erworbener Schwachsinn**
- Hydrocephalus
- Mikrozephalie
- Hirnverletzungen
- Juvenile Paralyse
- Lues congenita, Lues cerebrospinal
- Enzephalitis
- **Chorea minor**
- Hirntumor
- Kreislaufstörungen und Infarkte
- Sucht (Alkohol?)
- **Genuine Epilepsie**
- **Symptomatische Epilepsie**

- **Schizophrenie**
- Psychopathie
- **Erblindung**
- **Taubstummheit**
- Myopathie

Somit waren alle die unter Artikel 2 des Gesetzes zur Verhütung erbkranken Nachwuchses erwähnten Krankheitsbilder vertreten, ausser vermutlich dem schweren Alkoholismus und dem zirkulären (manisch-depressivem) Irreseins, die im frühen Kindesalter noch nicht manifest sein konnten.

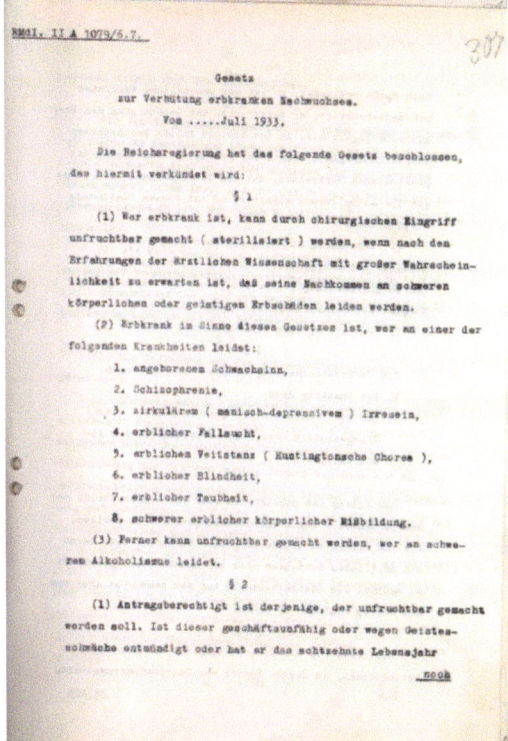

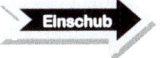

Hans Asperger, (Asperger-Syndroms, Diagnose aus dem Spektrum der Autismusstörungen) spielte offenbar eine Rolle in der Kinder-Euthanasie. Er war in die Verbrechen der Nationalsozialisten verstrickt, denn auch er soll behinderte Kinder in den Tod geschickt haben. Sie wurden in der Jugendfürsorgeanstalt, ‚Spiegelgrund' in Wien getötet.

https://www.zeit.de/2018/17/hans-asperger-kinderarzt-nationalsozialismus-autismus-forschungschuld

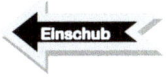

Die Kanzlei des Führers wurde im August 1939 aktiv und bildete aus Experten des Reichsausschusses einen Plan zur Erfassung erb- und anlagebedingter Erbleiden.

Der Plan sah vor, dass alle Geburten von Kindern und Jugendliche bis zu drei Jahren mit unten stehenden Krankheitsbildern an das Gesundheitsamt zu melden seien:

- Idiotie
- Mongolismus
- Mikrocephalie
- Hydrocephalie
- Missbildungen
- Lähmungen

Der Befehl lautete, dass bereits Säuglinge und Kinder bis zu drei Jahren, die an einer dieser Krankheiten litten, erfasst resp. an die Behörde gemeldet werden mussten. Der Reichsausschuss stellte drei Gutachter, die entschieden, ob der jeweilige Säugling resp. das Kind getötet werden sollte und zwar ohne die Einwilligung der Eltern und ohne jede gesetzliche Grundlage. Schliesslich handelte es sich ja um einen geheimen Führererlass.

Viele Säuglinge resp. Kleinkinder wurden den Eltern entzogen und in rund 30 extra für die Tötung resp. Deportation eingerichtete **Kinderfachabteilungen** eingewiesen. Das waren eigentliche **Ausrottungsanstalten**, die ihr unheilvolles, streng geheimes Werk mittels einer **Überdosis an Luminal oder Morphium** an diesen jungen Geschöpfen, in den allermeisten Fällen deutsche Staatsbürger, vollbrachten.

Diese Kinderfachabteilungen (Säuglingsausrottungsanstalten) befanden sich u.a. in:

Ansbach: Heil- und Pflegeanstalt
Berlin-Wittenau: Städtische Nervenklinik für Kinder und Jugendliche
Brandenburg-Görden: Landesanstalt Görden
Breslau: Krankenhaus Nord
Dobrany, Sudetengau: Gau-Heil- und Pflegeanstalt Wiesengrund.
Dortmund-Aplerbeck: Heil und Pflegeanstalt Aplerbeck
Eichberg: Landes-Heil- und Pflegeanstalt Eichberg
Graz: Heil- und Pflegeanstalt Am Feldhof
Großschweidnitz: Landesanstalt Großschweidnitz
Hamburg-Langenhord: Heil- und Pflegeanstalt Langenhord
Hamburg-Rothenburgsort: Kinderkrankenhaus Rothenburgsort
Idastein: Heilerziehungsanstalt Kalmenhof
Kaufbeuren: Heil- und Pflegeanstalt Kaufbeuren-Irsee
Leibzig: Universitätskinderklinik Leipzig
Leibzig: Heil- und Pflegeanstalt Dösen
Loben, Oberschlesien: Heil- und Pflegeanstalt Loben
Lüneburg: Heil- und Pflegeanstalt Lüneburg

Meseritz: Heil- und Pflegeanstalt Obrawalde
München: Heil- und Pflegeanstalt Eglfing-Haar
Niedermarsberg: St. Johannisstift
Schleswig-Hesterberg: Heil- und Pflegeanstalt Schleswig-Hesterberg
Schleswig-Stadtfeld: Landes-Heil- und Pflegeanstalt Schleswig-Stadtfeld
Schwalmtal: Heil- und Pflegeanstalt Süchteln-Johannistal-Abt. Waldniel
Schwerin: Landesheilanstalt Sachsenberg
Stadtroda, Thüringen: Landesheilanstalt Stadtroda
Starogard Gdanski: Landesanstalt für psychisch Kranke Konradstein
Stuttgart: Städtisches Krankenheim Stuttgart
Tiegenhof (Dziekanka bei Gniezno): Gauheilanstalt Tiegenhof
Uchtspringe: Landesheilanstalt Tiegenhof
Ueckermünde: Heil- und Pflegeanstalt Ueckermünde
Wien: Städtische Jugendfürsorgeanstalt Am Spiegelgrund
Wiesloch: Heil- und Pflegeanstalt Wiesloch

(aus https://de.wikipedia.org/wiki/Kinderfachabteilung)

Die geheime Bezeichnung hiess: **Kinderaktion**. Die Zentrale: **Kanzlei des Führers**. Gutachter: **Werner Catel** und **Hans Heinze** und **Ernst Wentzler**. Diese drei teilten der jeweiligen Kinderfachabteilung mit, welche Kinder zu töten waren und welche noch einer weiteren Beobachtung unterzogen wurden. Die Aufforderung zur Tötung geschah mittels einer „Behandlungsermächtigung". Behandelt wurde dann, wie erwähnt mit **Luminal** und **Morphium**, manchmal auch mit **Chloralhydrat**. Oder es wurde mittels „**Nahrungsmittel-Entzug**" behandelt. Also durch den Hungertod „therapiert". Es ist bekannt, dass damals auch beide Vorgehensweisen angewandt wurden, also die Kombination von Mangelernährung mit der Vergabe einer hohen Dosis von Medikamenten.

Den Kinderfachabteilungen wurden insgesamt etwa 20'000 Kinder gemolden, davon rund 5'000 als tötungswürdig ausgelesen auf brutale Art und Weise ermordet. Etwa 500 liess man einfach verhungern und die restlichen Babys und Kleinkinder durch oben beschriebene Medikamente durch Einschläferung und Mangelernährung töten.

Kinderärzte hatten für gesunden Nachwuchs zu sorgen. Dies taten sie auch durch die Tötung von „ungesundem" Nachwuchs. Neben diesen Kinderärzten gab es auch eine „**wilde Euthanasie**", d.h. es wurden Kinder auch ohne die Behandlung durch des Reichsausschuss (via Kanzlei des Führers) in Gaskammern ermordet.

Die Tötung wurde dann als „natürlicher Tod" verschleiert, z.B. Tod durch Lungenentzündung.

Nicht nur die Kindereuthanasie, sondern generell die Psychisch Kranken traf der sogenannte „**Hungerkost-Erlass**" des Bayrischen Staatsministers des Inneren vom 30. November des Jahres 1942. Denn durch diesen schrecklichen Erlass wurde die Kost für psychisch kranke Menschen, die nicht mehr arbeitsfähig waren, so drastisch reduziert, dass nach drei Monaten mit ihrem Tod zu rechnen war. Zum Euthanasie-Programm gehörte nun auch das **Hungersterben in der Psychiatrie**.

Abschrift.

Nr 5236 a 81

München, den 30. November 42

Der Bayer. Staatsminister des Innern

An
den Herrn Reichsstatthalter in der Westmark
und die Regierungspräsidenten

534

Betreff: Verpflegung in den Heil- und Pflegeanstalten.
Beilagen: Nebenabdrucke für die Heil- und Pflegeanstalten
des Regierungsbezirkes

Im Hinblick auf die kriegsbedingten Ernährungsverhältnisse und
auf den Gesundheitszustand der arbeitenden Anstaltsinsassen lässt es
sich nicht mehr länger verantworten, dass sämtliche Insassen der Heil- und
Pflegeanstalten unterschiedslos die gleiche Verpflegung erhalten ohne
Rücksicht darauf, ob sie einerseits produktive Arbeit leisten oder in
Therapie stehen oder ob sie andererseits lediglich zur Pflege in den
Anstalten untergebracht sind, ohne eine nennenswerte nutzbringende Ar-
beit zu leisten.

Es wird daher angeordnet, dass mit sofortiger Wirkung sowohl
in quantitativer wie in qualitativer Hinsicht diejenigen Insassen der
Heil- und Pflegeanstalten, die nutzbringende Arbeit leisten oder in thera-
peutischer Behandlung stehen, ferner die noch bildungsfähigen Kinder,
die Kriegsbeschädigten und die an Alterspsychose Leidenden zu Lasten
der übrigen Insassen besser verpflegt werden.

Auf die am 17.11.1942 bei Staatsministerium des Innern statt-
gefundene Besprechung mit den Anstaltsdirektoren wird Bezug genommen.

Die Anstaltsdirektoren haben unverzüglich die entsprechenden
Massnahmen zu veranlassen.

I.A.

gez. Dr. Schultze

Nr 750 a 44

In Abdruck

an die Direktion der Heil- und Pflegeanstalt

M a i n k o f e n

zum sofortigen Vollzug.

Regensburg, den 14. Dezember 1942
Der Regierungspräsident

Im Auftrag
gez. Unterschrift.

Die Praxis des Hungersterbens war also bereits einige Jahre vor der Tötung von
Juden in Konzentrationslagern bekannt und an Kleinkindern und psychisch Kranken in Psychiatrischen Anstalten ausprobiert worden. „Deutsches Menschen-

material" wurde also für diese Erfahrungen beigezogen. Der Vernichtungskrieg vollzog sich zuerst nach innen, das heisst auf die eigene deutsche Bevölkerung.

In der Heil- und Pflegeanstalt Sonnenstein etwa wurde 1933 eine Parteigruppe der NSDAP gebildet und die Zahl der Mitglieder unter den Ärzten und dem Anstalts- personal nahm daraufhin unhaltbar zu. Am 26. Januar 1937 wurde das Deutsche Beamtengesetz erlassen. Damit schloss sich dann die gesamte Belegschaft des Sonnensteins organisatorisch der NSDAP an. Mit der Folge, dass die Schüler der staatlichen Pflegeschule auch ein Ausbildungsprogramm für die Fächer „Erb- lehre" und „Rassenkunde" erhielten.

Schon viele Ärzte hatten nach dem Zweiten Weltkrieg die Schrift von Binding und Hoche gelesen und waren davon begeistert. Sie waren frühzeitig warme Anhänger ihrer Ideen und hielten die Tötungen für ein Erfordernis der Humanität und erwarteten, dass sie in die Gesetzgebung einfliessen würden.

Von Hitler nahen Gauärzten wurde den Anstaltsärzten mitgeteilt, dass – so der Führer - jeder Psychiater, der in wohlbegründeten Fällen Sterbehilfe (Euthanasie) anwende, vor Strafe geschützt sei. Aus Mangel an Nahrungsmitteln, aus Gründer der Ersparnis sowie aus Gründen der Vollstreckung des Euthanasiegedankens führte wiederum der Anstaltsleiter der Heil- und Pflegeanstalt Sonnenstein ver- mutlich für die psychisch Kranken 3. Klasse, sowie für solche, die nicht mehr zu einer Arbeit herangezogen werden konnten, die sogenannt **fleischlose und fett- arme „Sonderkost"** ein. Im Jahre 1936 erhielten diese Kost rund 160 Kranke von Total 800 Insassen.

Gleichzeit im Jahre 1936 befürworteten Ärzte des Sonnenstein das „Gesetz zur Verhütung erbkranken Nachwuchses" vom 14. Juli 1933 und setzten sich vehement für dessen rasche und lückenlose Realisierung ein. Nun waren die Anstaltsleiter also ermächtigt worden, Anträge auf Unfruchtbarmachung zu stellen. Die Unfrucht- barmachungen wurden nicht in der Anstalt selbst durchgeführt, sondern im Städt- ischen Krankenhaus Pirna.

Die Anstalten wurden zusehends überfüllt und man musste Irre in andere Anstal- ten und Heime verlegen, vor allem jene mit einem geringeren Grad an geistiger Behinderung oder psychiatrischen Auffälligkeit. Damit behielt man die schweren Fälle im Sonnenstein, die sich dort zunehmend konzentrierten.

Die Kindereuthanasie wiederum war also nur ein Aspekt der Euthanasie der übri- gen psychisch Kranken und geistig Behinderten, die mit dem geheimen Führererlass im Jahre 1939 begann. Damit begann nicht nur die Kinder-Euthanasie sondern auch die Aktion T4.

Aktion T4

Es war das Schicksal eines der Bevölkerung gegenüber streng geheimen Erlasses, dass alles versteckt und heimlich zugehen musste. Im Rahmen der Aktion T4 wurden unter der Leitung von Dienststellen der NSDAP und einer speziell geschaffenen Vernichtungszentrale in den Jahren 1940 und 1941 im Deutschen Reich mindestens sechs Tötungsanstalten eingerichtet, in denen in dieser Zeit weit über 70'000 Patienten aus psychiatrischen Einrichtungen, Alters- und Pflegeheimen und Krankenhäusern vergast wurden. **(Nationalsozialistische Euthanasie-Verbrechen in Sachsen, Kuratorium Deutsche Gedenkstätte, 4. Auflage, Dresden, Pirna, 2002)**

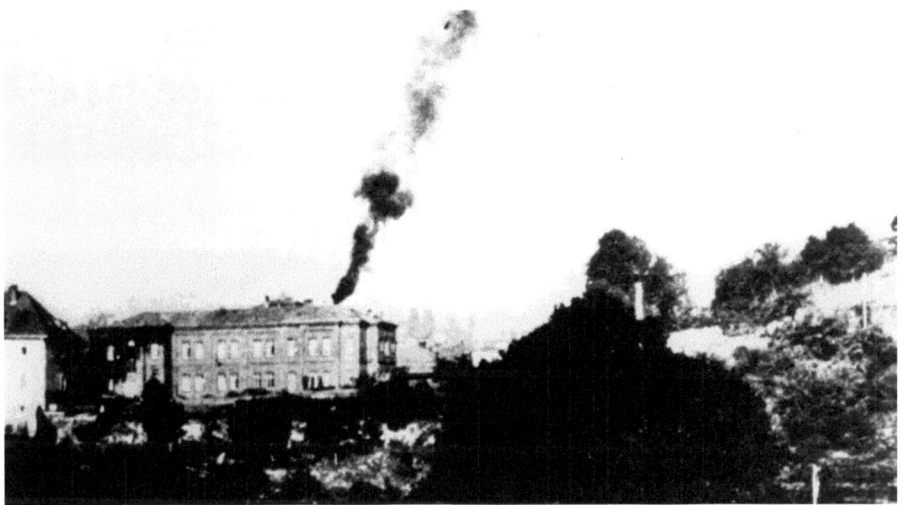

Bildquelle: wdr

Eine dieser Tötungsanstalten war die Landesheilanstalt Hadamar bei Limburg an der Lahn, aus deren Schornstein des Krematoriums oft Rauch aufsteigt. Zwischen Januar 1941 und März 1945 wurden hier etwa 14.500 Menschen mit Behinderungen und psychischen Erkrankungen ermordet.
https://www.planet-wissen.de/die-sechs-mordstaetten100.html

Das nächste Bild zeigt das Personal des Schlosses Hartheim beim Feiern. Die Legende zum Bild auf der oben angegebenen Homepage im Original:
,,Zum Personal, das auf Schloss Hartheim die Tötung von über 18.000 Menschen organisierte und durchführte gehörten bis zu 70 Personen. Das Töten von rund 30.000 Menschen zwischen

1940 und 1944 wurde für sie zur mörderischen Routine. Zahlreiche Aufnahmen zeigen, wie nach Feierabend getrunken und gefeiert wurde."

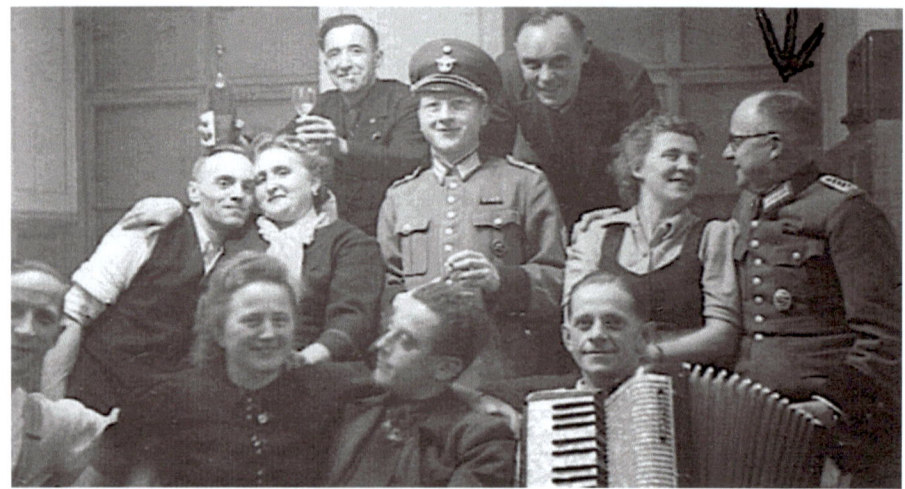

https://www.planet-wissen.de/die-sechs-mordstaetten100.html

Die Tötungsanstalt Pirna-Sonnenstein:

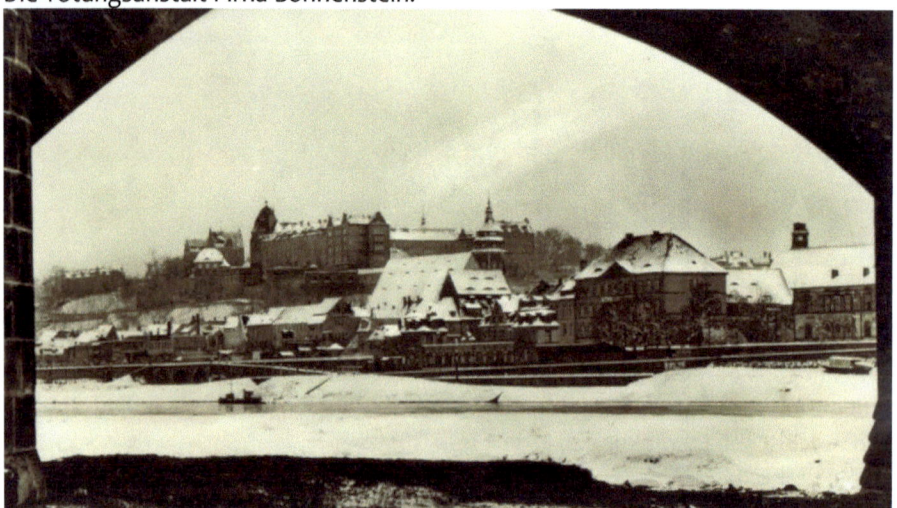

https://www.planet-wissen.de/die-sechs-mordstaetten100.html

Hitler liess 1941 die systematische Tötung einstellen, weil sich in der Bevölkerung eine grosse Unruhe zeigte. In der Tötungsanstalt Pirna-Sonnenstein beispielsweise wurden rund 13.720 Menschen in der Gaskammer ermordet. Unter ihnen waren etwa 700 Kinder und Jugendliche (Kindereuthanasie).

Die sechst Tötungsanstalten waren:

- Bernburg
- Brandenburg
- Grafeneck
- Hartheim (Österreich)
- Hademar
- Pirna-Sonnenstein

Ein Euthanasie-Opfer: Irmgard Burger

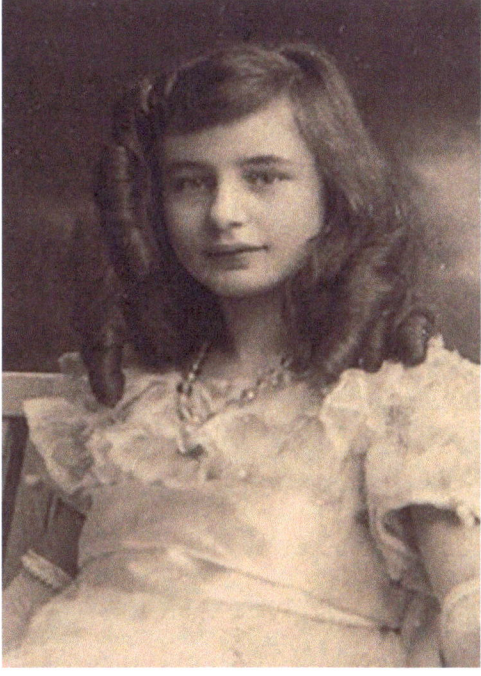
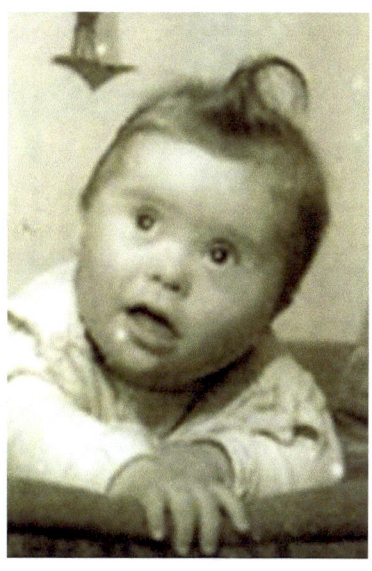

Bilder:
https://www.ns-euthanasie.de/index.php/toetungsanstalten

Gab es denn keinen Widerstand gegen die Euthanasie von Kleinkindern, von Psychischkranken und geistig Behinderten? Wagte es niemand, dieser menschenverachtenden Nazi-Ideologie entgegen zu treten? War die Angst vor Verfolgung und Einsperrung in ein KZ zu gross?

„Widerstand

Für die „Euthanasie" gab es keinerlei gesetzliche Grundlagen. Trotzdem war der Widerstand dagegen sehr schwach. Nur Eltern und Verwandte von Betroffen und Betroffene selbst erhoben teilweise schwere Vorwürfe. Diese versandeten jedoch allesamt im Getriebe der Bürokratie. Strafanzeigen von Eltern wurden von den Staatsanwaltschaften systematisch unterdrückt.

Als einziger deutscher Richter prangerte **Lothar Kreyssig aus Brandenburg an der Havel** die Euthanasiemorde an. Als Vormundschaftsrichter hatte er bemerkt, dass sich nach einer Verlegung Nachrichten über den Tod seiner behinderten Mündel häuften. Im Juli 1940 meldete er seinen Verdacht, dass die Kranken massenhaft ermordet würden, dem Reichsjustizminister Franz Gürtner.

Nachdem ihm mitgeteilt worden war, dass die Mord-Aktion in Verantwortung der **Kanzlei des Führers** ausgeführt werde, erstattete Kreyssig gegen Reichsleiter Philipp Bouhler Anzeige wegen Mordes. Den Anstalten, in denen Mündel von ihm untergebracht waren, untersagte er strikt, diese ohne seine Zustimmung zu verlegen. Kreyssig, der damit gerechnet hatte, sofort verhaftet zu werden, wurde lediglich in den Ruhestand versetzt.

Die Menschen, die in der Nähe der Anstalten wohnten, bekamen jedoch genügend mit von den dortigen Vorgängen. Selbst Kinder sprachen untereinander „… sonst kommst Du in den Ofen…".

Auch die Kirchen und einige wenige Juristen versuchten, dem tödlichen Treiben Einhalt zu gebieten…
…Von katholischer Seite protestierten der quasi amtsenthobene **Bischof der Diözese Rottenburg Joannes Baptista Sproll, der Bischof von Münster, Clemens August Graf von Galen, der Bischof von Berlin, Konrad Graf von Preysing, der Dompropst von Berlin, Bernhard Lichtenberg, der Kapitularvikar von Paderborn, Weihbischof Augustinus Philipp Baumann und der Bischof von Limburg, Antonius Hilfrich sowie von evangelischer Seite Paul Gerhard Braune, Theophil Wurm und Friedrich von Bodelschwingh, Bielefeld**, aber auch einige Heimleiter und Mitarbeiter der Heime, in denen die Opfer lebten.

Je länger die Massenmorde durchgeführt wurden, umso weniger konnten sie geheim gehalten werden. Die Unruhe in der Bevölkerung wuchs, der Einspruch der Kirche wurde immer stärker. Da Teile der Kirche nun doch ihre Opposition gegenüber der „Euthanasie" demonstrierten, sah sich **Hitler** veranlasst, den **Befehl zur Einstellung der Aktion** zu geben. Scheinbar war ein Sieg errungen. Doch es war nur ein vermeintlicher Sieg, denn das Töten ging inoffiziell weiter. Einige Menschen bezahlten ihren Widerstand gegen die „Euthanasie" mit dem Tode."

Entnommen aus https://www.ns-euthanasie.de/index.php/widerstand

Der erste Widerstand erreichte die Nazis bereits im Juli 1940, als die Zahl der getöteten Kinder einen ersten Höhepunkt erreichte. Die Tötungsanstalten steigerten die Vergasungen auf Druck der Nazi-Behörden und kamen teilweise an ihre Kapazitätsgrenzen. Es waren die **Tötungsanstalten Hartheim und Sonnenstein**, die feste Verbrennungsöfen gebaut und deren Tötungstechnologie Fortschritte gemacht hatten.

Dieser erste Widerstand kam von Seiten von Einzelpersonen der Justiz, aber auch von der evangelischen Kirche und der Ärzteschaft. Aus der Sicht der Justiz waren diese Tötungen eigentlich noch immer illegal und verboten. Dem entgegengesetzt wirkte aber der **geheime Führererlass.** Die vorgebrachten Anzeigen dieser mutigen Leute erbrachten daher keinen Erfolg, viele wurden nicht einmal offiziell beantwortet.

Zwei Beispiele des Widerstandes:

*,,Ein Stuttgarter Staatsanwalt wird von seinem Vater alarmiert, der Direktor der Heil- und Pflegeanstalt Maria-Berg (Kreis Reutlingen) ist. Es sollen, in alphabetischer Reihenfolge, etwa hundert Patienten abgeholt werden. Der Stuttgarter Staatsanwalt informiert nun den Landgerichtspräsidenten, der selbst **einen kranken Bruder in der Anstalt Stetten** hat. Beide gehen zusammen zum württembergischen Landesbischof Wurm und lassen sich von ihm informieren(!). Mit den Unterlagen des Bischofs versehen, macht sich der Staatsanwalt daran, eine Denkschrift zu diktieren und sie dem SA-Standartenführer Dr. Fritz Schiele zu übergeben, ,,der die Sache selbst verurteilte und der alles an die oberste SA-Führung weiterleitete.'' Der Landgerichtsdirektor findet dagegen seinen privaten Ausweg:er vereinbart mit der **Anstalt Stetten,** dass er sofort benachrichtigt wird, wenn sein Bruder auf einer Transportliste erscheinen sollte. Zweimal erscheint der Name auch auf der Liste. Beide Male holt der Landgerichtsdirektor seinen Bruder nach Hause, während die anderen Pflegelinge zur Vergasung nach Grafeneck abtransportiert werden.''*
(aus Ernst Klee, Euthanasie im NS-Staat, S. 208, Fischer Taschenbuch Verlag)

Nebenbei vermerkt war es dieselbe Anstalt Stetten, in der der Literaturnobelpreis-Träger Hermann Hesse als 15 Jähriger die Diagnose ,,Moral insanity'' erhielt. Auch er wäre in den ersten Kriegsjahren möglicherweise unter den Euthanasie-Opfern gelandet, wäre er etwas später geboren worden.

Es war schliesslich auch der Richter Dr. Lothar Kreyssig, Vormundschaftsrichter in Brandenburg an der Havel, der einen empörten Brief an den Reichsjustizminister schrieb, der in seiner Deutlichkeit einmalig blieb: **(Zitat nach Ernst Klee, Euthanasie im NS-Staat, S. 209, Fischer Taschenbuch Verlag)**

,,Als Vormundschaftsrichter in Brandenburg/Havel berichte ich folgendes:
Vor etwa zwei Wochen wurde mir von einem Bekannten berichtet, es werde erzählt, dass neuerdings zahlreiche geisteskranke Insassen von Heil- und Pflegeanstalten durch die SS nach Süddeutschland gebracht und dort in einer Anstalt vom Leben zum Tod gebracht würden.

Im Ablauf von etwa zwei Monaten bis heute habe ich mehrere Aktenstücke vorgelegt bekommen, in welchen Vormünder und Pfleger von Geisteskranken berichten, dass sie von einer Anstalt in Hartheim/Oberdonau die Nachricht erhalten hätten, ihr Pflegeling sei verstorben...

Die Anstalt Hartheim nennt in jedem Bericht eine natürliche Todesursache, in dem einen Fall mit dem Zusatz, dass alle ärztliche Kunst nicht vermocht habe, den Kranken am Leben zu erhalten. Jeder aber weiss, wie ich, dass die Tötung Geisteskranker demnächst als eine alltägliche Wirklichkeit ebenso bekannt sein wird, wie etwa die Existenz der Konzentrationslager. Es kann gar nicht anders sein.

Recht ist, was dem Volke nützt. Im Namen dieser furchtbaren, von allen Hütern des Rechts in Deutschland noch immer unwidersprochenen Lehre sind ganze Gebiete des Gemeinschaftslebens vom Rechte ausgenommen, vollkommen z.B. die Konzentrationslager, vollkommen nun auch die Heil- und Pflegeanstalten. Was beides in der Wirkung aufeinander bedeutet, wird man abwarten müssen. Denn der Gedanke drängt sich auf, ob es denn gerecht sei, die in ihrem Irrsinn unschuldigen Volksschädlinge zu Tode zu bringen, die hartnäckig-boshaften aber mit grossen Kosten zu verwahren und zu füttern.

Das bürgerliche Recht besagt nichts darüber, dass es der Genehmigung des Vormundschaftsrichters bedürfe, wenn ein unter Vormundschaft oder Pflegeschaft und damit unter seiner richterlichen Obhut stehender Geisteskranken ohne Gesetz und Rechtsspruch vom Leben zum Tod gebracht werden solle. Trotzdem glaube ich, das ‚der Obervormund', wie die volksverbundene Sprechweise den Vormundschaftsrichter nennt, unzweifelhaft die richterliche Pflicht hat, für das Recht einzutreten. Das will ich tun. Mir scheint auch, dass mir das niemand abnehmen kann. Zuvor ist es aber meine Pflicht, mir Aufklärung und Rat bei meiner vorgesetzten Dienstbehörde zu holen. Darum bitte ich."

Selbstverständlich waren diese beiden Beispiele nicht die einzigen Widerstandszeugen, sondern es gab deren viele in dieser Zeit. Auch kirchliche Kreise formierten sich zu einem Widerstand und einige Anstaltsdirektoren wehrten sich, resp. weigerten sich, die Meldebogen auszufüllen und einzusenden.

Ein gewichtiger Akteur ist noch zu erwähnen, der Hitler schliesslich am 24. August 1941 veranlasst haben mochte, den **„Euthanasie-Stopp"** zu erlassen: es war der **katholische Bischof Clemens August von Galen,** der am 3. August zuvor in der Lambertikirche in Münster predigte und darin die Euthanasie von Kindern und Psychischkranken, (Galen: die Ermordung „lebensunwerter" Personen durch den Staat) anprangerte. Offenbar hatte der Bischof angesichts der Abtransporte von Geisteskranken aus Westfalen auch Anzeige bei der Staatsanwaltschaft in Münster erstattet.

Die Abtransporte von Geisteskranken fanden durch die sogenannten „grauen Busse" statt. Die Geistigbehinderten und Psychischkranken und auch die „lebensunwerten" Kinder wurden in diese Busse oft wie Vieh hineingeprügelt und unter unmenschlichen Bedingungen in die Verbrennungsanstalten gepfercht.

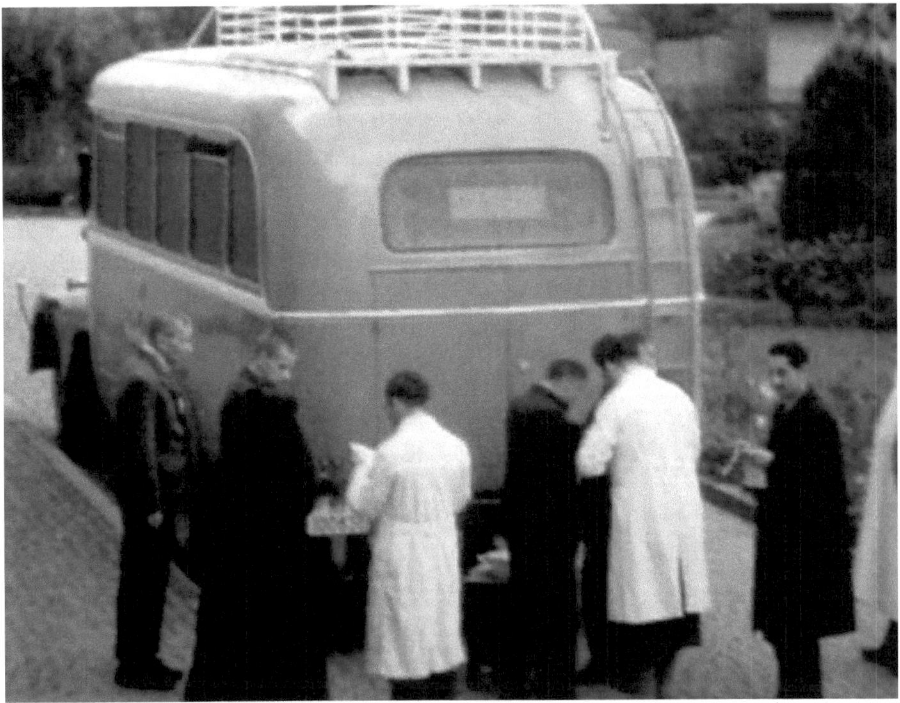

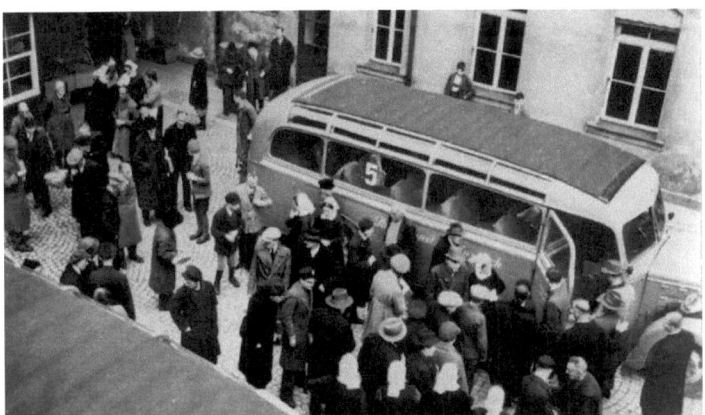

(aus https://www.planet-schule.de/wissenspool/spuren-der-ns-zeit/inhalt/hintergrund/euthanasie.html)

(Bild aus: evangelisch.de)

Auf jeden Fall musste diese mutige Predigt in der Lambertikirche eine grosse Wirkung erzielt haben, denn nun ermutigten sich auch weitere deutsche Bischöfe, die Euthanasie endlich abzulehnen. Offenbar hatten diesen vorgängig einfach der Mut dazu gefehlt, einige von ihnen waren ideologisch **vermutlich** eher der nationalsozialistischen Ideologie nahe gewesen.

In der Zwischenzeit ist eine Bilanz der Tötungen durch Euthanasie durch einen T4-Angestellten erstellt worden (Hartheimer Statistik): Er kam auf die stolze Bilanz von **70'273 „Desinfizierten"**, die innerhalb der sechs Tötungsanstalten geschahen. Eine andere Bilanz besagte, dass bis Ende 1941 dadurch **93'521 „Pflegebetten" einem neuen Verwendungszweck** zugeführt werden konnten. Somit lag die Zahl der getöteten Psychischkranken und Geistigbehinderten wohl um einiges höher.

Zwar gab Hitler seinen „Euthanasie-Stopp" offiziell in Umlauf, aber dies hinderte die verbrecherische T4-Zentrale nicht daran, ihre Mordtätigkeit fortzusetzen. Es wurden nämlich weiterhin fleissig Meldebögen ausgefüllt und von Ärzten der T4 begutachtet. Denn es gab noch immer genug Anhänger der Gedanken von **Binding&Hoche** bzw. der **„Vernichtung lebensunwerten Lebens"** oder des **„Gesetzes zur Verhütung erbkranken Nachwuchses"**, deren gesetzliche Grundlage nach wie vor in Kraft war wie auch genug motivierte und begeisterte Nazi-Sympathisanten.

Neu war jetzt aber, dass die Euthanasie nicht ungehindert weiter in den Tötungsöfen geschah, sondern **versteckt** hinter Anstaltsmauern. Das Mordprogramm wurde also weitergeführt, jedoch mit anderen Mitteln. Man liess jetzt die gemeldeten und auch ungemeldeten Patienten in den „Fürsorgehäusern, Anstalten und Armenhäusern" einfach **systematische an Hunger leiden**, viele verhungerten. Die Nahrungsmittel für Heime wurden drastisch gekürzt. Oder man spritzte die Anstaltsinsassen, wie erwähnt, mittels narkotisierender Medikamente, z.B. Luminal oder Morphium zu Tode.

Da im Kriege die finanziellen Mittel immer rarer wurden – es musste überall eingespart werden – kam man schnell auf die Idee, die Nahrungsmittelbudgets in den Anstalten, in denen Menschen untergebracht waren, deren Leben als minderwertig galt, massiv zu kürzen. Dass waren in erster Linie Häuser, resp. Krankenanstalten oder Psychiatrien, in denen geistig Schwache, psychisch Kranke, also „nutzlose" Behinderte eingewiesen waren und gepflegt wurden, die keine Arbeit oder sonstige nützliche Tätigkeiten mehr verrichten konnten. Erfinderische Köpfe kreierten die „fleischlose, fettarme und vitaminlose Sonderkost", bestehend manchmal nur aus **Kartoffelschalen**, aber ohne Fleisch und nur sehr wenig Gemüse. Pro Tag erhielten sie kaum ein Stück Brot.

Behinderte, die noch zu einer Tätigkeit herangezogen werden konnten und dadurch noch einigermassen nützlich waren, erhielten eine etwas nahrungsreichere Verköstigung. Die anderen jedoch erhielten nur diese **Sonderkost**, die auch als **Mangelkost** bezeichnet wurde.

In Kombination mit einer über mehrere Tage verabreichten Injektion von sedierendem resp. narkotisierendem Luminal, fielen die so zu Tode zu bringenden Geisteskranken in eine Art von „**Dämmerschlafkur**", innerhalb der sie immer apathischer und schläfriger wurden, so dass sie stöhnend, schwer erschöpft und narkotisiert in ihren Betten lagen, nur noch oberflächlich und schwerfällig atmeten, sich häufig verschluckten und sich so in wenig geheizten Räumen eine Bronchitis und Lungenentzündung einfingen. Die **Medikamenten-Injektionen** wurden aber täglich weitergeführt, so dass die häufigste Todesursache, die die Ärzte dann in den Todesurkunden bescheinigten, „**Tod durch Lungenentzündung**" hiess.

In anderen Fällen schrieben die Ärzte als Todesursache einfach „Marasmus" hin, eine medizinische Bezeichnung für einen allgemeinen geistig-körperlichen Kräfteverfall mit hochgradiger Abmagerung.

Vor einem ersten Überblick über die Aktion T4 gilt es jedoch noch näher auf die Art der Tötung dieser Geisteskranker einzugehen. Wie beschrieben wurden sie durch die sog. grauen Busse in die jeweilige Tötungsanstalt, nehmen wir als Beispiel die **Anlage Pirna-Sonnenstein**, herangefahren. Um den Inhalt dieser Busse der Deutschen Bevölkerung zu verschleiern, bestrich man die Fenster oft mit weisser Farbe. So konnten die Opfer auch nicht hinaus sehen und erraten, wohin die Reise eigentlich ging.

Um diese Tötungen in der Bevölkerung, resp. gegenüber den Angehörigen der Opfer zu verschleiern, wurden manchmal auch sog. Zwischenstationen angefahren, um die späteren Opfer für einige Wochen dort zu belassen und um sie erst dann endgültig in die eigentliche Tötungsanstalt zu verfrachten, in denen Verbrennungsöfen und Gaskammern installiert waren und funktionstüchtig bereit standen.

Gewisse Geisteskranke und Behinderte waren äusserst unruhig und damit sie die anderen Transportopfer in diesen Bussen mit ihrer Unruhe nicht anstecken konnten, wurde ihnen zur Beruhigung **Morphium-Skopalamin** gespritzt.

Solche Busse fuhren also zur Tötungsanstalt Pirna-Sonnenstein, meist via Zwischenstationen. Dort angekommen wurden sie wie Tiere mit äusserster Grobheit und seelischer Brutalität in gewisse Räume der Anstalt Sonnenstein getrieben, wo sie sich auszuziehen hatten. Ein Arzt sah sich die Nackten an und entschied, ob sie der Vergasung zugeführt werden sollten oder nicht.

Hatten sie Goldzähne, wurde dies mit einem Kreuz-Zeichen auf der Brust oder dem Rücken der Opfer vermerkt, so dass dieses Gold ihnen vor der Verbrennung im Ofen herausgezogen, gesammelt und dem Volksvermögen zurückgeführt werden konnte.

Die Euthanasie-Opfer waren Menschen mit einer geistigen Behinderung (Idioten), aber auch Geisteskranke oder näher umschrieben ,Schizophrene', ,Epileptiker', an ,Senilität' Erkrankte, ,Luetiker' (an der Lues Erkrankte), ,Schwachsinnige oder Idioten', ,Enzephalitiker' (an der Enzephalitis Erkrankte) oder Menschen mit einem ,neurologischen Endzustand', aber auch ,kriminell Geisteskranke'.

Wie erwähnt wurden in der Tötungsanstalt Pirna-Sonnenstein Menschen getötet. Nachdem die in grauen Bussen hergepferchten Psychischkranken und Geistesbehinderten entkleidet, ärztlich begutachtet und zu **pseudowissenschaftlichen Zwecken fotografiert** worden waren, führte man die Totgeweihten in für die **Vergasung** extra hergerichteten „Duschräume".

Es waren Räume, die mehr oder weniger luftdicht und zum Schein mit Duschbrausen-Attrappen an den Decken versehen waren. Kahl und kalt, mit schummrigem Licht beleuchtet fassten diese Räume 20-30 Menschen, die darin mit dem Kohlenstoffmonoxid-Gas (CO) erstickt wurden.

Mit dem Vorwand, es ginge jetzt ins Reinigungsbad, wurden diese unglücklichen Menschen teils mit Peitschen in diesen Raum hineingetrieben. Viele hatten entsetzliche Angst und ahnten wohl auch ihre Vernichtung und sträubten sich und versuchten irgendwie da wieder hinaus zu kommen. Viele schrien vor Furcht und flehten verzweifelt um ihr Leben. Aber die Schwester und Pfleger pferchten sie mit Gewalt zurück.

Ein solcher Vergasungsraum hatte vielleicht eine Fläche von 6 x 3.5 Meter und an der Eingangstüre war ein kleines, dichtes **Schaufensterchen** angebracht, wo Ärzte, eingeladene Besucher, Schwestern und Pfleger beobachten konnten, wie lange der Todeskampf der Eingeschlossenen noch andauerte.

Manch einer mochte sich an diesem „makabren Schauspiel" belustigt haben, manch einer freute sich früh auf den „Feierabend" mit Gesang, gutem Essen, eigener Musik und viel Bier.

„Emil H., ein „**Brenner**" der Tötungsanstalt Sonnenstein, berichtete 1966 in einer Vernehmung: ‚Es kam dann alsbald ein Arzt herunter und drehte den Gashahn auf (Der Arzt öffnete das Ventil an einer 40-Liter-Kohlenmonoxydflasche)... Dann begab sich der Arzt an das Fensterchen, durch das man in den Gasraum hineinschauen konnte und vergewisserte sich, ob die Kranken alle umgefallen waren. Es wurde dann noch ca. 20 Minuten gewartet, danach wurde das Gas aus der Gaskammer abgesaugt. Alsdann (nach ca. ein bis zwei Stunden) zogen wir die Leichen aus der Gaskammer heraus, damit sie verbrannt werden konnten."* (**Euthanasie-Verbrechen in Sachsen, Beiträge zu ihrer Aufarbeitung, Kuratorium Gedenkstätte Sonnenstein, Dresden, Prina 2002**)

„**Brenner**" waren jene Mitarbeiter, die die Verbrennungsöfen bedienten, während die „**Desinfektoren**" jene waren, die die Opfer in die Gaskammer trieben. So hatte ein jeder seine Berufsbezeichnung und die ganz Tüchtigen unter ihnen erhielten meist einen besseren Lohn und wurden alle drei Monate in die Ferien zur Erholung und als Belohnung an einen österreichischen See in eine eigene Ferienanlage geschickt.

Die vergasten Leichen wurden dann, etwa wie auf Sonnenstein, in die Koksöfen geworfen und dort verbrannt, nachdem ihnen zuvor noch die Goldzähne herausgebrochen worden waren. Man roch in der Umgebung das verbrannte menschliche Fleisch, man sah den schwarzen Rauch über der Tötungsanstalt Kilometer weit.

War das Tagespensum vollbracht, trafen sich Ärzte, Schwestern und Pfleger, Brenner und Desinfektoren zum **lustigen Feierabend-Fest mit Musik, Gesang, Bier und gutem Essen**. Alles natürlich bei fröhlicher, entspannter Stimmung. Man organisierte Bierabende, die auch als „**Kameradschaftsabende**" getauft und benannt wurden.

Diese Vergasungen und Verbrennungen waren im Grunde genommen alles **vorlaufende Versuche** für die spätere Vergasung und Verbrennung von Millionen von **Juden**, **Regimegegnern**, **Sinti und Roma** aus den Ostgebieten, **Kriegsgefangenen Russen** und **Polen** und Kriegsgefangenen aus anderen Ländern, inhaftierten psychischkranken Verbrechern, erschöpften und nicht mehr arbeitsfähigen Häftlingen und Arbeitern aus Konzentrationslagern.

Mit der Vernichtung dieser Psychischkranken und Geistigbehinderten, mit diesen „Balastexistenzen" und „Lebensunwerten" wurden also erste Erfahrungen gesammelt, die später für den Bau der KZ's und für die Steigerung der Effizienz der Ofenverbrennungen dienten.

Euthanasieärzte mokierten sich daran, dass die Getöteten sofort verbrannt und damit vernichtet wurden und nicht ärztlich-wissenschaftlichen Zwecken zur Verfügung standen. Gerne hätten sie auch mit den Lebenden noch verschiedene wissenschaftliche Experimente und Untersuchungen gemacht, dann ihre Gehirne und inneren Organe entnommen und untersucht. Dies geschah dann in der Nazizeit auch. Es wurden die grausamsten und unmenschlichsten Versuche gemacht und die Opfer starben teils mit ungeheuren Schmerzen einen langsamen Tod.

Bis August 1941 gingen diese Vergasungen und Verbrennungen also weiter, ehe Hitler einen „Euthanasie-Stopp" erliess auf Grund der Unruhen, die in der Bevölkerung und in kirchlichen Kiesen sich bemerkbar machten.

Daher eine Zwischenbilanz, die für die Tötungsanstalt Pirna-Sonnenstein erstellt worden war:

Opferzahlen:
In dieser Anstalt wurden innerhalb von 15 Monaten (Juni 1940 – 1. Sept. 1941) insgesamt 13'720 Menschen in einer einzigen Gaskammer ermordet. (aus: **Euthanasie-Verbrechen in Sachsen, Beiträge zu ihrer Aufarbeitung, Kuratorium Gedenkstätte Sonnenstein, Dresden, Prina 2002**)

1940
Juni Juli Aug. Sept. Okt. Nov. Dez.

10   1.116 1.221 1.150 801   947   698

1941
Jan. Febr. März April Mai   Juni Juli   Aug. Summe

365 608   760   273   1.330 1.297 2.537 607 **13.720**

Die Asche der Verbrannten wurden teils in Urnen abgefüllt und den trauernden Verwandten der Psychischkranken und Geistigbehinderten übergeben, falls diese eine solche für Begräbniszwecke anforderten, teils einfach auf dem Anstaltsgelände verstreut.

In Verwaltungsräumen wurde die Administration erledigt, Totenscheine ausgefüllt, Verwandte und Vormünder benachrichtigt, die Urnen bereitgestellt, die Kleider und anderweitige Habseligkeiten der Getöteten verwaltet und wieder verwertet.

Auf Sonnenstein gab es zu diesem Zwecke ein eigenes Standesamt, das „Sonderstandesamt Sonnenstein". Als Todesursache wurden in den Urkunden des Öfteren die Diagnosen „**Hirnschwellung**" oder „**Lungenentzündung**" vermerkt.

Um die Bevölkerung zu täuschen, wurden solche Urkunden in verschiedenen Standesämtern ausgestellt und gegenseitig vertauscht, so dass es vorkommen konnte, dass die Opfer zwar auf Pirna-Sonnenstein umgebracht worden waren, die Administration jedoch durch das Standesamt von z.B. Hartheim erledigt wurde. So versuchte man die Spuren der Tötungen zu vertuschen, was während des Krieges auch gelang und es dadurch in den Nachkriegszeiten bei den Aufklärungsarbeiten erschwert wurde, die Wahrheit heraus zu finden.

Die Vertuschung erfolgte auch durch Mitarbeiter der sog. „**Absteckabteilung**", die darin bestand, dass diese die jeweiligen Heimatorte der Getöteten auf Landeskarten markierten (absteckten). Dadurch konnten die T4-Mitarbeiter auffällige örtliche und zeitliche Häufungen von Todesfällen ermitteln und diese Häufung durch die Fälschung der Sterbedaten vermeiden resp. einschränken. Mit dem Tausch der Sonderstandesämter, die die jeweilige Aufgabe eines anderen Standesamtes übernahmen, konnte zusätzlich getäuscht werden.

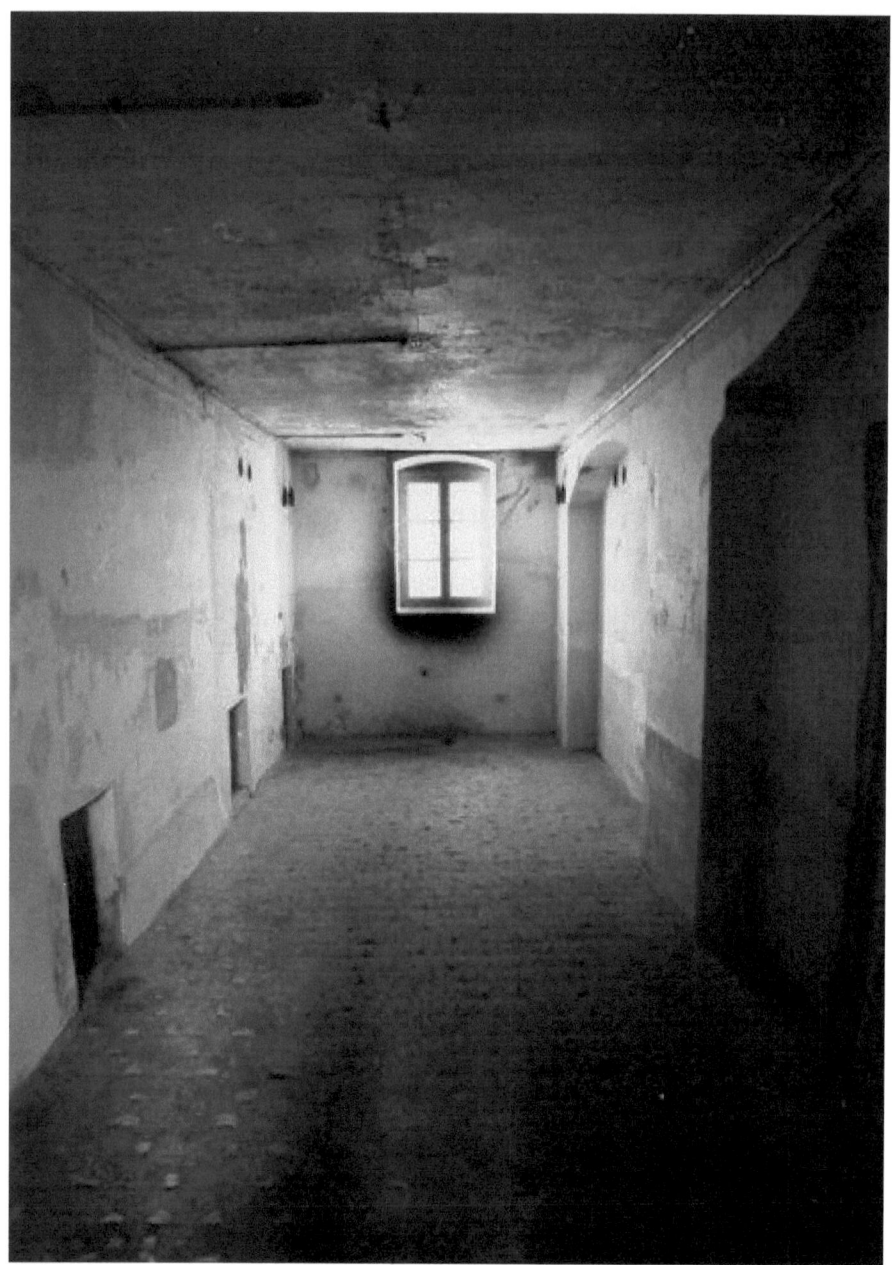

(Bild: Gaskammer auf Pirna-Sonnenstein, https://www.stsg.de/cms/pirna/histort/ Pirna und der Holocaust)

Die Aktion T4 im Überblick:

Die Phasen:

1. Die Tötung geistig oder körperlich behinderter Kinder; 1939 begonnen und bis Kriegsende fortgesetzt summiert sich unter dem Begriff der „Kindereuthanasie". Kriterium: Arbeits- und Bildungsfähigkeit.

2. Die Tötung von Patienten aus Heil- und Pflegeanstalten, 1939 bis 1944 wird im engeren Sinne als „Aktion T4" bezeichnet.

3. Die Tötung durch die „Wilde Euthanasie" wurde so genannt, nachdem die Aktion T4 offiziell eingestellt worden war. 1941 bis Kriegsende.

4. Die Tötung der psychisch kranken und arbeitsunfähigen Häftlinge der Konzentrationslager von Frühling 1941 bis 1945 als sog. „Aktion 14f13"

Der „Euthanasie-Stopp" Hitlers vom 24. August 1941 hatte insofern Konsequenzen, als dass die Vergasungsaktion der sechs Tötungsanstalten in der bisherigen Form aufgegeben wurde. Aber gleichzeitig wurde eine neue Form der Tötung von psychisch Kranken und geistig Behinderten ins Leben gerufen, da die T4 auf eine andere Vernichtungsform auswich.

Die neue Vernichtungsform erhielt den Namen „Aktion 14f13", die im Nazijargon auch **Sonderbehandlung 14f13** genannt wurde.

Aktion 14f13 „Sonderbehandlung"

Inzwischen war es für die T4 Mörder und auch für die Nazis (Hitler, NSDAP, SS) unmöglich geworden, nach dem Euthanasie-Stopp Hitlers einfach und in gleicher Art und Manier weiter zu fahren. Da die Verbrennungsöfen jedoch bereits in diesen Tötungsanstalten gebaut waren, die Vergasungen eingespielt und effektiv funktionierten, suchte man Ersatzlösungen.

Während die Tötung von Kindern und Behinderten quasi in die jeweiligen Betreuungsanstalten, Heimen und Psychiatrien zurück „beordert" wurden und dort durch Medikamente und durch die Hunger- und Sonderkost ums Leben kamen, musste eine neue Gruppe von Menschen den Gaskammern und Verbrennungsöfen zugeführt werden. Auch baute man „mobile Gaswagen", die quasi vor Ort vergasten.

Es wurden nun, ab Herbst 1941, alte, schwache und nicht mehr arbeitsfähige Menschen selektioniert und vergast und verbrannt. Die neue Aktion 14f13 rekrutierte nun KZ-Häftlinge, die in den Konzentrationslagern durch Schwerstarbeit und Mangelernährung derart entkräftigt wurden, dass sie zum Arbeiten zu schwach waren und somit keine Leistung mehr zeigten. Das war quasi ihr Todesurteil.

Man wollte diese KZ's, die teils überfüllt waren, von diesen „faulen Elementen" befreien. Da die Tötungsanstalten nach dem Euthanasie-Stopp nicht mehr ausgelastet waren, die Tötungsmaschinerie aber bisher einwandfrei funktionierte, alle Ärzte, Schwestern und Pfleger, alle Brenner und Desinfektoren, die intakten Gaskammern und bereit stehenden Verbrennungsöfen und auch die gesamte Administration eingerichtet und erfolgreich funktionierten, musste man sich um neue Opfer umschauen. Diese fand man in den alten, schwachen und arbeitsunfähigen Häftlingen der Konzentrationslager.

Der Krieg förderte ein rationelles Denken. Man kam auf die **„Sonderbehandlung 14f13"**, ein weiteres geheimes und gut getarntes Unterfangen.

14   bedeutete „Inspekteur der Konzentrationslager"
f   bedeutete Todesfälle und
13   bedeutete die Todesart, hier die Tötung durch Gas.

Natürliche Todesfälle wurden mit der Ziffer- und Buchstabenkombination „14f1" bezeichnet, Freitod oder Tod durch Unglück „14f2", Erschiessen auf der Flucht, was auch hin und wieder vorkam, mit „14f3". Die Erschiessung sowjetischer Kriegsgefangener wurden beziffert mit „14f14" und die Unfruchtbarmachung (Sterilisation, Kastration, Röntgenbestrahlung etc.) mit „14h7" usw.

Der Begriff „Sonderbehandlung" war das Synonym für „Tötung", auch durch Erschiessen.

Die Lagerkommandanten meldeten betreffende „14f13-Fälle" ebenfalls per Meldebogen. Es waren wiederum Ballastexistenzen, Häftlinge, die nicht mehr nützlich waren und im KZ störten. Die Häftlinge wurden angehalten, sich freiwillig zu melden, wenn sie sich nicht mehr in der Lage fühlten, zu arbeiten, etwa weil sie sich entkräftet, krank oder sich dazu einfach zu alt fühlten.

Man versprach ihnen, sie kämen in „Erholungslager", damit sie nach ihrer Genesung resp. nachdem sie wieder zu Kräften gekommen seien, wieder zurück geholt würden um weiter zu arbeiten. In diesen Erholungslagern seien nur leichte Arbeiten zu verrichten.

Viele Häftlinge meldeten sich anfänglich erleichtert und freiwillig. Sie kamen in die Invalidenblocks der KZ's und wurden dort eilig zum Transport in die „Erholungslager" abgeholt und landeten dann entkräftet und mutlos in den Tötungsanstalten. Dort wurden sie nach bekannter Art und Manier vergast und verbrannt. Doch bald sprach sich in den Lagern herum, was wirklich Sache war und so meldeten sich immer weniger freiwillig für diese Erholungslager. Die Opfer kamen aus den **KZ's Buchenwald, Auschwitz, Sachsenhausen, Dachau, Mauthausen, Gusen, Flossenbürg, Neuengamme** und **Ravensbrück** sowie weiteren Konzentrationslagern.

Die Tötung dieser Opfer geschah also auf dieselbe Weise wie zuvor bei den Geisteskranken. Im Verlauf der weiteren Kriegsjahre wurden die Opfer erweitert um Asoziale, Zigeuner, Landstreicher, Arbeitsscheue, Müssiggänger, Bettler, Prostituierte, Querulanten, Gewohnheitsverbrecher, Raufbolde, Verkehrssünder, Psychopathen und weitere Geisteskranke.

In der allgemeinen Euphorie der Tötungen wurden jetzt auch Menschen vergast und verbrannt, die eigentlich noch arbeitsfähig gewesen wären und die man in der **Kriegsindustrie** bitter nötig gehabt hätte und an denen es nun plötzlich mangelte. Die Kriegsindustrie jedoch war mitunter kriegsentscheidend und irgendwann bemerkte man, dass in ihr viele Arbeitskräfte fehlten.

So gab es auf eine „natürliche" Weise einen gewissen „Tötungssstopp" und die bereits ausgewählten Opfer konnten wieder als arbeitsfähig in die Kriegs- und Rüstungsindustrie zurück geführt werden. Ab diesem Zeitraum, der von Historikern genauer benannt werden kann, als in diesen Ausführungen, wurden wieder eher wirklich Geisteskranke und Geistesblöde verbrannt und vergast, falls diese zu keiner nutzbringenden Arbeit herangezogen werden konnten.

Bald jedoch wurden innerhalb der KZ-Anstaltsgelände eigene Vergasungsstationen und Verbrennungsöfen gebaut und in Betrieb genommen. Dies waren z.B. die KZ's Mauthausen, Sachsenhausen, Ausschwitz und Buchenwald. Irgendwann begann die „Endlösung", so dass viele weitere Opfer ohne jede Begründung getötet wurden. Die Begründungspflicht, wie bei den psychisch und geistig Kranken, entfiel dann.

Insgesamt schätzt man heute die Anzahl der Ermordeten (Aktion T4, Kindereuthanasie, Aktion 14f13 etc.) auf zwischen **300'000 - 400'000** kranken Menschen.

Die brutale Tötungsmaschinerie der Nationalsozialisten entstand aus den Theorien der Entartung, aus einer nationalistischen Auffassung von Rassenhygiene, aus den abartigen und inhumanen Ideen der Vernichtung lebensunwerten Lebens, aus dem grausamen Gesetz zur Verhütung erbkranken Nachwuchses, aber vor allem aus den Verirrungen und unmenschlichen Entgleisungen grossartiger und verehrter und studierter **Psychiater, Ärzte und Juristen.**

Von ihnen wurde hier gewarnt! Denn sie - und nicht die Geisteskranken - waren die eigentlichen psychisch Entarteten und geistig Irrsinnigen! Es waren die mit hohen Auszeichnungen und hehren Orden dekorierten Intellektuellen, hochrangigen Wissenschaftlern, Juristen und Politiker, die im Geiste krank und mental und moralisch entartet waren!

Seltsam, dass sie noch immer auf ihren Denkmälern thronen!

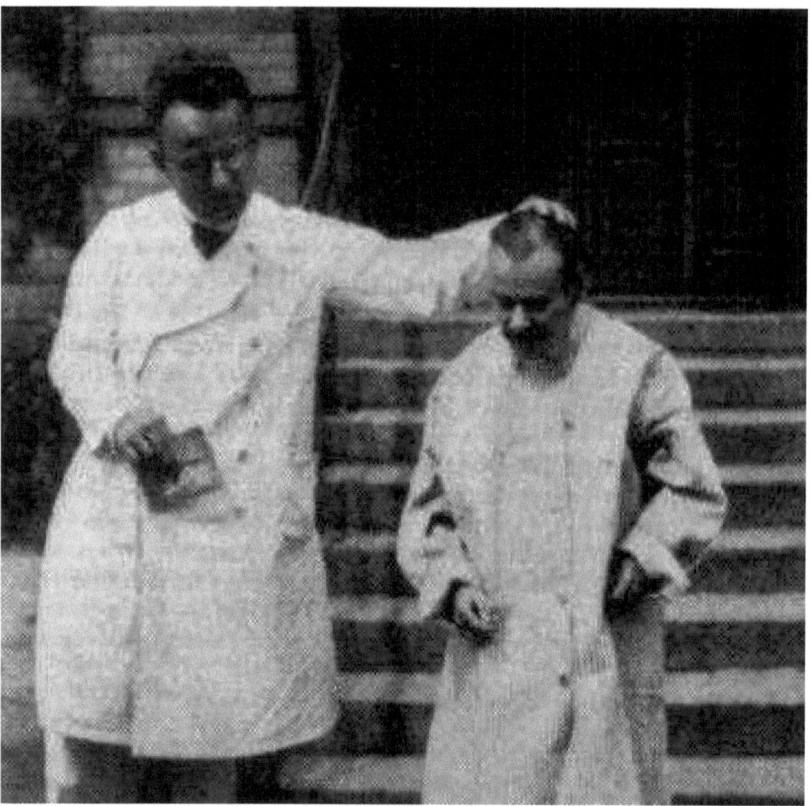

Vorführung eines an »Schizophrenie« erkrankten Patienten durch den Direktor der Wittenauer Heilstätten in Berlin, Gustav Adolf Waetzoldt, 1936

Versuch eines Tagesablaufes der Mitarbeitenden in der Tötungsanstalt Pirna-Sonnenstein:

Morgens früh kurz vor 6 Uhr an einem lauen Maitag des Jahres 1941 läuteten die hausinternen Glocken. Es war Zeit aufzustehen, um das Tageswerk zu beginnen. Geplant hatten die Bosse der T4-Zentrale die Beseitigung von drei Fuhren „nichtsnutziger Ballastexistenzen", wobei eine Gruppe, vermutlich der letzte Durchlauf des Tages, erst gegen 15:30 Uhr in Pirna eintreffen würde. Die grauen Busse waren zurzeit ausgelastet, ein Bus, zu allem Ungemach, auch noch in der Autowerkstatt.

Das Arbeitsteam auf dem Sonnenstein bestand aus über 100 Personen, allesamt „Eingeweihte" und erfahrene „Desinfektoren" und „Brenner" oder „Heizer", die unterstützt wurden durch abgebrühte und routinierte Ärzte, Schwestern und Pfleger und Frauen aus der Administration, dem Standesamt Sonnenstein, wie sie sich auch nannten. Die anstaltseigene Polizei war heute glücklicherweise vollzählig, keiner krank oder sonstwie dienstabwesend. So konnten alle ungestört und intensiv ihrer Arbeit nachkommen.

Der heutige Maitag versprach schön zu werden und die Abende zu dieser Zeit waren bereits recht lau, so dass der sog. „Bierabend", der heute über die Bühne gehen sollte, teils auch vor dem schönen Schloss, also draußen in freier Luft im Schlosshof oder auf den Terrassen gefeiert werden konnte. Ach waren das doch immer erholsame und fröhliche Feste! Es wurde musiziert, manchmal durch die Ärzte und musikalisch ausgebildeten Pfleger, die früher in Blaskapellen ihr Handwerk ordentlich gelernt hatten. Das Bier floss jeweils in Strömen, dazu gab es immer köstlichen Kaffee und feinen Kuchen. Inbesondere schwarzen Kaffee erfreute die Henker-Mannschaft, denn der war während des Krieges schon einige Zeit rationiert – hier jedoch nicht.

Es wurde jeweils getanzt und gesungen und der „Oberheizer", wie sie ihn nannten war berühmt für seine flotten Sprüche und Kunststücklein. Der war ein richtiger Spassvogel, immer zu einem Scherze aufgelegt, auch in diesen schweren Zeiten.

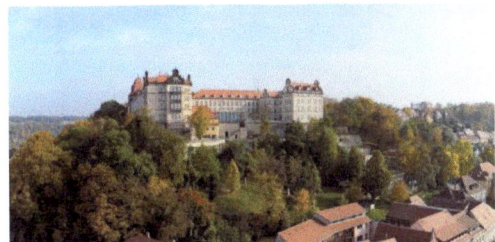

Überhaupt war doch dieses interessante Schloss für die tägliche Arbeit einfach ein Traum, hoch oben auf einer Hügelkuppe gelegen, mit schönster Aussicht auf das nahegelegene Städtchen Pirna und auf die umliegenden sanften

Hügelzüge. Unten floss die Elbe in ruhigem Verlauf. Es wäre einfach zu schön gewesen, hier für immer wohnen und leben zu können. Überhaupt war das Gebiet der Sächsischen Schweiz, das Osterzgebirge überaus attraktiv mit seiner abwechslungsreichen Natur.

Die Küchenbrigade hatte bereits einen Kaffee zubereitet und es roch wunderbar nach richtigen Kaffeebohnen, beinahe feierlich im Frühstückssaal. Zu Essen gab es hier auch immer genug, keiner musste an Hunger leiden und die Rationen, wie sie teils bereits für andere Reichsbürger bestanden, gab es für die „Sonnensteiner" nicht.

Unten im Keller des Hauses C16 hörte man zwei „Desinfektoren" leise singend ihre vorbereitenden Arbeiten erledigen. Sie prüften die Anzahl der Gasflaschen, manchmal standen über 50 zum Einsatz bereit und überwachten den Zustand deren Füllung, besprizten die „Duschräume" nochmals mit Wasser und fegten die Böden rein, denn gestern hatten einige Ballastexistenzen in ihrem Todeskampf noch Pisse und Kot unter sich gelassen, so dass es noch immer ein wenig nach der letzten Fuhre vom Vorabend stank.

Die „Brenner" fuhren im Keller unten ihre Koks-Öfen der Marke Kori auf Vollleistung hoch, einem Berliner Ofenbau-Unternehmen, füllten Kohle nach, damit schneller Brand möglich war. Die Öfen waren in 2 Schichten a je 12 Stunden dauerhaft in Betrieb.

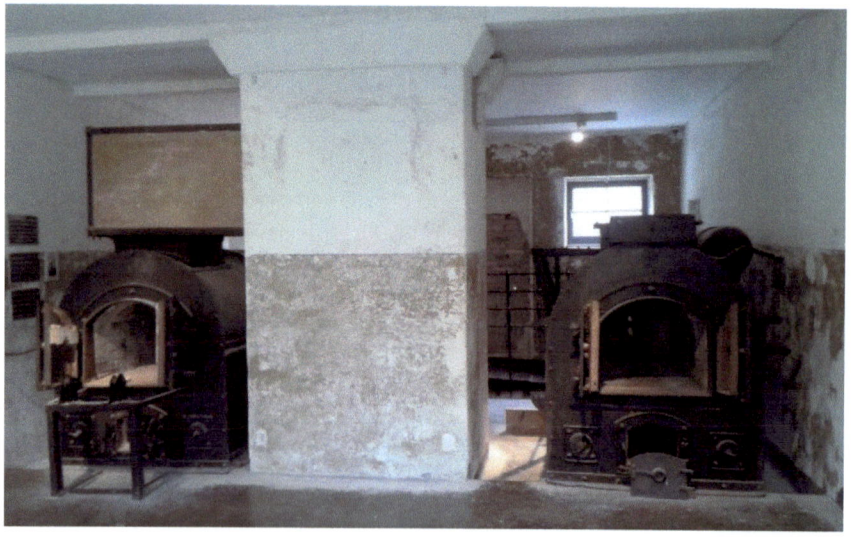

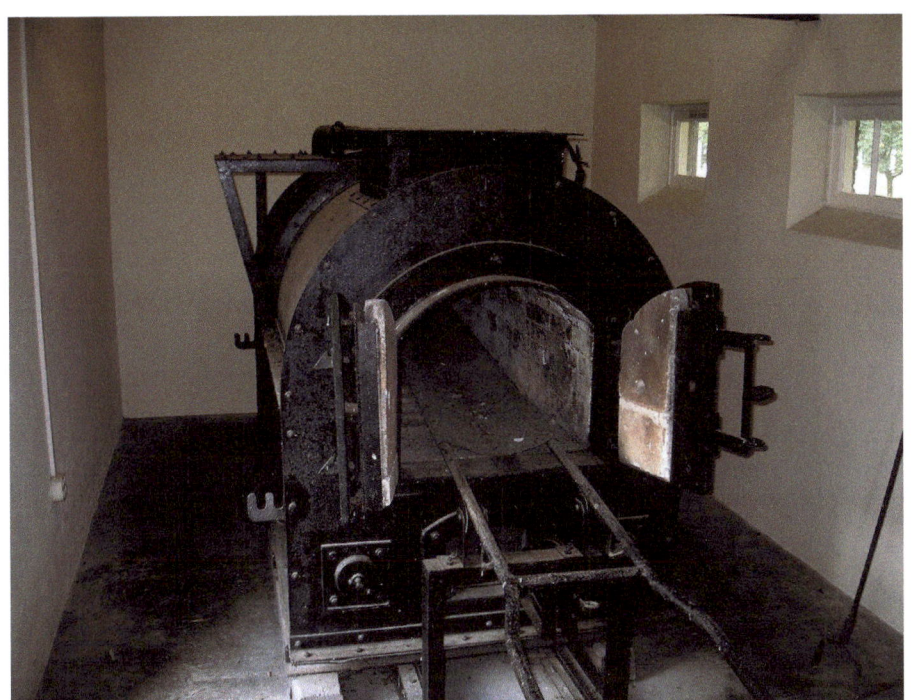
Kori-Ofenbau, Berlin

Ein grosser Kaminzug mit der Dimension von 1,4 x 1,4 Meter musste in einen guten Zug gebracht werden, das steigerte die Hitze und förderte die Verbrennungszeit. Obwohl in einem solchen Krematoriumsofen nur ein bis zwei Personen Platz fanden, verbrannte die erfahrene Mannschaft in diesen Kori-Ofen bis zu acht Leichname gleichzeitig. Schliesslich waren ja die meisten Psychischkranken und Geistigbehinderten stark ausgezehrt. Zu manchen Zeiten war die Öfen ständig in Betrieb, um eine möglichst hohe Anzahl an Vergasten zu vernichten.

Einmal, nach einer solchen schweren Dauerbelastung, brannte der Kamin und alle hatten Angst, dass das Feuer auf das ganze Schloss übergreifen würde. Diesen Kaminbrand sah man weit herum, auch in Pirna. Das Feuer loderte meterhoch aus dem Kaminzug.

Glücklicherweise konnte es von eigenen Leuten wieder gelöscht werden, denn man wies die Ortsfeuerwehr Pirna, die sofort anrückte und den Brand mitlöschen wollte, mit fadenscheinigen Gründen zurück, was allgemeines Erstaunen bei der Mannschaft auslöste. Aber man wollte verhindern, dass Menschen aus Pirna, die nichts mit der Tötungsmaschinerie der Aktion-T4 zu tun hatten, Einblicke in das geheime Töten erhielten.

Für kurze Zeit wurde der Betrieb dann ganz eingestellt und erst nach der Fertigstellung eines neuen Kaminzuges in der Südost-Ecke des Schlosses nahmen die Bediensteten die Verbrennung der Leichen wieder auf. Dies geschah bereits vor einiger Zeit. Heute erwartete man wie gesagt drei Vernichtungs-Fuhren.

In der Zeit zwischen Juni 1940 und Juni 1943 arbeiteten insgesamt fünf Ärzte auf der Sonnenstein, der Horst, dann Kurt, Klaus, wieder ein Kurt und der schöne Ewald, auf den die Schwester Elfriede es schon längere Zeit abgesehen hatte. Sie hatte sich vor geraumer Zeit in den smarten Arzt verliebt, in seine ruhige, teilweise aber auch recht energische Art zu reden und sich zu verhalten. Elfriede hatte sich vorgenommen, ihm heute Abend während des Bierfestes etwas näher auf den Leib zu rücken, ihn mit ihren Reizen zu betören.

Aber erst mal mussten die drei Bussfuhren „erledigt" werden und das bedeutete strenge Arbeit. Die Busse sollten bereits in die vor Einblicken geschützten Holzschuppen eingefahren sein, aber ausgerechnet heute verzögerte sich die Lieferung um entscheidende Minuten. Alle waren bereits nervös und angespannt und sahen das angesagte Bierfest bereits in Gefahr, als habe der Teufel einen Strich durch die Rechnung gezogen.

Endlich aber kamen die zwei Busse, deren Fenster mit weisser Farbe überstrichen waren. Insgesamt enthielten sie 26 männliche Idioten, ausgelesen von der Zentraldienststelle in Berlin, wobei zwei von diesen Ballastexistenzen bereits vor dem Transport durch eine Morphium-Skopolamin ruhig gespritzt werden mussten und jetzt einfacher zu handhaben waren. Die beiden musste man vermutlich wieder eigenhändig in den Aufnahmeraum tragen, weil sie nicht mehr imstande waren, zu gehen. Die restlichen würden der Peitsche schon gehorchen.

Dr. Horst und Dr. Klaus standen einsatzbereit im Aufnahmeraum und begutachteten die Ankömmlinge. Sie kamen aus Zwischenanstalten auf Sonnenstein, damit Spuren verwischt werden konnten. Hier mussten diese traurigen Kreaturen sich teilweise entkleiden, damit die Ärzte ihre Beurteilungen augenscheinlich besser vollbringen konnten. Man prüfte die Angaben auf den Meldebögen, bezeichnete die Totgeweihten mit Nummern, da man die wenigsten Blödsinnigen nach ihrem Namen fragen konnte.

Die Kleider wurden gestapelt und mit einer Nummer versehen und aufbewahrt, auch die Wertgegenstände, wenn sie solche überhaupt auf sich trugen. Der Arzt prüfte die Zähne nach Gold. Fand er welches, erhielt der Betroffene eine Kreuz auf Brust oder Rücken. Die Pfleger überwachten das Entkleiden und nahmen auch die Registrierung der Besitztümer vor. Eine weitere Aufgabe der Pfleger bestand in der Reinigung der grauen Transportbusse, des Entkleidungsraumes und des Aufnahmeraumes. Manch ein „Blödsinniger" verrichtete seine Notdurft mangels einer Toilette im Bus oder in den Räumen. Die Pfleger hiessen Franz, Hermann, Anton und Franz II, die Pflegerinnen Hermine, Maria und Marie.

Nachdem die Ärzte die Fracht begutachtet hatten, wobei darunter auch auf besonders interessante medizinische Fälle geachtet wurde, etwa für eine Organ- oder Gehirnentnahme, wurde jeder einzelne noch drei Mal fotografiert: frontal, im Profil und als Ganzkörperaufnahme. Zwei Pfleger hielten die Opfer bei den Aufnahmen fest, damit die Aufnahmen nicht verwackelten. Die Doktoren Horst und Klaus waren wieder einmal hoch zufrieden, hatten sie doch der medizinischen Wissenschaft auch heute ein interessantes Exemplar zuspielen können.

Nachdem man die Krankenakten, die Transportliste und die Identität der 26 Opfer kontrolliert und festgestellt hatte, führte man die inzwischen entkleideten Ballastexistenzen möglichst ohne zeitlichen Verzug in die Gaskammer. In ganz wenigen Fällen wurde ein Opfer von der „Desinfektion" befreit und zurück geschickt.

Die Gaskammer war mit Leitungen ausgestattet, möglicherweise mit einigen Brauseköpfen zur Tarnung, die das Gas vom Nebenraum in die Desinfektionskammer leitete. Befugt zur Öffnung der Gashahnen waren jeweils nur die Ärzte.

Mit dem Hinweis, die Opfer würden jetzt geduscht oder gebadet, versuchte man die Ängste und Widerstände der zu Desinfizierenden zu zerstreuen, was hin und wieder, jedoch nicht bei allen, höchstens mit freundlichen und wohlwollenden Worten gelang. Aber Freundlichkeit und Wohlwollen war nur ein Trick für das Erleichtern der Arbeit. Der Hass auf die zu „desinfizierenden Ballastexistenzen" tat auf der anderen Beziehungsseite auch seine Auswirkung. Einige wurden daher lieber mit äusserster Brutalität in den Vergasungsraum hinein spediert, gestossen oder geworfen (Kinder), mit grober Gewalt hinein geschleift oder mit einer Peitsche oder einem Knüppel hineingeprügelt.

Die heutigen 26 Opfer der ersten Fuhre, die zweite war auf 11 Uhr vormittags angesagt, hatten gut Platz in dem luftdicht abgeschlossenen Raum. Der Raum war nicht einmal ganz voll. Dr. Horst kippte den Inbetriebnahme-Schalter der

Gasleitung kurz entschlossen und bedenkenlos um und schon floss das Kohlen-monoxid-Gas aus den Stahlflaschen, die von der I. G. Farben AG bezogen wurde, via den am Boden verlegten Leitungen in die Brauseköpfe.

Die I.G. Farben AG, mit Sitz in Frankfurt am Main, hiess eigentlich Interessen-gemeinschaft Farbenindustrie AG und war ein Zusammenschluss verschiedener Unternehmungen der chemischen Industrie und damals der wohl grösste Chemie-konzern der Welt. Das Unternehmen spielte eine unsägliche Rolle in der NS-Diktatur. So finanzierte es als erste Firma auf **privater Basis** das Konzentrations-lager Auschwitz lll Monowitz. Es beschäftigte auch eine grosse Anzahl von noch arbeitsfähigen Zwangsarbeitern. Wurden diese einmal krank oder einfach durch Schwächung arbeitsunfähig, vergaste man sie kurzerhand in einem KZ, ev. sogar im eigen finanzierten Auschwitz lll.

Sofort schauten die Ärzte, aber auch manche Pfleger und Schwestern wie belus-tigt durch das Guckloch in das Innere des Raumes und schon nach wenigen Minu-ten purzelten die ersten Opfer um und vielen in heftigen Krämpfen auf den Boden. Einige hielten sich fest umklammert aneinander und stürzten dann zusammen um. Viele schrien vor Angst und weinten und flehten noch bis zur letzten bewussten Sekunde um ihr Leben. Es kam immer wieder vor, dass diese psychisch kranken Ballastexistenzen in ihrem Todeskampf noch Urin und Kot unter sich liessen und den Raum gegen den Willen und das Hoffen der Pfleger eindreckten. Was für eine Sauerei.

Laut Vorschrift hätte eigentlich immer nur ein Arzt den Gashahn umdrehen dürfen, aber der Oberbrenner Kurt tat sich immer sehr mit grossem Eifer hervor und so schaffte er es schliesslich, dass auch er einmal den Zufuhrhahnen der CO-Flaschen umkippen durfte. Das schien ihm grosse Befriedigung zu verschaffen und dadurch hatte er sich schliesslich auf dem Sonnenstein auch bereits eine gewisse Aner-kennung verdient und erreichte innerhalb des Teams ein ordentliches Ansehen.

Die meisten „Blöden" waren nach gut 15 Minuten tot, nur ganz robuste Kreaturen kämpften, seltenerweise, noch einige Minuten länger um ihr Leben. Aber auch nach diesen Widerstandsfähigen beliess man, so man Zeit hatte, die Toten noch etwa eine Stunde im „Desinfektionsraum", um ihres Todes ganz sicher zu sein. Erst dann kamen die Brenner zum Zuge.

Man holte sie - nachdem der Raum entlüftet war - teils mit Gasmasken geschützt aus dem Vergasungsraum heraus. Es stank und roch nach konzentriertem Urin und faulendem Kot und bei einigen jüngeren Frauen auch nach Menstruationsblut.

Man sortierte die Toten. Den mit einem X angekreuzten Goldträgern wurden die Goldkronen herausgebrochen und dem zur weiterer wissenschaftlicher Forschung Bestimmten wurde in einem nahen Sezierraum vom Pfleger Hermann und einem Gehilfen die Gehirne entnommen und in Formalin zur langfristigen Erhaltung eingelegt. Das Gold der Zähne sandte man jeweils in die Zentrale nach Berlin.

Der „Pathologe" und Pfleger Hermann war mit sich sichtlich zufrieden, ihm war heute die Gehirnentnahme besonders gut geglückt. Heute Abend würde er sich, so sein Vorhaben, um die hübsche Schwester Marie ganz besonders rührend kümmern. Vielleicht käme sie ja mit ihm in den Schlosspark nach der Dämmerung zu einem erotischen Schmus. So hoffte er, während er das Gehirn aus seiner Schale entfernte.

Ein weiterer Brenner, der Vinzenz, war mit dem Verlauf der Entnahme der Vergasten aus der „Desinfektionskammer" nicht zufrieden. Zu viele Opfer waren ineinander verkeilt und mussten mühsam voneinander getrennt werden. Es stank fürchterlich im Raum und alles machte ihm eine unerklärliche innere Unruhe. Es war wirklich eine nervenzermürbende Arbeit, dieses Wegbringen der nackten Toten vom Gasraum in die „Brennerei". Schliesslich mussten sie durch die verwinkelten, teils engen Räume von Hand getragen und auf den rauen Böden dorthin geschleift werden.

Der Boden war zudem holperig und nach dem Betonieren des Bodens war dieser für eine solche Arbeit einfach zu rau. Zum Glück wird man den Boden demnächst mit rutschigen Fliessen belegen, hoffte der sonst eher smart und locker auftretende Vinzenz. Denn diese Fliesen könnten dann mit Wasser besprengt werden, darauf würden die „toten Kadaver" viel besser gleiten.

Ein anderer Pfleger, eher als Hilfspfleger zu bezeichnen, war geistig leicht eingeschränkt, aber sehr muskulös. Er half Vinzenz in besonders schwierigen Fällen und übernahm die Leichen, in dem er sie einfach schulterte und mit Schwung vor den Brennofen knallte. Er war sich seines Handicaps bewusst und zum Ausgleich hatte er den Ablauf auf einen Fresszettel geschrieben. Darauf stand:

1. Registrieren der Dummen und Kinder (Doktor und Pfleger)
2. Ausziehen und aushändigen von Ringen, Uhr etc.
3. BE untersuchen wegen Todesursache
4. Fotos machen
5. BE in Desinfektion bringen
6. Tote herausziehen und zum Ofen

7. In den Ofen
8. Asche einfüllen in Urnen oder zerstreuen
9. Todesurkunden erstellen, Urne versenden

BE wird wohl die Abkürzung für Ballastexistenzen gewesen sein. Diesem Hilfspfleger wurde immer wieder eine „Spezialaufgabe" anvertraut. Er musste die nicht gänzlich verbrannten, grösseren Knochenteile, die man aus dem Ofen fischte, mit einem Hammer zertrümmern, damit sie als solche nicht mehr erkannt werden konnten und in die Urnen hinein passten. Er bediente auch die Knochenmühle, die im Krematoriumskeller stand.

Vinzenz wurde wieder unruhig. Er wollte die Leichen so schnell wie möglich einäschern, denn er wusste von der nächsten Fuhre um 11 Uhr und von der letzten um 15:30 Uhr. Während der ganzen Tagesarbeit dachte er nur an das abendliche Bierfest, nicht wegen der Geselligkeit allein, nein, vor allem wegen dem Freibier, welches er jeweils in rauen Mengen trank. Er dachte nicht von sich ein Alkoholiker zu sein, aber der Rausch tat ihm gut, auch das Durchatmen auf dem Schlosshof liebte er sehr, denn hier unten stank es schrecklich und beissender Rauch füllte seine Lungen.

Seine Lust am Bierrausch, so vermutete er selbst, könnte eine Reaktion sein auf seine hiesige Arbeit, die ihm noch relativ neu war und vor der er sich Anfangs noch recht gefürchtet hatte. In den ersten Wochen sah er in unruhigen und traumvollen Nächten die Leichen vor sich, manch hübsches junges Mädchen, manch normal aussehender Junge. Er sah sich als reinen Befehlsempfänger, protestierte nur in seinem Inneren, indem er sich so ein junges Mädchen als eine mögliche Freundin und ‚Spielkameradin' vorstellte, aber zugleich wusste, dass diese tot war und tot blieb. Manchmal ertappte er sich dabei, dass seine Gedanken eine erotische Komponente hatten, wenn er so ein junges, hübsches, nacktes Geschöpf in den Ofen bugsierte.

Der zuständige Desinfektor betrat inzwischen den Vergasungsraum mit einem Wasserkübel und einem Wischer. Die Säuberung des Bodens vor Kot, Urin und Blut benötigte etwa eine halbe Stunde und er musste sich beeilen, wollte er bereits vor 11 Uhr für die nächste „Desinfektion" bereit sein. Auch ihm schwebte wie als Ausgleich des hiesigen Geschehens immer wieder das heute Abend anberaumte Bierfest vor Augen. Da ging es doch immer herzhaft hoch und her, ein Spass folgte dem anderen und die Witze, die man sich erzählte waren meist lustig und stimmten ihn immer fidel.

Kurz nach 11 Uhr viel die Stahltüre der Gaskammer erneut ins Schloss. Auch diesmal spielten sich wieder fürchterliche Todesszenen ab. Die verschüchterten und psychisch sehr erregten Irren mussten ganz schön in Schach gehalten werden, wollten sie diesmal doch mit aller Gewalt aus dem Raume entfliehen. Es setzte bei einzelnen heftige Prügel und man drohte ihnen, sie zu erschiessen, wenn sie jetzt nicht endlich Ruhe gäben. Manchmal war die Drohung des Erschiessens noch die einzige Massnahme, neben den Prügelattacken, die diese psychisch kranken Frauen im Zaune zu halten vermochten.

Diesmal drehte der Anstaltsarzt den Gashahn persönlich auf und überwachte die Reaktionen im Raum. Er empfand heute überhaupt keine innere Genugtuung, als die ersten zu Boden fielen. Vielmehr hielt er eine Stopp-Uhr in der Hand, weil er seit geraumer Zeit die Minuten mass, die vom ersten bis zum letzten Umfallen in einem eigenen Büchlein sorgsam notiert wurden. Diesmal mass er die Widerstandsfähigkeit von Frauen und verglich diese Zahlen mit denen der Männer. Wer mochte die besseren Lungen haben, wer die höhere Widerstandskraft? Er wollte dies wie ein Forscher heraus bekommen.

Diesmal benötigte das Gas beinahe 25 Minuten, bis die letzte jüngere Frau zu Boden fiel, was ihn sehr wunderte. Sie war nicht sehr kräftig gebaut, eher schmal, aber drahtig. Konnte dies das Resultat erklären? Er wusste es nicht.

Gegen 13 Uhr war ein gemeinsames Mittagessen anberaumt, wobei der „Brenner" regelmässig zu spät eintraf, weil seine Leichen nicht so schnell verbrannten und weil kein Ersatz für ihn bereit stand, um ihm unter die Arme zu greifen. Auch musste er sein Mittagessen immer wieder für kurze Zeit unterbrechen um dem Ofen neues „Material" zu übergeben. Mitten im Essen stand er dann auf und lief behände in den Keller, warf schnell drei oder vier Frauen hinein und machte sich dann eilig wieder auf in den Speisesaal, wo sein Essen erkaltete.

Da hatte es die Administrationsabteilung weit besser, konnten sie doch ihre standesamtlichen Arbeiten problemlos für eine Stunde unterbrechen. Auch die Ärzte nahmen sich angesichts ihrer gehobenen Position das Recht auf ein schicklicheres Dinieren, tranken auch gerne mal einen roten Mosel oder so und stiessen mit den Schwestern und Administratorinnen auf ihr Wohl an.

Für kurze Zeit schien sich ein kleines Gewitter oder ein Regen zu formieren und man fürchtete, dass das angedachte Bierfest nur in den Schlossmauern drinnen abgehalten werden konnte. Einige beteten laut vor sich hin, immer wieder kurz kichernd, als schämten sie sich, doch es war ihnen ernst dabei. Aber die Wolken lösten sich wieder auf und ein steter Wind trug sie fort. Die Sonne trat wieder hervor und löste bei vielen ein zufriedenes Lächeln aus.

Nach dem guten und währschaften Mittagessen ging es wieder ans Werk. Sehnlichst erwarteten alle Angestellten der Tötungsanstalt Sonnenstein die Ankunft der für heute letzten Fuhre. Es waren Krüppel und Kinder angesagt, die teils in Rollstühlen kommen sollten. Es gab Angestellte, die fürchteten sich vor diesen verkrüppelten, pflegebedürftigen Kreaturen, einige mit Hydrocephalus oder Spina bifida, deren Wirbelsäule und Rückenmark fehlentwickelt waren. Es gab welche darunter, die sahen aus wie kleine Monster, andere jedoch hatten einen recht lieblichen Anblick und diese machten es wiederum einigen Angestellten nicht leicht, ihre Arbeit ohne Gefühlsregungen auszuführen.

Aber die Zeit trieb zu guten Leistungen an, wollte man heute das Bierfest nicht erst um 20 Uhr beginnen lassen, sondern bereits eine oder zwei Stunden früher. So schraubte und würgte die eine oder der andere die Gefühle zurück und zeigten professionelle Routine. Glücklicherweise kam kaum je eine „Ballastexistenz" aus dem Heimatgebiet, sondern oft aus Sachsen, Thüringen, Schlesien, Ostpreussen und Westpreussen, aus dem Sudetengebiet und aus Teilen Bayerns. Dass darunter einmal jemand war, den man persönlich kannte, war sozusagen ausgeschlossen.

Keiner von den Angestellten des Sonnensteins ahnte zur Zeit, dass sie in wenigen Monaten eine neue „Klientel" erhalten würden, nämlich auch Juden und Verbrecher, Kriegsdienstverweigerer, Arbeitsscheue und Gegner des Nazi-Regimes und noch keiner wusste oder ahnte, dass grosse Teile der hiesigen eingespielten Mannschaft bald in Konzentrationslagern wie Buchenwald, Treblinka oder Sobibor verlegt würden.

Die „Aktion 14f13" stand vor der Türe und ab Sommer 1941 wurden zusätzlich mehr als tausend Häftlinge aus Konzentrationslagern nach Pirna-Sonnenstein gefahren. Sie kamen aus den Lagern Sachsenhausen, Buchenwald und Auschwitz.

Dr. Horst, der Leiter des Sonnenstein war zufrieden und dankte in der Eröffnungsansprache dem anwesendem Team. Er dankte auch allen anderen Ärzten und Kollegen, dem Kurt, der sich den Decknamen Dr. Storm zugelegt hatte, dem Klaus, der mit Dr. Bader unterschrieb, dem Ewald, der zu Dr. Friede mutierte und dem anderen Kurt, dem Curt mit C geschrieben, der hier Dr. Palm hiess. Die Anstalt Sonnenstein selbst erschien nicht mit ihrem eigentlichen Namen auf den Papieren, sondern hatte ein Kürzel: ein grosses „D".

Das Bierfest, so Dr. Horst, möge jetzt beginnen! Bier sei in rauhen Mengen da und die Küchenbrigade habe sich besondere Leckerbissen ausgedacht und tische diese jetzt auf. Prost!

Die teameigene Musikkapelle intonierte den derzeit geläufigsten deutschen Schlager von Ilse Werner: ‚Du und ich im Mondenschein‘, sogleich gefolgt von Johannes Hesters Schlager: ‚Man müsste Klavier spielen können...‘

Pfleger Hermann hatte sich früh an den Schoss der hübschen Schwester Marie gehängt und ihr „gedroht" sie heute Nacht im Mondenschein zu verführen. Die ganze Zeit schwirrte ihm die Melodie Lale Andersens im Kopf herum: „Lili Marleen‘. Oder Joseph Schmidt's Hit: ‚Heut ist der schönste Tag in meinem Leben‘.

Dieses Lied aber war verboten, weil als für degeneriert befunden und als entartete Kunst eingestuft worden war. Zudem war dieser Joseph Schmidt (rumän. Sänger, Tenor) eine unerwünschte Person. So musste Pfleger Hermann höllisch aufpassen, dass sein Summen dieses schönen Liedes niemand mitbekam. Sonst wäre er vielleicht ins KZ gekommen und dort sogleich vernichtet worden.

Ausblick auf Band 10: Eine ‚**Kleine Geschichte der Melancholie**‘
Das Büchlein ‚Kleine Geschichte der Melancholie‘ folgt chronologisch der Buchreihe ‚Irrsinn in der Geschichte‘ und enthält teilweise Auszüge davon. Es beginnt, genauso wie in der Buchreihe, mit der Urzeit. Es folgen Ausführungen über das Mittelalter, die Renaissance, die Aufklärung und die Romantik bis in die Neuzeit.

Erwähnung finden Aussagen zur Melancholie von Persönlichkeiten wie Asklepios und Hippokrates, Galenos, Soranos von Ephesos, Constantinus Africanus, Hildegard von Bingen, Marsilio Ficino bis zu Paracelsus, Burton, Battie, Tuke, Reil, Pinel, Esquirol. Es mündet ein in die Neuzeit und ihren entsprechenden Vertretern.

Frühestes Erscheinungsdatum: 2025

Literatur und Quellen
Literatur und Quellen sind im Text aufgeführt.

Es würde den Autor dieser Buchreihe sehr reizen, auch noch einen **Überblick über die Therapien von Menschen mit psychischen Problemen zu verfassen und zwar** von der Antike bis in die Zeiten des 19. und 20. Jahrhunderts.

Möglicher Inhalt eines solchen Werkes:

- Therapie der Antike (Humoraltherapie, Diätetik und Tempelschlaf des Galen und Hippokrates)
- Therapeutische Vergiftung: Brom, Quecksilber, Arsen, Salz
- Moral- unf Physik-Therapie (Wasserkur, Ab- und Ausleitung)
- Brownianismus (Stheniker vs. Astheniker)
- Elektrizität, Mesmerismus, Homöopathie)
- Therapie der Syphilitiker (Progressive Paralyse)
- Arbeitstherapie und Aktivierung
- Fiebertherapie
- Schlafkur und Malariatherapie
- Kardiazolschock
- Insulin-Koma-Behandlung
- Elektroschock (Elektrokrampftherapie)
- Dämmerkur und Schlafentzug
- Elektrostimulation, Elektroreiztherapie (Farad. ‚Galvantherapie')
- Behandlung des Shell-Shock
- Milieu-, Musik- und Soziotherapietherapie
- Psychotherapie (Hypnose, Suggestion und Psychoanalyse)
- Verhaltenstherapie
- Lichttherapie
- Erste Psychopharmaka (Neuroleptische Medikamente)
- Rauschdrogen
- Psychochirurgie (Lobotomie, präfrontale Leukotomie)

Ein differenzierter Überblick über die psychiatrischen Therapien seit der Antike würde einige Zeit benötigen. Ein Erscheinungsdatum ist vor 2026 nicht realistisch.

Notizen für den Leser:

Notizen für den Leser: